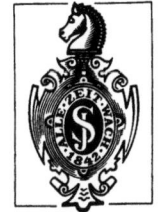

Monographien aus dem
Gesamtgebiete der Psychiatrie 69

Herausgegeben von
H. Hippius, München · W. Janzarik, Heidelberg
C. Müller, Onnens (VD)

Band 59 **Depression und Angst**
Psychopathologische Untersuchungen des Angsterlebens
melancholischer und neurotischer Kranker
Von H. Kuhs

Band 60 **Verlauf psychischer Erkrankungen in der Bevölkerung**
Von M. M. Fichter

Band 61 **Schizophrenie und Alkohol**
Zur Psychopathologie schizophrener Bewältigungsstile
Von J. Zeiler

Band 62 **Suizid und Sterblichkeit neuropsychiatrischer Patienten**
Mortalitätsrisiken und Präventionschancen
Von A. Genz

Band 63 **Psychopathologie und Verlauf der
postakuten Schizophrenie**
Von H. A. Kick

Band 64 **Neuroendokrinologie und Schizophrenieforschung**
Von F. Müller-Spahn

Band 65 **Affektive, schizoaffektive und schizophrene Psychosen**
Eine vergleichende Langzeitstudie
Von A. Marneros, A. Deister und A. Rohde

Band 66 **Jahreszeit und Befindlichkeit in der Allgemeinbevölkerung**
Eine Mehrebenenuntersuchung zur Epidemiologie,
Biologie und therapeutischen Beeinflußbarkeit (Lichttherapie)
saisonaler Befindlichkeitsschwankungen
Von S. Kasper

Band 67 **Biologische Korrelate der Angst bei
psychiatrischen Erkrankungen**
Von M. Albus

Band 68 **Die depressive Reaktion**
Probleme der Klassifikation, Diagnostik und Pathogenese
Von T. Bronisch

Band 69 **Therapie und Verlauf von Alkoholabhängigkeit**
Auswirkungen auf Patient und Angehörige
Von M.M. Fichter und U. Frick

Manfred M. Fichter Ulrich Frick

Therapie und Verlauf von Alkoholabhängigkeit

Auswirkungen auf Patient und Angehörige

Mit 30 Abbildungen und 60 Tabellen

Springer-Verlag
Berlin Heidelberg New York
London Paris Tokyo
Hong Kong Barcelona
Budapest

Prof. Dr. med. Dipl.-Psych. Manfred M. Fichter
Leiter des Forschungsbereichs "Epidemiologie und Evaluation"
an der Psychiatrischen Universitätsklinik München
Nußbaumstraße 7, 8000 München 2
und Ärztlicher Direktor
der Medizinisch-Psychosomatischen Klinik Roseneck
Am Roseneck 6, 8210 Prien

Dipl.-Psych. Ulrich Frick
Biometrisches Zentrum für Therapiestudien
Pettenkoverstraße 35, 8000 München 2

ISBN-13:978-3-642-84646-5   e-ISBN-13:978-3-642-84645-8
DOI: 10.1007/978-3-642-84645-8

Die Deutsche Bibliothek - CIP-Einheitsaufnahme
Fichter, Manfred M. & Frick, Ulrich
Therapie und Verlauf von Alkoholabhängigkeit: Auswirkungen auf Patient und Angehörige.
Berlin; Heidelberg; New York; London; Paris; Tokyo; Hong Kong; Barcelona; Budapest: Springer, 1992
    (Monographien aus dem Gesamtgebiete der Psychiatrie; Bd. 69)
    ISBN-13:978-3-642-84646-5
NE: GT

Dieses Werk ist urheberrechtlich geschützt. Die dadurch begründeten Rechte, insbesondere die der Übersetzung, des Nachdrucks, des Vortrags, der Entnahme von Abbildungen und Tabellen, der Funksendung, der Mikroverfilmung oder der Vervielfältigung auf anderen Wegen und der Speicherung in Datenverarbeitungsanlagen, bleiben, auch bei nur auszugsweiser Verwertung, vorbehalten. Eine Vervielfältigung dieses Werkes oder von Teilen dieses Werkes ist auch im Einzelfall nur in den Grenzen der gesetzlichen Bestimmungen des Urheberrechtsgesetzes der Bundesrepublik Deutschland vom 9. September 1965 in der jeweils geltenden Fassung zulässig. Sie ist grundsätzlich vergütungspflichtig. Zuwiderhandlungen unterliegen den Strafbestimmungen des Urheberrechtsgesetzes.

© Springer-Verlag Berlin Heidelberg 1992
Softcover reprint of the hardcover 1st edition 1992

Die Wiedergabe von Gebrauchsnamen, Handelsnamen, Warenbezeichnungen usw. in diesem Werk berechtigt auch ohne besondere Kennzeichnung nicht zu der Annahme, daß solche Namen im Sinne der Warenzeichen- und Markenschutz-Gesetzgebung als frei zu betrachten wären und daher von jedermann benutzt werden dürften.

Produkthaftung: Für Angaben über Dosierungsanweisungen und Applikationsformen kann vom Verlag keine Gewähr übernommen werden. Derartige Angaben müssen vom jeweiligen Anwender im Einzelfall anhand anderer Literaturstellen auf ihre Richtigkeit überprüft werden.

Satz: Reproduktionsfertige Vorlage vom Autor

25/3130-5 4 3 2 1 0 - Gedruckt auf säurefreiem Papier

Geleitwort

Wie neuere epidemiologische Untersuchungen in den USA (Myers et al., 1984) sowie in Deutschland (Fichter, 1990) zeigen, weisen mehr als 5 % der Bevölkerung Alkoholmißbrauch oder -abhängigkeit gemäß den DSM-Kriterien auf. Rechnet man die Ergebnisse der Oberbayerischen Verlaufsuntersuchung (Fichter) hoch, so gibt es in den Grenzen der heutigen Bundesrepublik Deutschland ca. 2,2 Millionen Menschen mit deutlichem oder schwerem Alkoholmißbrauch und 750.000 Menschen mit Alkoholabhängigkeit. Während bei denen, die therapeutische Hilfe aufsuchen, ein beträchtlicher Anteil Frauen ist, findet sich in repräsentativen Feldstichproben mit einer Relation von 22 : 1 ein sehr viel höherer Anteil an Männern als an Frauen mit Alkoholproblemen. Alkohol ist ein Genußmittel, ein Energieträger, ein Mittel, das hilft, die Kontaktaufnahme zu erleichtern, aber es ist auch ein Rauschmittel und ein Gift. Die volkswirtschaftlichen Folgen zu hohen Alkoholkonsums wurden vielerorts hervorgehoben, doch letztlich zu wenig beachtet. Bei 20 % der Verkehrsunfälle ist Alkohol im Spiel und zahlreiche Verkehrstote sind Opfer des Alkohols. Dazu kommen zahlreiche Arbeitsunfälle unter Alkoholeinfluß.

Wenn man im Einzelfall betrachtet, welche Folgen übermäßiger Alkoholkonsum und Alkoholabhängigkeit auf den Betroffenen und sein näheres soziales Umfeld haben kann (beruflicher und sozialer Abstieg, gravierende Partnerprobleme infolge des Alkoholkonsums, Gewalttätigkeiten gegenüber Partner und Kindern, Vernachlässigung der Kinder, Alkoholfolgeerkrankungen), so läßt sich erahnen, wie groß der Preis ist, den nicht nur die Gesellschaft, sondern auch der Betroffene selbst und besonders seine nahen Angehörigen als Folge des übermäßigen Alkoholkonsums zu bezahlen haben. Alkoholiker haben eine erhöhte Mortalität, doch bevor ihr Tod eintritt, haben sie und ihre Familienangehörigen viele soziale Tode erlitten.

Die Wissenschaft nahm sich erst im letzten Jahrhundert Fragen der Entstehung, Aufrechterhaltung und Behandlung von Alkoholmißbrauch und Alkoholabhängigkeit an. Lange Zeit bestand das Stereotyp des willensschwachen Alkoholikers, dem aufgrund seiner mangelnden Therapiemotivation nicht zu helfen ist. Die Universitätspsychiatrie hat sich erst in den letzten ein bis zwei Jahrzehnten der wissenschaftlichen Bearbeitung und der Therapie des Alkoholismus wieder verstärkt angenommen. Die in diesem Buch berichtete Therapieevaluationsstudie steht in diesem Kontext. 1981 wurde auf meine Veranlassung hin eine Spezialstation für die Behandlung von Alkoholkranken an der Psychiatrischen Universitätsklinik München eingerichtet, die der Erstautor (M. Fichter) oberärztlich leitete. Nach der Aufbauphase wurde das vergleichende Therapieevaluationsprojekt konzeptualisiert und mit finanzieller Förderung der Wilhelm-Sander-Stiftung von einem engagierten Projektteam durchgeführt. Die Studie belegt die Wirksamkeit der Behandlungsmaßnahmen und beschreibt den weiteren Verlauf nach Therapieende über einen Zeitraum von 18 Monaten. Ein besonders hervorzuhebender Schwerpunkt der Studie liegt in der Analyse der Einflüsse des sozialen Umfeldes auf den Krankheitsverlauf des Alkoholikers. Es ist die erste Untersuchung, in der das in der Schizophrenieforschung entwickelte Konzept vom "High Expressed Emotion", wie es im Camberwell Family Interview erfaßt wird, auf seine prädiktive Validität hin bei Alkoholikern untersucht wird. Als Ergebnis dieses Untersuchungsteils zeigte sich, daß auch bestimmte, im CFI erfaßte Merkmale des Angehörigen Einfluß auf den Krankheitsverlauf haben.

Alkoholismus ist ein sehr vielschichtiges Krankheitsbild, bei dem genetische Faktoren, die Sozialisation, äußere Belastungen und aktuelle Einflüsse des sozialen Umfeldes in komplexer Weise zusammenwirken. Therapieevaluations- und Verlaufsuntersuchungen, wie die in diesem Buch dargestellte, können uns helfen, Risikogruppen frühzeitig zu identifizieren und spezielle Präventions- und Interventionsmaßnahmen für unterschiedliche Risikogruppen zu entwickeln, um damit körperliche und soziale Folgen bei dem Alkoholiker und das mit Alkoholismus verbundene Leid bei Eltern, Partnern und Kindern zu verringern.

Die Alkoholismusforschung befindet sich derzeit in einem kräftigen Aufschwung. Fortschritte der molekulargenetischen Forschungen werden uns künftig alkoholismusgefährdete Risikogruppen früher erkennen und Interventionsmaßnahmen früher einsetzen lassen können. Epidemiologische Untersuchungen können uns weiterhin helfen, Faktoren aus dem sozialen und beruflichen Umfeld zu identifizieren, die das Erkrankungsrisiko erhöhen. Stringente Therapiestudien werden dazu beitragen können, die Effizienz künftiger Therapien weiter zu verbessern. Last, not least ist auch die Bedeutung von Selbsthilfegruppen für Abhängige hervorzuheben, die seit den 30er Jahren dieses Jahrhunderts in erfreulichem Umfang zugenommen haben und deren Auswirkungen in der vorliegenden Studie ebenfalls thematisiert werden.

Ich wünsche diesem wichtigen Buch zur Therapie von Alkoholabhängigkeit eine breite Resonanz in Fachkreisen, so daß die in dieser Studie erhobenen Befunde und Erfahrungen vielerorts in künftige Behandlungen von Alkoholabhängigen und der Betreuung ihrer Angehörigen mit eingehen können.

Prof. Dr. Hanns Hippius   Juli 1991

Inhaltsverzeichnis

1	**Einleitung und Zusammenfassung des Forschungsstandes**	1
1.1	Definition von Alkoholmißbrauch und Alkoholabhängigkeit	1
1.2	Epidemiologie des Alkoholismus	4
1.3	Therapie und Verlauf von Alkoholmißbrauch und -abhängigkeit	10
1.3.1	Methodische Fragen und Probleme von Therapieevaluations- und Verlaufsuntersuchungen bei Alkoholmißbrauch und -abhängigkeit	10
1.3.2	Literaturübersicht über Verlaufsuntersuchungen an behandelten Patienten	14
1.3.2.1	Zusammenfassende Übersichten und Metaanalysen	14
1.3.2.2	Ergebnisse einzelner ausgewählter Therapie- und Verlaufsuntersuchungen zum Alkoholismus	16
1.3.3	Langzeitverlaufsuntersuchungen	26
1.3.4	Prädiktion des zukünftigen Verlaufes	32
4	**Einfluß des sozialen Umfeldes auf den Verlauf von Alkoholismus**	40
1.4.1	Konzepte über Familieninteraktion und Alkoholismus	43
1.4.2	Desintegrationsgrad des Familiensystems	45
1.4.3	Empirische Ergebnisse zum Thema Alkoholismus und Familieninteraktion	46
1.4.3.1	Studien zum Interaktionsverhalten und zur Systemtheorie	46
1.4.3.2	Interventionen bei Partnern und Familien von Alkoholikern	50
1.4.3.3	Verhalten von Patient und Partner bei Rückfallrisiko	57
1.4.3.4	Training sozialer Fertigkeiten	60
1.5	Teilnahme an Selbsthilfegruppen	61
2	**Ziele und Methodik der Münchner Therapieevaluationsstudie unter Einbeziehung des sozialen Umfeldes**	69
2.1	Hauptziele der Untersuchung	69
2.2	Versuchsplan	70
2.2.1	Experimentelle Bedingungen	70
2.2.2	Grenzen des Versuchsplanes	72
2.3	Stichprobenbeschreibung	73
2.4	Beschreibung der Behandlung	77
2.4.1	Basistherapieprogramm beider Therapiegruppen	77
2.4.2	Zusatzbaustein für Behandlungsbedingung A: Angehörigenbetreuung und Familiengespräche	80
2.4.3	Zusatzbaustein für Gruppe B: Förderung der Selbsthilfe	83

2.5	Erhebungsinstrumentarium	84
2.5.1	Psychopathologie	84
2.5.2	Subjektive Beschwerden und Befindlichkeit	86
2.5.3	Persönlichkeitsmerkmale	87
2.5.4	Partnerschaft, Familienklima und Interaktion	88
2.5.5	Soziale Ängste	90
2.5.6	Therapiemotivation	90
2.5.7	Therapeutisches Klima	91
2.5.8	Katamneseninterview	91
2.6	Skalenkonstruktionen und -adaptionen	94
2.6.1	Adaptation des Camberwell Family Interview (CFI)	94
2.6.2	Skalierung der Skala "Einstellung zum Patienten" (EzP) von seiten des Angehörigen	98
2.6.2.1	Faktorenanalyse des gesamten Itempools	98
2.6.2.2	Clusteranalyse der Itembeziehungen	98
2.6.2.3	Getrennte Faktorenanalysen der beiden Subskalen des EzP-Fragebogens	101
2.6.3	Die Therapiemotivation der Patienten	101
2.6.4	Skalenentwicklung zur Einschätzung des therapeutischen Klimas (SEKT)	105
3	**Therapieeffizienz und Verlaufsbeschreibung**	**109**
3.1	Beeinflussende Faktoren bei der Datenerhebung und Beteiligungsraten	109
3.1.1	Erreichbarkeit des Patienten für Interviews und Beteiligungsraten	109
3.1.2	Beteiligungsrate bei den zusätzlichen Angehörigenbefragungen	110
3.1.3	Gesamte Beteiligungsraten	112
3.1.4	Rücklauf von Fragebögen	112
3.2	Seelische und körperliche Beschwerden und Persönlichkeit	114
3.2.1	Ergebnisse des Freiburger Persönlichkeitsinventars (FPI)	114
3.2.1.1	Die Ausgangsbedingungen bei Therapiebeginn	114
3.2.1.2	FPI-Werte im Verlauf der Therapie	115
3.2.2	Ergebnisse im Unsicherheitsfragebogen (U-Fb)	118
3.2.2.1	Die Ausgangsbedingungen bei Therapiebeginn	118
3.2.2.2	Effekte der Therapie	119
3.2.3	Ergebnisse zur Beschwerdenliste (BL)	120
3.2.3.1	Werte bei Aufnahme	120
3.2.3.2	Ergebnisse zur Beschwerdenliste im Verlauf	121
3.2.3.3	Verlauf der Werte in der Beschwerdenliste bei den Angehörigen	123
3.2.4	Ergebnisse zur Befindlichkeits-Skala (BfS)	124
3.2.4.1	Ergebnisse bei Therapiebeginn	124

3.2.4.2	Befindlichkeit im Verlauf	125
3.2.4.3	Verlauf der Befindlichkeit bei den Angehörigen	127
3.2.5	Ergebnisse der Hopkins-Symptomskala (SCL 90-R)	128
3.3	Trinkverhalten	131
3.3.1	Klassifikation des Rückfallstatus	131
3.3.2	Zeitlicher Verlauf der Abstinenz	134
3.3.3	Vergleich der Zusatzbehandlungsbedingungen A (Einbeziehung Angehöriger) und B (selbsthilfeorientiert) bezüglich Abstinenz im Verlauf	136
3.3.3.1	Abstinenz im Zeitraum bis Ende der stationären bzw. ambulanten Behandlung	136
3.3.3.2	Abstinenz im 6- bzw. 18-Monats-Zeitraum nach Behandlungsende	138
3.3.3.3	Einfluß der Zusammensetzung einzelner Therapiegruppen	140
3.3.4	Beschreibung der Rückfälle	140
3.4	Zusammenfassende Darstellung zu Therapieeffekten und Verlauf	144
4	**Soziales Umfeld: Partnerschaft und Familie**	**151**
4.1	Die soziale Situation der Patienten bei den Nachuntersuchungen	151
4.2	Ergebnisse des Partnerschaftsfragebogens	153
4.2.1	Die Ausgangsbedingungen	153
4.2.2	Die Effekte der Therapie	155
4.3	Das Familienklima im zeitlichen Verlauf	160
4.3.1	Einstellung des Angehörigen zum Patienten (EzP)	161
4.3.2	Das Ausmaß der über den Patienten geäußerten negativen Gefühle ("Expressed Emotion") des Angehörigen im Camberwell Family Interview (CFI) und Zusammenhänge mit dem gesamten Familienklima	163
4.3.2.1	Patientenmerkmale als Bedingungsfaktoren für den Ausdruck negativer Emotionen "Expressed Emotion" durch den Angehörigen	163
4.3.2.2	Angehörigenmerkmale als Bedingungsfaktoren für den Ausdruck negativer Emotionen "Expressed Emotion" des Angehörigen hinsichtlich des Patienten	164
4.3.2.3	Einbettung von "Expressed Emotion" in das Familienklima	165
4.4	Folgerungen zum sozialen Umfeld	167
4.5	Prädiktoren der Verlaufsergebnisse auf der Basis von Merkmalen des familiären und sozialen Umfeldes	169
4.5.1	Ergebnisse univariater Auswertungen	169
4.5.2	Ergebnisse eines Cox-Regressionsmodelles	172
4.5.3	Folgerungen zur Prädiktion des Verlaufs durch Faktoren des sozialen Umfeldes	173

5	Risikofaktoren und Verlaufsprädiktion	177
5.1	Klinisches Urteil und vorhergesagter Behandlungserfolg (J. Rehm, U. Frick u. M. Fichter)	177
5.1.1	Einleitung	177
5.1.2	Rahmenbedingungen der Studie	178
5.1.3	Spezifische Fragestellungen	180
5.1.4	Ergebnisse zur Prognosebeurteilung durch die Therapeuten	181
5.1.5	Diskussion über klinisches Urteil und Behandlungserfolg	203
5.2	Einflußfaktoren auf den Verlauf	204
5.2.1	Selektion potentieller Prädiktoren	205
5.2.1.1	Merkmale des Patienten und ihre Vorhersagekraft	205
5.2.1.2	Merkmale der Therapeuten und der Therapie und ihr Einfluß auf den Behandlungserfolg	209
5.2.2	Inanspruchnahme von Selbsthilfe und professioneller Hilfe nach der Entlassung und Therapieerfolg	210
5.2.2.1	Besuch von Selbsthilfegruppen	210
5.2.2.2	Inanspruchnahme ambulanter professioneller Hilfe	212
5.2.2.3	Stationäre Behandlungen im Katamnese-Zeitraum	213
5.2.2.4	Folgerungen zur poststationären Inanspruchnahme	214
5.2.3	Multivariate Vorhersagemodelle des Therapieerfolges	215
5.2.3.1	Diskriminanzfunktion zur Prädiktion des Trinkstatus bei der 6-Monats-Katamnese	218
5.2.3.2	Diskriminanzfunktion zur Prädiktion des Trinkstatus bei der 18-Monats-Katamnese	219
5.2.4	Zusammenfassung der Ergebnisse zur Prognose	221
6	Zusammenfassung (deutsch)	225
7	Zusammenfassung (englisch)	231
8	Danksagungen	237
9	Literatur	239
10	Anhang: Auswahl entwickelter und verwendeter Fragebögen	257
11	Sachverzeichnis	268

1 Einleitung und Zusammenfassung des Forschungsstandes

1.1 Definition von Alkoholmißbrauch und Alkoholabhängigkeit

Der Terminus "Alkoholismus", der 1852 von Huss eingeführt wurde, wird häufig verwendet, da er pragmatisch einen Problembereich umschreibt. Dieser Begriff ist allerdings nicht eindeutig definiert, da einige darunter Alkoholmißbrauch, andere Alkoholabhängigkeit und wieder andere beides darunter verstehen. Der Begriff "Sucht" bzw. "Alkoholsucht" wurde in den letzten Jahrzehnten verlassen und sollte nicht mehr verwendet werden; das Wort "Sucht" leitet sich etymologisch von dem Wort "siechen" bzw. "Siechtum" her und stammt aus einer Zeit, in der es der Medizin nicht möglich war, Siechtum verschiedenster Ursachen (z.B. Infektion, Tumor, substanzinduziert) zu unterscheiden. In den letzten Jahrzehnten gab es mehrere Definitionsvorschläge für Alkoholmißbrauch und Alkoholabhängigkeit.

In der 9. Revision des Internationalen Diagnoseschlüssels (World Health Organisation, WHO, 1980) wurde zwischen "Alkoholmißbrauch" (ICD-Nr. 305.0) und "Alkoholabhängigkeit" (ICD-Nr. 303) unterschieden, beides aber unscharf definiert, und dem Beurteiler ist damit ein Ermessensspielraum gegeben. "Alkoholabhängigkeit" ist nach ICD 9 definiert als ein "psychischer, manchmal auch körperlicher Zustand, der durch Alkoholgenuß entsteht und durch Verhaltensweisen und andere Reaktionen charakterisiert ist, die immer den Drang einschließen, ständig oder periodisch Alkohol zu sich zu nehmen, um dessen psychischen Effekt zu erleben. Manchmal soll damit auch das Mißbehagen bei fehlendem Alkoholgenuß vermieden werden. Toleranz kann vorliegen oder nicht." (WHO, 1980, S. 62). Als "Alkoholmißbrauch" nach ICD 9 (Nr. 305.0) werden akute Alkoholintoxikationen, Alkoholrausch, exzessiver Alkoholgenuß eventuell verbunden mit Kater, doch ohne Abhängigkeitserscheinungen, definiert.

Im "Diagnostischen und Statistischen Manual psychischer Störungen" (DSM III) der American Psychiatric Association (1980, deutsche Bearbeitung Koehler u. Saß 1984) wurden die Kriterien für die Diagnose Alkoholmißbrauch und Alkoholabhängigkeit expliziter operationalisiert. Zur Stellung der Diagnose "Alkoholmißbrauch" müssen danach 3 Kriterien erfüllt sein: A) Vorliegen von Merkmalen eines pathologischen Alkoholkonsums, B) Nachlassen der sozialen oder beruflichen Anpassung durch Alkoholkonsum sowie C) Dauer des Konsums bzw. der Beeinträchtigung von mindestens einem Monat. Für die Stellung der Diagnose "Alkoholabhängigkeit" nach DSM III müssen die folgenden Kriterien A und B erfüllt sein: A) Entweder Vorliegen von Merkmalen des pathologischen Alkoholkonsums oder Nachlassen der sozialen oder beruflichen Leistungen, bedingt durch Alkoholkonsum und B) Vorliegen von Toleranz gegenüber Alkohol oder Alkoholentzugssymptome.

Edwards et al. (1977) machten im Rahmen einer Expertenkommission der WHO den Vorschlag, zwischen alkoholbedingten Folgeschäden und Alkoholabhängigkeit zu unterscheiden, da Folgeschäden auch bei ausgeprägtem Alkoholmißbrauch auftreten können. Die DSM III-Definition für Alkoholabhängigkeit ist etwas enger gefaßt als die später in der revidierten Fassung des "Diagnostischen und Statistischen Manuals psychischer Erkrankungen" (DSM III-R) vorgeschlagene Operationalisierung für Alkoholabhängigkeit. Kritisiert wurde an den DSM III-Kriterien, 1. daß es möglich war, beide Diagnosen "Alkoholmißbrauch" und "Alkoholabhängigkeit" bei derselben Person zu stellen und sie sich nicht gegenseitig ausschlossen, 2. daß das Nachlassen der sozialen oder beruflichen Leistungen, bedingt durch Alkoholkonsum, als Kriterium sowohl für "Alkoholmißbrauch" als auch für "Alkoholabhängigkeit" erscheint und 3. daß Zeichen der körperlichen Abhängigkeit wie Toleranz oder Entzugssymptome als obligatorische Kriterien für die Diagnose "Alkoholabhängigkeit" erforderlich waren.

Wesentliche Veränderungen der revidierten Fassung (DSM III-R) waren: 1. Die Definition für "Alkoholabhängigkeit" wurde über das Vorliegen psychischer Abhängigkeit (Toleranz oder Entzugssymptome) hinaus erweitert, während "Alkoholmißbrauch" mehr eine residuale Kategorie für mehrere Formen von Störungen im Zusammenhang mit Alkohol darstellt. Die Diagnosen "Alkoholmißbrauch" und "Alkoholabhängigkeit" nach DSM III-R schließen sich - anders als in der früheren DSM III-Fassung - gegenseitig aus. 2. Das DSM III-Kriterium "Nachlassen der sozialen oder beruflichen Leistungen, bedingt durch Alkoholkonsum" wurde ersetzt durch das Kriterium "kontinuierlicher Alkoholkonsum trotz des Gewahrseins (durch den Betroffenen) von alkoholbedingten sozialen oder beruflichen Leistungseinbußen". 3. Die Bedeutung physischer Abhängigkeit wie Toleranzbildung oder Entzugssymptome wurde in den DSM III-R-Kriterien reduziert. Toleranz oder Entzugssymptome stellen nach wie vor Indikatoren für "Alkoholabhängigkeit" dar, sind aber keine obligatorischen Merkmale. In der revidierten Fassung des "Diagnostischen und Statistischen Manuals" (DSM III-R) der American Psychiatric Association (1987, deutsche Bearbeitung Wittchen et al. 1989) werden 9 Kriterien über Alkoholabhängigkeit aufgelistet, von denen mindestens 3 Kriterien für die Diagnosestellung erfüllt sein müssen; sie müssen über mindestens einen Monat vorhanden gewesen oder wiederholt über einen längeren Zeitraum aufgetreten sein. Diese 9 Kriterien für die Diagnose "Alkoholabhängigkeit" nach DSM III-R sind:

1. Alkoholkonsum in größerer Menge oder über längere Zeitdauer als die Person intendierte.
2. Persistierender Drang oder ein oder mehrere erfolglose Versuche, den Alkoholkonsum zu reduzieren oder den Alkohol in kontrollierterer Weise einzunehmen.
3. Viel Aufwand an Zeit für Aktivitäten, die erforderlich sind, Alkoholtrinken zu ermöglichen, oder sich von Folgen des Alkoholkonsums zu erholen.
4. Häufige Intoxikationen oder Entzugssymptome, wenn wesentliche Leistungen in Arbeit, Schule oder zu Hause vom Betreffenden erwartet werden, oder wenn Trinken eine physische Gefahr darstellt.
5. Wichtige soziale, berufliche oder Freizeitaktivitäten werden wegen Alkoholtrinkens aufgegeben oder reduziert.
6. Fortwährendes Trinken trotz des Wissens, ein persistierendes oder wiederkehrendes soziales, psychologisches oder körperliches Problem zu haben, welches durch Trinken verursacht oder verstärkt wurde.
7. Ausgeprägte Toleranzbildung gegenüber Alkohol: Bedarf an deutlich erhöhten Alkoholmengen (i.e. mindestens 50% Zunahme), um Intoxikation oder gewünschte Wir-

kung zu erzielen oder deutlich verminderte Wirkung bei Konsum derselben Alkoholmenge.
8. Charakteristische Alkoholentzugssymptome.
9. Häufiger Alkoholkonsum zur Linderung oder zum Vermeiden von Entzugssymptomen.

Hiller (1989) verglich ICD 9- und DSM III-R-Kriterien in einer emprischen Untersuchung bei 215 ambulanten Patienten; 79% der Patienten mit einer ICD 9-Diagnose für Alkoholabhängigkeit erfüllten auch die Kriterien für diese Diagnose nach DSM III-R. Dagegen erfüllten nur 61% der nach DSM III-R als alkoholabhängig diagnostizierten Patienten die gleiche Diagnose nach ICD 9. Bei der Interpretation dieses Ergebnisses ist allerdings zu berücksichtigen, daß hier ein stärker operationalisiertes Diagnoseschema (DSM III-R) mit einer weicheren Definition, die dem Beurteiler mehr Spielraum läßt (ICD 9), verglichen wurde.

Insgesamt scheint sich die Unterscheidung zwischen Alkoholmißbrauch und Alkoholabhängigkeit sehr bewährt zu haben. Hasin et al. (1990) untersuchten die Stabilität der DSM III-R-Diagnose "Alkoholmißbrauch" und "Alkoholabhängigkeit" im Rahmen einer sich über 4 Jahre erstreckenden epidemiologischen Untersuchung bei männlichen Trinkern. Für die Diagnose "Alkoholmißbrauch" zeigte sich im Verlauf eine relativ hohe Stabilität: 70% der Personen mit dieser Diagnose beim ersten Querschnitt wiesen Alkoholmißbrauch auch beim zweiten Querschnitt auf. Die Autoren sahen darin eine Bestätigung für eine Unterscheidung zwischen "Alkoholmißbrauch" und "Alkoholabhängigkeit" nach DSM III-R.

Nachdem nur eine begrenzte Aufrichtigkeit der Personen mit Alkoholmißbrauch und Alkoholabhängigkeit hinsichtlich des Alkoholproblems gegeben ist, wurde auch versucht, die Diagnosestellung durch Laborverfahren vorzunehmen. Bei einer Reihe von klinisch-chemischen und hämatologischen Parametern (Leberwerte, erythropoetisches System) finden sich Veränderungen bei Alkoholikern, die im Einzelfall meist sehr charakteristisch sind. Problematisch ist allerdings, daß erhebliche interindividuelle Unterschiede bestehen. So können Leberenzymwerte in einem Fall bereits nach Konsum geringerer Alkoholmengen ansteigen, in einem anderen Fall aber trotz hohen, langfristigen Alkoholkonsums normal bleiben. Weiterhin erwies sich keiner der klinisch-chemischen oder erythropoetischen Parameter als spezifisch für vorausgegangenen Alkoholkonsum; Veränderungen dieser Werte können auch bei anderen Erkrankungen vorkommen. O'Farrell u. Maisto (1987) kamen bei einer Literaturübersicht zu dieser Thematik zu dem Schluß, daß gegenwärtig verfügbare biologische Parameter das Problem der Erfassung des vorausgegangenen Alkoholkonsums, z.B. für Therapieevaluations- und Verlaufsuntersuchungen, nicht lösen. Biologische Parameter korrelieren nur mäßig mit dem von dem Patienten selbst angegebenen Konsum, werden auch von Faktoren, die vom Alkoholkonsum unabhängig sind, beeinflußt, zeigen große interindividuelle Differenzen, haben in einzelnen Fällen eine sehr lange Halbwertszeit und stellen einen nicht besonders sensitiven Indikator für den vorausgegangenen Alkoholkonsum dar. Allerdings kann die Verwendung biologischer Parameter zusätzlich zu den Kriterien zu einer operationalen Diagnose die Aussagekraft erhöhen. Außerdem könnte die Verwendung multipler biologischer Parameter und der sich daraus ergebenden Testmuster zu größerer diagnostischer Präzision führen. Stamm et al.

(1984) konnten bei einem derartigen Ansatz 83% der Männer und 88% der Frauen mit Alkoholmißbrauch richtig klassifizieren. Bei männlichen Nichtalkoholikern lag die richtige Klassifikationsrate bei 89%, bei weiblichen bei 90%.

1.2 Epidemiologie des Alkoholismus

Alkoholmißbrauch und -abhängigkeit sind in westlichen und östlichen Industrieländern bekanntlich weit verbreitet. Darauf lassen verschiedene indirekte Anzeichen schließen wie z.B. der Alkoholverbrauch, die Anzahl alkoholbedingter Verkehrstoter und die Häufigkeit körperlicher Folgeschäden von erhöhtem Alkoholkonsum (z.B. Leberzirrhose und Polyneuropathie). Jellinek (1946 und 1959) erstellte Hochrechnungen zur Schätzung der Alkoholismusprävalenz auf der Basis der Mortalität an Leberzirrhose; dieses Vorgehen wurde jedoch von anderer Seite kritisiert (Popham 1970; Schmidt u. De Lindt 1970; Whitlock 1974). Ledermann (1956) entwickelte auf der Vorstellung einer asymmetrischen Verteilung des Alkoholkonsums in der Bevölkerung eine Formel, die es ihm erlauben sollte, von einem durchschnittlichen Pro-Kopf-Verbrauch auf die Prävalenzrate von Alkoholikern in einer Grundgesamtheit (Population) zu schließen. Für die Bundesrepublik Deutschland[1] errechnete sich bei diesem Vorgehen ein Bevölkerungsanteil von Alkoholkranken von 5%. Diese 5% waren für einen Konsum von 36% des gesamten konsumierten Alkohols verantwortlich (Solms 1975).

Für die westlichen Industrieländer liegen allerdings auch detailliertere jährliche Statistiken über Alkoholproduktion, -verkauf und -konsum vor. Für Deutschland zeigte sich von 1900 bis 1950 sowohl für den Bierkonsum als auch für den berechneten Konsum reinen Alkohols ein stetiger - während des Zweiten Weltkrieges abrupter - Abfall. Seit dem Ende des Zweiten Weltkrieges begann ein starker, stetiger Anstieg des Konsums von Bier, Wein, Schaumwein, Obstwein und Branntwein. 1950 wurden pro Kopf und Jahr noch durchschnittlich 38,1 Liter Bier konsumiert; im Jahr 1983 waren es pro Kopf und Jahr durchschnittlich 148,2 Liter Bier. Der durchschnittliche Verbrauch reinen Alkohols pro Kopf und Jahr lag 1950 noch bei 3,3 Liter und 1980 bereits bei 12,4 Liter.

Erst in der zweiten Hälfte der 70er Jahre verlangsamte sich der steile Anstieg des Pro-Kopf-Alkoholkonsums und der Konsum stabilisierte sich auf einem (allerdings sehr hohen) Niveau (Informationsdienst der Deutschen Hauptstelle gegen die Suchtgefahren 1984, 37, S. 8). Nach den Statistiken der Deutschen Hauptstelle gegen die Suchtgefahren (Abb. 1) ist Bier für die Bundesrepublik die am meisten konsumierte Alkoholform. Im Bierverbrauch pro Kopf und Jahr lag die Bundesrepublik Deutschland im Jahre 1982 auf Platz 1 in der Welt. Im Gesamtalkoholverbrauch lag die BRD im Jahre 1982 nach Luxemburg, Frankreich, Italien und Spanien auf Platz 5, gefolgt von Ungarn, Portugal, Schweiz, Belgien und der DDR (Deutsche Hauptstelle gegen die Suchtgefahren, 1984). Diese hohen Zahlen für den derzeitigen Alkoholkonsum in der BRD lassen annehmen, daß die Prävalenzraten für Alkoholmißbrauch, Alkoholabhängigkeit und Alkoholfolgekrankheiten in Deutschland vergleichsweise hoch liegen.

---

[1] Die hier und im folgenden Buchtext berichteten Zahlen zur Bundesrepublik Deutschland beziehen sich auf die "alten" Bundesländer vor der Vereinigung mit den "neuen" Bundesländern.

Alkoholkonsum über die Zeit

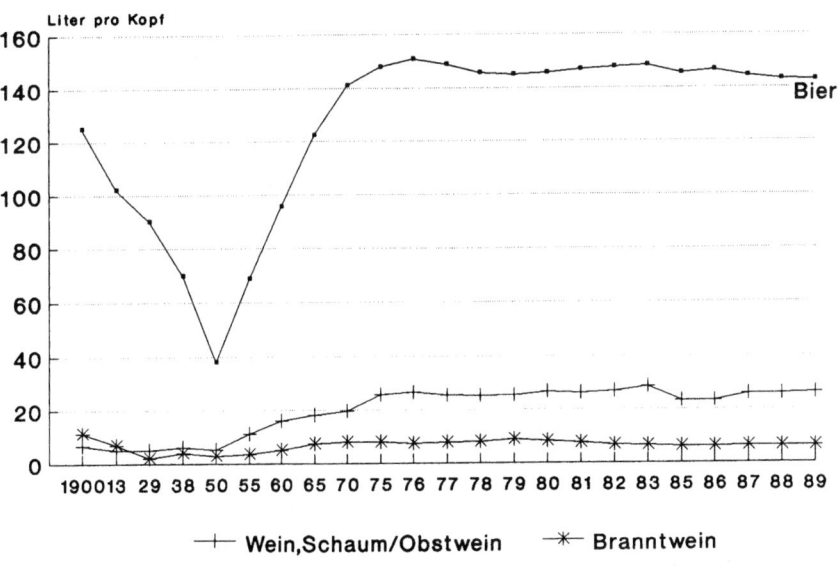

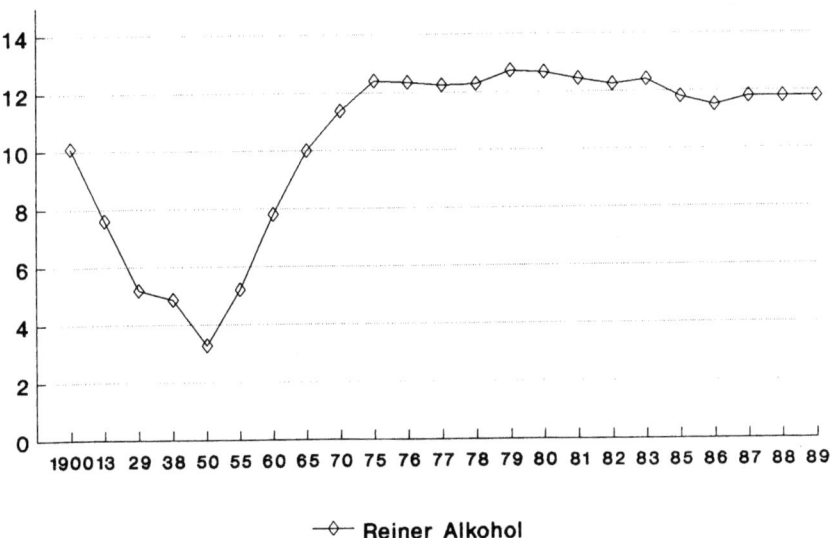

Abb. 1. Jährlicher Alkoholkonsum im Deutschen Reich bzw. in der Bundesrepublik Deutschland und Berlin-West in Litern/Kopf für Bier, Wein, Schaumwein, Obstwein, Branntwein und reinem Alkohol von 1900 bis 1989. (Informationsdienst der Deutschen Hauptstelle gegen die Suchtgefahren 1984, 37, S. 8 und 1990, 43, S. 6)

Administrative und wahre Prävalenz: Epidemiologische Angaben z.B. über die Anzahl von Alkoholikern, die in psychiatrischen Kliniken oder Suchtfachkliniken im Laufe eines Jahres behandelt wurden, sind von Bedeutung für die Versorgungsplanung, lassen aber kaum auf die wahre Häufigkeit von Alkoholmißbrauch und -abhängigkeit schließen. Als wahre Prävalenz bezeichnet man selektionsfreie Häufigkeitsraten, welche an *repräsentativen Bevökerungsstichproben* (und nicht an mehr oder weniger selektierten Stichproben wie z.B. behandelte Patienten einer Einrichtung) gewonnen wurden. Eine Gegenüberstellung der Prävalenzraten für Alkoholismus an repräsentativen Bevölkerungsstichproben gibt Abb. 2. Aufgrund der bei Alkoholismus häufig bestehenden Verleugnungstendenz ist die Fallidentifikation hier ein besonderes Problem. Reine Selbsteinschätzungsskalen sind zur Fallidentifikation in der Bevölkerung völlig unzureichend (vgl. Fichter 1990, S. 81). Die wahre Alkoholismusrate wird in Feldstudien am wenigsten unterschätzt werden, wenn persönliche Untersuchungen von geschulten ärztlichen Mitarbeitern vorgenommen werden und noch zusätzliche Auskünfte von Angehörigen und behandelnden Ärzten mit verwertet werden.

Auf diese Weise wurde in der Oberbayerischen Verlaufsuntersuchung verfahren. In den Jahren 1980 bis 1985 wurden 1.384 Personen einer 1974 von Dilling et al. (1984) gezogenen Zufallsstichprobe von 1.668 Personen in 3 Gemeinden des Landkreises Traunstein in Oberbayern nach einem Intervall von 5 Jahren erneut von psychiatrisch geschulten Ärzten der Psychiatrischen Universitätsklinik München in einem persönlichen Interview nachuntersucht (Fichter 1990). Von insgesamt 688 Männern konnten 623 in den 80er Jahren erneut untersucht werden. Es fand sich Anfang der 80er Jahre bei Männern (Alter $\geq$ 20 Jahre) eine Prävalenzrate von 7,1% für behandlungsbedürftigen Alkoholmißbrauch oder -abhängigkeit nach den ICD 9-Kriterien (Schweregrade 2 - 4 auf einer Skala 0 - 4). Weitere 7,9% aller männlichen Probanden wiesen einen leichteren Grad von Alkoholmißbrauch auf (Abb. 2). Die relativ höchsten Prävalenzraten eines behandlungsbedürftigen Alkoholmißbrauchs oder einer -abhängigkeit ergaben sich für die mittlere Altersgruppe (45 - 64 Jahre) mit 8,7%, gefolgt von der jüngsten Altersgruppe (20 - 44 Jahre) mit 7,6%. In der ältesten Altersgruppe (65 Jahre und älter) war die Prävalenzrate für behandlungsbedürftigen Alkoholismus mit 3,3% vergleichsweise gering; ein Zusammenhang mit der bei Alkoholkranken erhöhten Mortalität durch Unfall und Alkoholfolgekrankheiten liegt nahe.

Hinsichtlich des Familienstandes zeigten sich vergleichsweise hohe Prävalenzraten für geschiedene Männer; für die Interpretation dieses Befundes muß allerdings der Altersaspekt mit berücksichtigt werden. Bemerkenswert ist - wie aus Abb. 3 hervorgeht - die außerordentlich hohe Prävalenzrate für Alkoholmißbrauch/-abhängigkeit in der untersten sozialen Schicht (V) mit 19,4%. Dagegen lag in den höchsten sozialen Schichten (I und II) und in der mittleren sozialen Schicht (III) die Alkoholismusprävalenzrate sehr viel niedriger. Die Prävalenzraten für Männer (Schweregrad 2 - 4) waren Anfang der 80er Jahre um das 18fache höher als die Prävalenzraten der Frauen. Der gewohnheitsmäßige Alkoholmißbrauch (Delta-Typ nach Jellinek) war am weitesten verbreitet, gefolgt von chronischem Alkoholismus (Gamma-Typ). Die Stichprobe war zu 2 Querschnitten, die 5 Jahre auseinanderlagen, untersucht worden: 0,6% zeigten zu beiden Querschnitten leichten Alkoholmißbrauch/-abhängigkeit und 1% zeigten zu beiden Zeitpunkten deutlichen bis schweren Alkoholmißbrauch/-abhängigkeit (Schweregrad $\geq$ 2). Bei Männern begann der Alkoholmißbrauch in mehr als 10% vor

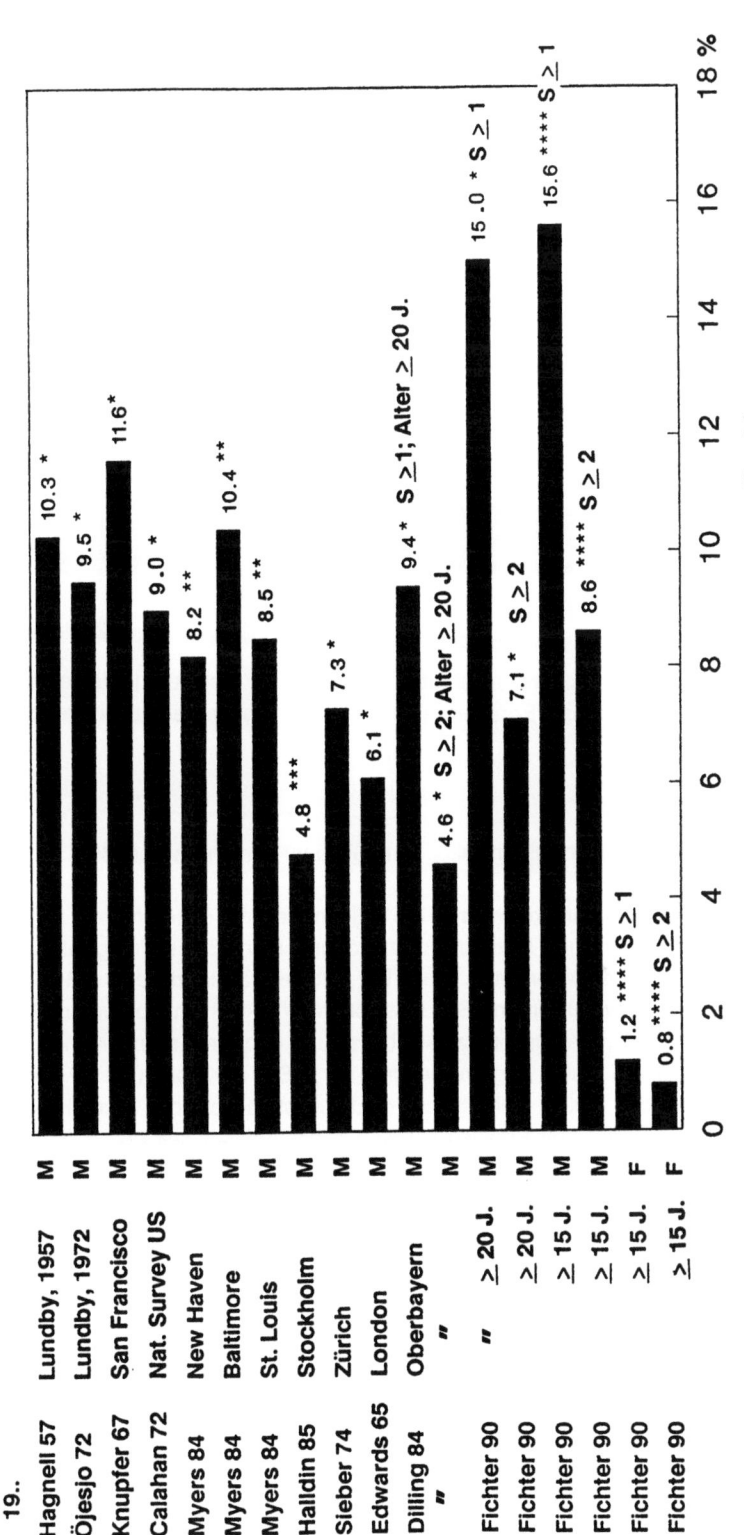

Abb. 2. Alkoholismusprävalenz in Feldstudien an repräsentativen Bevölkerungsstichproben

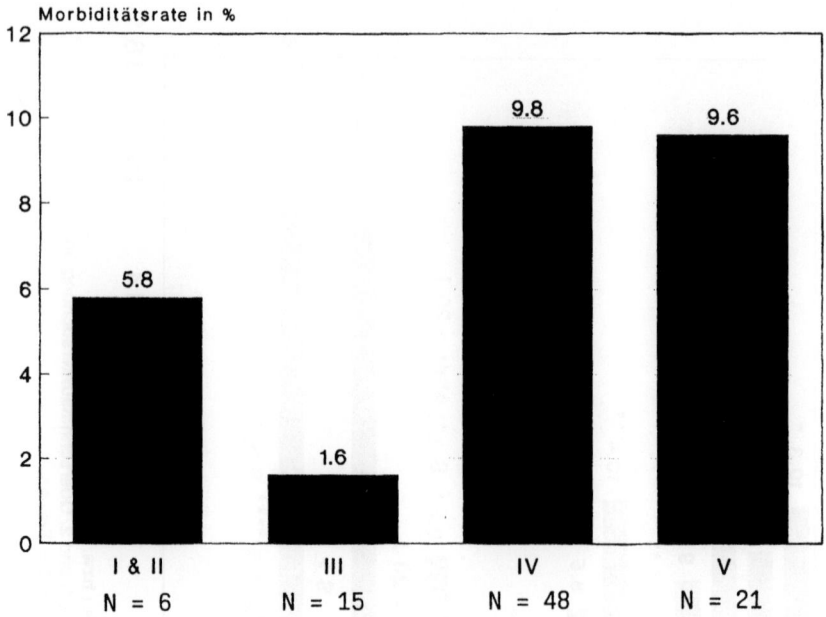

Abb. 3. Prävalenz von Alkoholmißbrauch/-abhängigkeit (Schweregrade leicht bis schwer) nach sozialer Klasse: Ergebnisse der Oberbayerischen Verlaufsuntersuchung für die 80er Jahre

dem 16.Lebensjahr, in über 20% im Alter von 16 bis 20 Jahren und bei 35% im Alter von 21 bis 30 Jahren.

Wichtig in diesem Zusammenhang sind die Ergebnisse einer neueren großen amerikanischen epidemiologischen Feldstudie, der sogenannten "Epidemiological Catchment Area (ECA-) Studie" (Myers et al. 1984). Die mittlere Prävalenzrate für 3 Regionen in den USA (New Haven, Baltimore, St. Louis) betrug für Alkoholmißbrauch und -abhängigkeit bei Männern 9%. Damit war Alkoholismus - erfaßt mit dem Diagnostic-Interview-Schedule (DIS) unter Zugrundelegung der DSM III-Kriterien der American Psychiatric Association (1980) - mit Abstand die häufigste psychische Erkrankung bei Männern. Sie war gefolgt von Phobien (4,9%), Drogenabhängigkeit und -mißbrauch (2,8%) und Dysthymie (2,0%). Bei Frauen waren die Prävalenzraten für Alkoholmißbrauch und -abhängigkeit in den USA sehr viel geringer als bei Männern. Lediglich bei jungen Frauen im Alter von 18 - 24 Jahren wurde eine etwas höhere Prävalenzrate gefunden. Bei den Ergebnissen von Myers et al. handelt es sich um 6-Monats-Streckenprävalenzraten. Abb. 3 zeigt Ergebnisse der Oberbayerischen Verlaufsuntersuchung zur Häufigkeit weiterer psychischer Erkrankungen nach DSM III und eine Untergliederung in Alkoholmißbrauch und -abhängigkeit. Zwischen der amerikanischen und der oberbayerischen Studie zeigten sich insgesamt gute Übereinstimmungen. In Abb. 4 sind Ergebnisse aus der amerikanischen ECA-Studie und der Oberbayerischen Verlaufsuntersuchung für Alkoholmißbrauch/-abhängigkeit nach DSM III und für andere Diagnosegruppen gegenübergestellt.

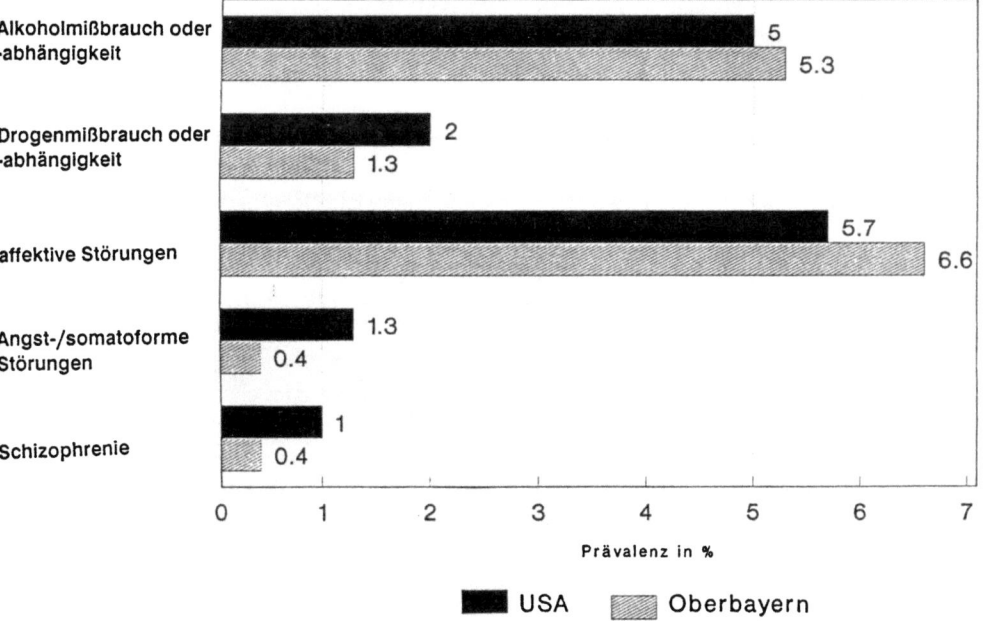

Abb. 4. 6-Monats-Prävalenz für ausgewählte diagnostische Gruppen nach den amerikanischen DSM III-Kriterien in den USA (ECA-Studie) und in Oberbayern (Oberbayerische Verlaufsuntersuchung (UBS))

In beiden Untersuchungen lag die 6-Monats-Prävalenzrate für Alkoholmißbrauch/-abhängigkeit für Männer und Frauen insgesamt bei ca. 5%. Nennenswerte Diskrepanzen zwischen beiden Untersuchungen ergaben sich für Angststörungen; der Unterschied geht im wesentlichen auf eine hohe Anzahl von Phobien, die in der amerikanischen Untersuchung von untrainierten Laien-Interviewern auf der Basis des DIS diagnostiziert wurden, zurück. Beide Untersuchungen belegen hohe Prävalenzraten für Alkoholmißbrauch/-abhängigkeit besonders für Männer.

Bezüglich der Häufigkeit von Alkoholmißbrauch und -abhängigkeit finden sich deutliche Geschlechtsunterschiede. Dieser Häufigkeitsunterschied zeigt sich bei Studien an repräsentativen Bevölkerungsstichproben deutlicher (Fichter 1990: Relation Männer zu Frauen 20 : 1) als bei Stichproben behandelter Patienten. Dies liegt vermutlich zu einem beträchtlichen Teil an der größeren Bereitschaft von Frauen, bei Gesundheitsproblemen medizinische Hilfsangebote wahrzunehmen. Eine Verbindung mit Medikamentenabusus scheint bei weiblichen Alkoholikern häufiger als bei männlichen vorzukommen (Feuerlein u. Kunstmann 1973).

Höhere und mittlere Altersgruppen von Erwachsenen (bis 65 Jahre) wiesen in epidemiologischen Querschnittsuntersuchungen an repräsentativen Bevölkerungsstichproben höhere Prävalenzraten für Alkoholmißbrauch und -abhängigkeit auf. Bei alten Menschen (> 65 Jahre) ist Alkoholmißbrauch oder -abhängigkeit im Vergleich dazu selten. Diese Momentaufnahme im Querschnitt sagt allerdings nichts über den tatsächlichen Verlauf im einzelnen Fall aus. Ein wesentlicher Grund für die niedrigere

Alkoholismusrate bei älteren Menschen dürfte darin liegen, daß sie im Zusammenhang mit den Alkoholproblemen und deren medizinischen Folgen früher versterben als Menschen, die keinen Alkohol oder nur mäßige Mengen von Alkohol trinken (vgl. auch Myers et al. 1984).

Für die Bundesrepublik Deutschland liegen epidemiologische Arbeiten zum Alkoholkonsum bzw. zur Prävalenz von Alkoholmißbrauch und -abhängigkeit durch die jährlich herausgegebenen Informationen der Deutschen Haupstelle gegen die Suchtgefahren (DHS) sowie in Veröffentlichungen von Trojan (1980), Fichter (1986, 1990) sowie Welz (1988) vor. Nach Schätzungen gab es im Jahr 1986 in der Bundesrepublik Deutschland 3,5 Mio. Personen, die als alkoholgefährdet oder alkoholabhängig einzuschätzen waren (Deutscher Bundestag). Danach sind 14% der Männer und 15% der Frauen über 16 Jahre als alkoholgefährdet (täglicher Konsum von $\geq$ 60 g reinem Alkohol bei Männern und $\geq$ 40 g reinem Alkohol bei Frauen) oder als alkoholabhängig zu sehen. Alkoholmißbrauch und -abhängigkeit sind nicht allein als eine Störung oder Krankheit anzusehen, die der Gesundheit des Alkoholtrinkers schadet, und damit diesem Leid und der Gesellschaft beträchtliche Kosten für die Behandlung des Alkoholproblems und seiner organischen Folgeschäden auflastet. Durch erhöhte Unfallgefahr unter Alkoholeinfluß und durch Aggressionsenthemmungen unter Alkoholeinfluß kommen auch zahlreiche völlig Unbeteiligte sowie Eltern, Partner und Kinder als Opfer in Frage.

Sowohl die hohen Pro-Kopf-Verbrauchszahlen von Alkohol in der BRD als auch die hohen wahren Häufigkeitsangaben in repräsentativen Bevölkerungsstichproben in unserem Land wie in anderen Industrienationen lassen es sehr vordringlich erscheinen, wissenschaftliche Grundlagen über den Verlauf von Alkoholismus, verlaufsbeeinflussende Faktoren und wirksame therapeutische Einflußmöglichkeiten auf den Verlauf zu erarbeiten. Dazu soll das in dieser Monographie dargestellte Projekt ein Beitrag sein.

1.3 Therapie und Verlauf von Alkoholmißbrauch und -abhängigkeit

1.3.1 Methodische Fragen und Probleme von Therapieevaluations- und Verlaufsuntersuchungen bei Alkoholmißbrauch und -abhängigkeit

Der englische Psychiater P. S. Scott schrieb, daß "die Untersuchung des Verlaufs der wesentliche Enthüller der Wahrheit ist, der Fels, auf dem schöne Theorien zerschellen und auf den bessere Theorien gebaut werden können. Die Verlaufsanalyse ist für den Psychiater, was das post mortem für den Arzt ist" (Scott, zitiert in Goodwin 1988, S. 283).

Die aufgrund epidemiologischer Untersuchungen nachgewiesene weite Verbreitung von Alkoholmißbrauch und -abhängigkeit in westlichen Industrieländern impliziert, daß die Entwicklung wirkungsvoller Behandlungsmaßnahmen nicht nur für Einzelschicksale, sondern auch volkswirtschaftlich und gesundheitspolitisch von sehr großer Bedeutung ist. Die Ergebnisse aus den vorliegenden Untersuchungen werden nicht selten polemisch diskutiert. Teils werden Ergebnisse beschönigt, um eigenes therapeutisches Handeln gegenüber Dritten zu rechtfertigen; teils werden nihilistische Standpunkte bezüglich der Wirksamkeit von Therapie bei Alkoholismus vertreten oder doch zumindest nahegelegt wie z.B. von Vaillant (1983) und Goodwin (1988). Die überzogen rigorosen Kritiken an vorliegenden Therapieevaluations- und Verlaufsstudien zum Alkoholismus sind zwar von erfrischend provokativem Charakter, doch erscheinen darin Einzelergebnisse übergeneralisiert. Weder ein therapeutischer Allmachtsanspruch, noch ein therapeutischer Nihilismus sind in diesem diffizilen Bereich angebracht. Erforderlich ist eine sachliche Bestandsaufnahme der vorliegenden Ergebnisse, kreative Innovation und eine methodisch fundierte Planung künftiger Therapieevaluations- und Verlaufsuntersuchungen. Ziel darf nicht die Rechtfertigung des Erhalts des Bestehenden, sondern muß die Herausarbeitung und Weiterentwicklung wirksamer Therapieelemente und die Erarbeitung differentieller Indikationen (Therapieart, Therapiedauer) für unterschiedliche Patienten mit Alkoholproblemen sein. Die unter dem Etikett "Alkoholismus" zusammengefaßten Patienten stellen eine hinsichtlich Ätiologie, Lebenssituation, Symptomatik und Verlauf heterogene Gruppe dar. Diese Vielschichtigkeit muß in Therapieevaluations- und Verlaufsuntersuchungen berücksichtigt werden.

Methodenkritische Übersichtsarbeiten wurden u. a. von May u. Culler (1975), Costello (1975), Antons u. Schulz (1977), Blane (1977), Nathan u. Lansky (1978), Sobell (1978), Caddy (1980), Maisto u. Cooper (1980) und Emrick u. Hansen (1983) verfaßt. Wie auch in anderen Bereichen der Psychotherapieforschung finden sich bei einem beträchtlichen Teil der vorliegenden Studien zur Therapieevaluation bei Alkoholismus methodische Probleme und Begrenzungen. Im folgenden ist ein Katalog von methodischen Anforderungen, die in Therapieevaluationsstudien zum Alkoholismus zu berücksichtigen sind, dargestellt.

1. *Repräsentativität der Stichprobenauswahl:* Berichtet wird meist über den Verlauf bei behandelten Patienten, wobei die Patientenauswahl (Selektion) meist unbekannt ist und die Stichproben allenfalls anhand einiger soziodemographischer Merkmale der Patienten charakterisiert werden. Für die Interpretation der Ergebnisse ist es allerdings relevant, ob Patienten von sich aus eine Einrichtung aufsuchten oder von Angehörigen dahin vermittelt wurden, ob sie zwangsweise eine Behandlung aufsuchten oder ob sie sich auf eine Zeitungsannonce hin für ein Therapieprojekt zur Verfügung stellten. So fanden Pearlman et al. (1989) signifikante Stichprobenunterschiede zwischen zwei von ihnen verglichenen Gruppen: 1. Patienten mit Alkoholproblemen aus einer Suchteinrichtung und 2. Personen mit Alkoholproblemen, die sich auf Anzeigen in den Medien hin gemeldet hatten. Unterschiede zwischen den beiden Stichproben zeigten sich hinsichtlich soziodemographischer Variablen, Trinkstatus und Partnersituation und weiteren Variablen. Somit sind Studien, die an durch Anzeigen gewonnenen Stichproben durchgeführt wurden, kaum auf behandelte Alkoholiker übertragbar.

2. *Homogenität der Patientenstichprobe:* Zumindest Minimalkriterien für eine diagnostische Homogenität z.B. Alkoholabhängigkeit bzw. Alkoholmißbrauch nach DSM III-R müßten gegeben sein. Hier sind allerdings noch Fragen offen, nach welchen weiteren Kriterien Patientengruppen sinnvollerweise zu homogenisieren wären.

3. *Kontrollierter experimenteller Versuchsplan:* In vielen Studien wird nur über eine einzige (behandelte) Patientengruppe berichtet und diese in Untergruppen unterteilt (z.B. nach Alter, Geschlecht). Es existieren nur wenig kontrollierte experimentelle Therapieevaluationsstudien, bei denen Patienten randomisiert entweder der Behand-

lungsgruppe oder einer (unbehandelten) Kontrollgruppe zugewiesen und beide Gruppen miteinander verglichen werden. Die von seiten des Versuchsplans her dringend zu fordernde randomisierte Gruppenzuteilung ist allerdings bisweilen aus praktischen und ethischen Gründen nicht einfach durchführbar.

4. *Prospektive Erhebungen:* Viele Untersuchungen sind retrospektiv angelegt; post hoc wird erst nach Therapieabschluß beschlossen, eine Katamnesebefragung durchzuführen. Verlaufsuntersuchungen sollten prospektiv angelegt und der Versuchsplan im einzelnen schon vor Behandlungsbeginn festgelegt werden.

5. *Einheitliche Katamneseintervalle innerhalb derselben Erhebung:* Eine für den Verlauf zu berücksichtigende wichtige Variable stellt sicher die Zeit dar. Wenn Patienten mit unterschiedlichen Katamneseintervallen (z.B. zwischen 3 Monaten und 3 Jahren) zusammengefaßt werden, ergibt sich ein uneinheitliches Bild. Patienten sollten zu prospektiv festgelegten Zeitpunkten (z.B. Behandlungsbeginn, Behandlungsende, 1 Jahr, 2 Jahre und 4 Jahre nach Behandlungsende) nachuntersucht werden.

6. *Berücksichtigung des längerfristigen Verlaufs:* Das Gros der vorliegenden Studien befaßt sich mit dem *Kurzzeitverlauf* (3 Monate bis maximal 2 Jahre). In relativ wenig Studien wird der längerfristige Verlauf untersucht.

7. *Operationalisierung der Behandlung:* In einem experimentellen Versuchsplan sollte das therapeutische Vorgehen und einzelne Therapieelemente und -bausteine so konkret wie möglich in einem Manual festgelegt werden. Dies betrifft auch den Zeitumfang für einzelne Interventionen, da sich Unterschiede zwischen 2 zu vergleichenden Therapiegruppen auch dadurch ergeben können, daß eine Gruppe zeitlich mehr therapeutische Zuwendung erhielt als die Vergleichsgruppe.

8. *Behandlungsintegrität:* Eine im Versuchsplan vorgesehene Behandlung entspricht nicht unbedingt dem, was tatsächlich in der Realität durchgeführt wird. Zur Erfassung der Behandlungsintegrität bedarf es Videoaufzeichnungen über die Behandlung, die von (hinsichtlich der Behandlungsmodalitäten) "blinden" Mitarbeitern bezüglich der operational festgelegten Modalitäten einzuschätzen sind. Dieses dringend zu fordernde Vorgehen ist bislang kaum mehr als eine Forderung und wurde in der Alkoholismustherapieforschung bislang kaum jemals durchgeführt. Die Einlösung dieser Forderung macht derartige Untersuchungen allerdings auch erheblich aufwendiger.

9. *Erfassung des außertherapeutischen Geschehens* und Ausschluß von Parallelbehandlungen in anderen Institutionen sowie Erfassung aller Behandlungen im Katamnesezeitraum.

10. *Reliable Erfassung der zu untersuchenden Variablen*: Oftmals gelangen ad hoc konstruierte, psychometrisch nicht oder nur unzureichend untersuchte Erhebungsinstrumente zum Einsatz. Die Qualität von Fremdbeurteilungen (Expertenratings) wird viel zu selten an einer Lernstichprobe von Patienten von außerhalb der eigentlichen Untersuchung dokumentiert.

11. *Festlegung mehrdimensionaler "Outcome"-Kriterien* (Trinkverhalten, soziale und berufliche Integration, Psychopathologie).

12. Ausreichender *Ausbildungsstand und Training der Therapeuten* für die von ihnen durchzuführenden Behandlungen, so daß die im Versuchsplan und Manual festgelegten Behandlungen auch tatsächlich kompetent durchgeführt werden können. Therapeuten unterscheiden sich hinsichtlich des Erfahrungs- und Ausbildungshinter-

grundes und werden bewußt oder unbewußt dahin tendieren, besonders jene Interventionen zum Einsatz zu bringen, die sie selbst besser beherrschen oder die sie - unabhängig vom Versuchsplan - für indiziert halten. Dazu kommt, daß auch von seiten des Patienten und der Angehörigen bestimmte Erwartungen hinsichtlich der Therapie ausgehen, denen sich ein Therapeut unter Berufung auf den Versuchsplan nicht ohne weiteres entziehen kann.

13. *Vorkehrungen zur Verhinderung von Stichprobenschwund:* Ein Schwund der ursprünglichen Stichprobe aufgrund verschiedenster Ursachen (Therapieabbruch, Verweigerung der Teilnahme an Evaluationsuntersuchungen, Nichtauffindbarkeit bei Katamnese etc.) kann durch Selektionseffekte zu erheblichen Verzerrungen der Ergebnisse führen. Verzerrungen der Ergebnisse treten besonders dann auf, wenn sich nichtuntersuchte und untersuchte Patienten in wesentlichen Merkmalen unterscheiden. Untersuchungen sollten so konzipiert sein, daß Ausfallquoten über die Zeit möglichst gering sind. Ein gravierendes Problem stellen Ausfallquoten bei Langzeitverlaufsuntersuchungen dar, bei denen von Querschnitt zu Querschnitt mehr Patienten für die Untersuchung verloren gehen. Eine lapidare Aussage, daß sich untersuchte und nichtuntersuchte Patienten in einer bestimmten Untersuchung in ein oder zwei Merkmalen nicht unterschieden, kann das durch Stichprobenschwund enstandene Problem für die Interpretation nicht lösen, da Unterschiede in nichtuntersuchten Merkmalen vorliegen können. Untersuchungen mit hohen Ausfallquoten sind wertlos.

14. Schließlich weisen viele Studien handwerklich-statistische Mängel bei der Auswahl der Auswertungsmethoden, bei der Überprüfung von Voraussetzungen für den Einsatz sophistierter Verfahren und bei der korrekten Interpretation berechneter Ergebnisse auf.

Miller u. Hester (1989) formulierten 3 (provokative) "Mythen" bezüglich der Behandlung von Alkoholismus. Diese besagen in Kürze:
1. Mythos: Alle Versuche, durch Interventionen den Verlauf des Alkoholismus zu beeinflussen, sind unwirksam ("nothing works").
2. Mythos: Ein spezieller Behandlungsansatz ist allen anderen überlegen.
3. Mythos: Alle Behandlungsansätze haben etwa die gleiche Auswirkung.

Miller u. Hester kamen in ihrer Übersichtsarbeit zu nicht sonderlich neuen, doch wichtigen Schlußfeststellungen: 1. Ihrer Meinung nach gibt es keinen einzelnen, allen anderen Behandlungsverfahren überlegenen Behandlungsansatz für alle Betroffenen mit Alkoholproblemen. Statt dessen bestehen mehrere vielversprechende alternative Interventionsansätze. 2. Unterschiedliche Gruppen von Alkoholikern sprechen besser auf den einen oder anderen Therapieansatz an. Da Patienten mit guter Prognose (sozial stabilisiert, erwerbsfähig, verheiratet) nahezu durch jede Intervention gebessert würden, sollte sich das Interesse für die Erarbeitung differentieller Indikationen für unterschiedliche Alkoholiker besonders auf jene Patienten mit mäßiger oder schlechter Prognose erstrecken. Eine Person kann gut auf eine Behandlung X und schlechter auf eine Behandlung Y ansprechen. Wenn die Behandlungsgruppen zu heterogen sind, werden diese differentiellen Effekte nicht sichtbar. 3. Schließlich hielten Miller u. Hester es für möglich, Kriterien für eine optimale Therapiezuweisung für unterschiedliche Patienten zu erarbeiten, so daß damit insgesamt die Behandlungswirksamkeit erhöht werden kann. Die Realisierung eines derartigen Forschungsprogrammes wird allerdings durch folgende Bedingungen erschwert: Viele, z.B. stationäre Behandlungsprogramme ähneln sich "wie ein Ei dem anderen", so daß, zumindest in bestimmten Bereichen, unterschiedliche zu vergleichende Therapien in der klinischen Praxis nicht in dem erforderlichen Ausmaß für dieses Forschungsziel bestehen. Weiterhin ist die Zuteilung von Patienten zu verschiedenen Behandlungsbedingungen in der Praxis häufig nicht durchführbar, da der Patient selbst bestimmte Präferenzen hat, oder Sachzwänge durch die bestehende Kranken- oder Rentenversicherung bestehen. Glaser et al. (1984) sowie Miller u. Hester plädierten für die Durchführung von vergleichenden Therapiestudien durch eine unabhängige Institution, die nicht mit der Behandlungsinstitution identisch ist. In Deutschland hat dieselbe Forderung dazu geführt, daß das Bundesministerium für Forschung und Technologie (BMFT) zahlreiche Studien im Förderungsschwerpunkt "psychische Gesundheit" nur mehr bei einer Zusammenarbeit der klinischen Forscher mit institutionell unabhängigen, eigens dazu gegründeten Methodenzentren (z.B. in Heidelberg, München) finanziell unterstützt.

In den USA wurden u. a. von Sobell (1978), Caddy (1980) sowie von Emrick u. Hansen (1983) Standardisierungsvorschläge für Therapieevaluations- und Verlaufsuntersuchungen bei Alkoholismus erarbeitet. Auch die Deutsche Gesellschaft für Suchtforschung und Suchttherapie (DGSS) (1985) hat Standards für die Durchführung von Katamnesen bei Abhängigen vorgelegt. Wenngleich wir noch weit von einer idealen Verlaufsforschung zum Alkoholismus entfernt sind (Süß 1980), wird die Berücksichtigung dieser Überlegungen bei künftigen Studien ihre Qualität und Vergleichbarkeit erhöhen können.

1.3.2 Literaturübersicht über Verlaufsuntersuchungen an behandelten Patienten

1.3.2.1 Zusammenfassende Übersichten und Metaanalysen

Es liegen einige, die Literatur zusammenfassende Übersichtsarbeiten sowie eine Metaanalyse (Costello et al. 1977) vor. Derartige Übersichten können uns helfen, bei der Vielzahl der vorliegenden Einzelergebnisse die wesentlichen und sich wiederholenden Ergebnisse schneller zu erfassen. Andererseits kann eine Übersicht über viele Studien mit sehr unterschiedlichen Stichproben, unterschiedlicher Behandlung und oft begrenzter methodischer Qualität das Bild auch verschwommener machen, da spezifische Bedingungen, die zu bestimmten Ergebnissen geführt haben, verlorengehen können.

Emrick (1974) analysierte eine große Anzahl von Studien mit unterschiedlichem Katamneseintervall; es fand sich eine durchschnittliche Abstinenzrate von 33,8%, während 44,0% der Patienten gebessert und 32,8% ungebessert waren. Aufgrund der großen Heterogenität der analysierten Studien sind diese Mittelwertaussagen allerdings von sehr begrenztem Wert. Bei 31 von 72 gesichteten kontrollierten Studien fand sich kein signifikanter Unterschied zwischen unterschiedlichen Behandlungsarten (Emrick 1975). Nur in 5 Untersuchungen fanden sich signifikante Unterschiede zwischen unterschiedlichen Behandlungsarten, die auch bei Halbjahreskatamnesen noch nachweisbar waren. Erfahrungsgemäß werden viel zu viele Therapiestudien mit viel zu geringen Fallzahlen durchgeführt (Freiman et al. 1978; Messerer et al. 1988), deren nichtsignifikante "Ergebnisse" allein schon aus der Inkaufnahme eines viel zu hohen Beta-Risikos und nicht aus der "gleichen" Wirkung der verglichenen Behandlungen erklärt werden können.

Miller u. Hester (1980) analysierten mehr als 600 Untersuchungen. In einer späteren Übersichtsarbeit (Miller u. Hester 1986 a) begrenzten sie die Analyse auf 300 kontrolliertere Therapiestudien. Miller u. Hester (1986 a) wiesen als Ergebnis ihrer Übersicht auf die Diskrepanz zwischen Forschungsergebnissen und bestehender Praxis hin. Therapieerfahrungen, die sie aufgrund der vorliegenden Literatur als wirksam betrachteten (Aversionstherapie, verhaltenstherapeutische Selbstkontrollverfahren, "Community Reinforcement" Ansatz nach Azrin (1976), Familien- und Partnertherapie, Training sozialer Fertigkeiten und Streßmanagement), kamen ihren Recherchen zufolge wenig zum Einsatz, während Verfahren, deren Wirksamkeit bis dato noch ungenügend untersucht oder dokumentiert war (Teilnahme an Selbsthilfegruppen wie Alcoholic Anonymous, Informations- und Aufklärungsprogramme zum Alkoholismus, Konfrontation, Behandlung mit Disulfiram, Gruppentherapie und Einzelberatung), in Behandlungsprogrammen für Alkoholiker häufig zum Einsatz kamen. Aversionstherapien (z.B. "Covered Sensitization") und Selbstkontrolltraining sahen sie aufgrund der Literaturübersicht als wirkungsvolle Verfahren zur Induzierung der Abstinenz an. Für die Aufrechterhaltung der Verhaltensänderung und der Abstinenz fanden sie die besten empirischen Belege für Selbstsicherheitstraining, Ehe- und Familientherapie und Streßbewältigungstraining. Aufgrund der ihnen vorliegenden Befunde folgerten sie, daß die Indikation für stationäre Behandlungsprogramme gegenüber ambulanten unzureichend belegt sei. Auf der Basis der von ihnen gesichteten Ergebnisse stellten sie die folgenden 4 Thesen auf, die noch weiterer Überprüfung bedürfen.

1. Das Ausmaß der differentiellen Wirkung einer multimodalen Behandlung hängt davon ab, inwieweit beim Patienten zusätzliche Lebensprobleme oder Defizite vorliegen, für die eine der zusätzlichen Interventionen eine wirkungsvolle Behandlung darstellt.
2. Die Behandlungsergebnisse sind besser, wenn die Therapie mit den Einstellungen, Erwartungen und kognitiven Mustern des Patienten abgestimmt ist.
3. Patienten mit schwereren alkoholbezogenen Problemen profitieren differentiell mehr von einer intensiveren (nicht notwendigerweise stationären) Behandlung, während Patienten mit weniger schweren Alkoholproblemen bereits auch von minimalen Interventionen profitieren.
4. Patienten, die sich ihre Therapie aus verschiedenen Alternativen aussuchen können, zeigen eine bessere "Compliance" und eine bessere Therapiewirkung (Miller u. Hester 1986 b).

Metaanalytische Ansätze zur Therapieevaluation bei Alkoholismus sind noch beträchtlich von dem Standard entfernt, wie er von Smith u. Glass (1977) und Smith et al. (1980) für die Psychotherapieevaluation gesetzt wurde. Costello (1975) und Costello et al. (1977) aggregierten die Ergebnisse von 80 Therapieprojekten bei Alkoholikern mit 1-Jahres-Katamnesen, die zwischen 1951 und 1975 publiziert wurden. Die Autoren berücksichtigten Patientenselektion und Nachsorgemaßnahmen und unterschieden als "Outcome"-Kriterium zwischen dem Anteil abstinenter Patienten, Problemtrinker, Verstorbener und Patienten, die sich an der (Nach-)Untersuchung nicht beteiligten ("Non-Responder"). Unter Zuhilfenahme einer hierarchischen Clusteranalyse gruppierten sie die ihnen vorliegenden 80 Untersuchungen anhand des "Outcome"-Kriteriums in 5 Erfolgsstufen und analysierten den Zusammenhang zwischen Patienten und Untersuchungsmerkmalen einerseits und dem Erfolgsindex andererseits. Als Ergebnis zeigte sich, daß je besser die Ergebnisse einer Studie waren, 1. desto mehr waren "High Risk"-Patienten durch die Vorselektion aus der Studie ausgeschlossen, 2. desto intensiver war die Behandlung, 3. desto häufiger handelte es sich um stationäre Behandlungen von 6 bis 8 Wochen Dauer, 4. desto häufiger fand eine begleitende Behandlung mit Disulfiram (Antabus^R) statt, 5. desto eher waren Bezugspersonen aktiv in die Behandlung mit einbezogen, 6. desto intensiver war die ambulante Nachsorge. Studien mit den schlechtesten Behandlungsergebnissen zeigten 1. keine oder nur minimale Ausschlußkriterien für "High Risk"-Patienten mit ungünstiger Prognose, zeigten 2. eine begrenzte Zahl von Behandlungskomponenten und hatten 3. eine "Open-Door Admission Policy". Diese metaanalytischen Ergebnisse zeigen, wie wichtig es ist, Angaben zur Patientenselektion bei der Beurteilung von Behandlungsergebnissen einer Studie zu berücksichtigen; sie zeigen auch, wie wenig sinnvoll oder gar unsinnig die Mitteilung pauschaler mittlerer Besserungsraten ohne detaillierte Berücksichtigung der Patientenselektion ist. In Studien mit gutem Behandlungsergebnis wurden am häufigsten Alkoholiker ausgeschlossen, die eine Psychose, Psychopathie, hirnorganisches Syndrom oder zusätzliche Medikamentenabhängigkeit aufwiesen, keinen festen Wohnsitz hatten, strafrechtliche Probleme hatten, Vorbehalte gegen die Einnahme von Disulfiram aufwiesen und im vorausgegangenen Halbjahr keinen Kontakt zu Bezugspersonen hatten. Wesentlich erscheint auch das Ergebnis, daß 19 der 24 Untersuchungen mit den besten Behandlungsergebnissen (79%) Nachsorgemaßnahmen durchführten, während dies bei nur 3% der Untersuchungen mit relativ negativen Behandlungsergebnissen der Fall war. Auf diesen Ergebnissen aufbauend überprüfte Costello (1980) die relative Bedeutung von Nachsorgemaßnahmen und Behandlungsintensität anhand von 29 Untersuchungen mit 1- und 2-Jahres-Katamnesen. Auf der Basis einer Pfadanalyse kam er zu dem Ergebnis, daß die soziale Stabilität der Patienten (Anteil erwerbstätiger und verheirateter Personen) einen sehr hohen Anteil der auf der Basis des kausalanalytischen Modells berechneten Varianz für das Behandlungsergebnis ("Outcome") erklärte (49%). Nach dem kausalanalytischen Modell erklärten Behandlungsmerkmale 11% der Varianz; davon entfielen 6% auf die eigentlichen Behandlungsmaßnahmen und 5% auf Nachsorgemaßnahmen. Die Anwendung des pfadanalytischen Modells durch Costello fand allerdings auch Kritik und Widerspruch (Süß 1988).

1.3.2.2 Ergebnisse einzelner ausgewählter Therapie- und Verlaufsuntersuchungen zum Alkoholismus

Im neueren deutschsprachigen Schrifttum finden sich Übersichtsreferate amerikanischer und europäischer Therapie- und Verlaufsuntersuchungen zum Alkoholismus bei Fahrenkrug (1987), Feuerlein (1987), Süß (1988) und Feuerlein (1989). Feuerlein (1987) stellte allein aus dem europäischen Raum 16 neuere Studien dazu zusammen. Weitere Untersuchungen wurden seither im europäischen Raum publiziert (Watzl 1986; Waldow u. Klink 1986; Jung et al. 1987; Zöbeley 1988; Süß 1988; Küfner u. Feuerlein 1989). Im deutschsprachigen Schrifttum finden sich zusammenfassende

Darstellungen zur Therapie bzw. zumVerlauf von Alkoholismus bei Burian (1984), Lesch (1985), Schmidt (1986), Scholz (1986), Watzl (1986), Feuerlein (1987), Fahrenkrug (1987), Süß (1988), Jacobs (1988), Watzl u. Cohen (1989), Feuerlein (1989) und Schlüter-Dupont (1990). Da es nicht sinnvoll erscheint, auf jede einzelne Studie einzugehen, werden im folgenden einige ausgewählte, hinsichtlich ihrer Ergebnisse besonders interessante Studien aus Europa und aus Amerika referiert.

1. Untersuchung von Moos et al.
Moos et al. untersuchten 505 Alkoholiker aus 5 verschiedenartigen Behandlungseinrichtungen (stationäre Einrichtung für nichtseßhafte Alkoholiker, stationäre Einrichtung in einem öffentlichen Krankenhaus, Übergangswohnheim in einer kleineren Stadt und 2 private stationäre Behandlungseinrichtungen in den USA). Die Patienten wurden zu Beginn der Behandlung und ca. 6 Monate nach Behandlungsende untersucht. Über 87% der zum Zeitpunkt der 6-Monats-Katamnese noch lebenden Patienten (429/494) konnten Katamnese-Informationen eingeholt werden. Konzeption der Untersuchung und Ergebnisse wurden in einer Reihe von Publikationen dargestellt (Bromet et al. 1976; Bromet u. Moos 1977; Moos u. Bliss 1978; Cronkaite u. Moos 1978). Die Untersuchung besticht durch einen breiten Evaluationsansatz, den Entwurf eines Rehabilitationsmodells und dessen Überprüfung, die Einbeziehung von Faktoren außerhalb der Therapie (kritische Lebensereignisse nach Behandlungsende und Lebensbedingungen) und die differenzierte Erfassung unspezifischer Therapiemerkmale. Verschiedene Erfolgskriterien wurden im Rahmen eines pfadanalytischen Kausalmodells berücksichtigt (Alkoholkonsum, subjektive Einschätzung der Alkoholprobleme, körperliches Befinden, berufliche Integration und stationäre Behandlung im Katamneseintervall).

Soziodemographische Merkmale und Symptomatik bei Behandlungsbeginn erklärten als direkte Effekte einen geringen Anteil der Kriteriumsvarianz (2,2%) für das Kriterium "Alkoholkonsum" bzw. einen mäßigen Anteil (11,2%) für das Kriterium "berufliche Integration". Je nach Kriterium konnten zwischen 18% (Alkoholkonsum) und 27% (körperliches Befinden) der Kriteriumsvarianz auf der Basis der verwendeten Variablen erklärt werden. Soziodemographische Merkmale erwiesen sich in dieser in den USA durchgeführten Untersuchung als bedeutsame Bestimmungsgröße für die Zuweisung zu einer bestimmten Behandlungseinrichtung. Dagegen hatte die Art der Behandlung, die ohnehin zwischen den Einrichtungen nicht besonders unterschiedlich war, keinen direkten Einfluß auf den Therapieerfolg. Die komplexeren Behandlungsmerkmale ("Type of Program", "Treatment Experience", "Perception of the Environment") waren für die Vorhersage der Behandlungseffekte bedeutsamer (10,4% als direkter Effekt) als Patientenmerkmale (2,2% als direkter Effekt).

Für eine reduzierte Stichprobe von Personen, die bei der 6-Monats-Katamnese mit ihrer Familie lebten (n = 157), wurde auch eine 2-Jahres-Katamnese durchgeführt. Dabei konnten 75% der dafür relevanten Stichprobe nachuntersucht werden (Finney et al. 1980). Für diese Teilstichprobe lag die Abstinenzrate nach 6 Monaten bei 68% und nach 2 Jahren bei 40%. 21% der Varianz des Erfolgskriteriums "Alkoholkonsum" wurde durch das Trinkverhalten 6 Monate nach Therapieende erklärt. Im Widerspruch zu anderen Untersuchungen (Costello et al. 1977) erklärte die Teilnahme an Nachsorgemaßnahmen keinen bedeutsamen Anteil der Varianz für das Erfolgskriterium Trinkverhalten 2 Jahre nach Behandlung; allerdings wurde in dieser Studie die Teilnahme an Nachsorgemaßnahmen nur relativ grob erfaßt. Bemerkenswerterweise, aber auch plausiblerweise erklärten außertherapeutische Faktoren wie Lebensbedingungen und kritische Lebensereignisse nach Behandlungsende mehr Varianz der Erfolgskriterien als Patienteneingangsmerkmale. Bei der Interpretation dieser Ergebnisse muß bedacht werden, daß diese Teilstichprobe von Patienten, die bei der 6-Monats-Katamnese mit ihrer Familie lebten, vermutlich eine positive Selektion darstellt, und die Ergebnisse nicht auf alle Patienten mit Alkoholismus übertragen werden können. Konzeption und Ergebnisse dieser Studie wurden kürzlich von Moos et al. (1990) in einer Monographie veröffentlicht. Die allerdings richtungsweisende Bedeutung des Forschungsansatzes von Moos et al. wurde von Pattison u. Kaufman (1982) hervorgehoben.

2. Rand-Report I und II
Der *Rand-Report I* (Armor et al. 1976) wurde von Mitarbeitern der Rand-Corporation auf Veranlassung des "National Institute on Alcohol Abuse and Alcoholism" (NIAAA) zu Fragen der Behandlung von Alkoholikern vorgelegt. Kontroverse Fragen zum Rand-Report wurden u. a. von Emrick u. Stilson (1977) sowie von Crawford u. Pell (1977) diskutiert. Besonders ins Kreuzfeuer waren die ungenügende Beteiligungsrate (64%), die breite Definition von "Besserung" und einige spekulative Überinterpretationen der Daten geraten. Sehr stark entzündete sich die Kritik am Rand-Report I daran, daß sowohl Abstinenz als auch kontrolliertes (renormalisiertes) Trinken als Therapieziel formuliert wurde, obwohl in der Studie dafür eine nur unzureichende Datenbasis bestand. Für die Studie wurden 8 aus 44 Behandlungseinrichtungen, die vom "National Institute on Alcohol Abuse and Alcoholism" (NIAAA) als weitgehend repräsentativ für öffentlich geförderte Behandlungseinrichtungen für Alkoholpatienten in den USA genannt wurden, ausgewählt. In einer ersten Stufe wurden alle Personen, die innerhalb eines definierten Zeitabschnittes im Jahre 1983 Kontakt mit einer dieser Behandlungseinrichtungen aufnahmen, befragt. Von dieser Grundgesamtheit wurde eine Zufallsstichprobe von 1.340 Personen gezogen. Durch Ausschluß aller Frauen und aller Personen, die nicht wirklich als Alkoholiker eingestuft wurden, reduzierte sich die Stichprobe auf 600 Personen, bei denen eine Nachuntersuchung nach 1 1/2 Jahren vorgesehen war. Wie bereits erwähnt, war die Beteiligungsrate in dieser ersten Stufe mit 64% sehr gering.

Der *Rand-Report II*, in dem der 4-Jahres-Verlauf dargestellt ist (Polich et al. 1981), war sorgfältiger geplant und besser durchgeführt und in seiner Darstellung vorsichtiger abgefaßt als der Rand-Report I. Die uprüngliche Stichprobe der 1 1/2-Jahres-Katamnese wurde für die 4-Jahres-Katamnese durch eine weitere Zufallsstichprobe der ursprünglichen Gesamtstichprobe auf insgesamt n = 982 Alkoholiker erweitert. Bei der 4-Jahres-Katamnese konnte auch eine höhere Beteiligungsrate erreicht werden (85%; 781/982). Dies schließt die zwischenzeitlich Verstorbenen (n = 113) mit ein. Die Stichprobe enthielt auch Personen (n = 120), die nur im Erstkontakt erfaßt waren und an keiner Behandlung teilgenommen hatten. Die Ergebnisse der 18-Monats-Katamnese waren wie folgt (entsprechende Ergebnisse der 4-Jahres-Katamnese sind in Klammern angefügt):

Zum Zeitpunkt der Befragung lebten 24% der behandelten Patienten (28% bei 4-Jahres-Katamnese) wenigstens über einen Zeitraum von 6 Monaten abstinent. 21% der behandelten Patienten (18% bei 4-Jahres-Katamnese) waren "Non-Problem-Drinkers". 55% der behandelten Patienten (41% bei 4-Jahres-Katamnese) waren Problemtrinker mit Folgeproblemen und/oder Abhängigkeitssymptomatik.

Von der Teilgruppe der unbehandelten Alkoholiker waren 12% seit mindestens 6 Monaten abstinent (16% bei 4-Jahres-Katamnese). 33% der unbehandelten Alkoholiker (16% bei 4-Jahres-Katamnese) wurden als "Non-Problem-Drinkers" eingestuft. Die restlichen 54% der unbehandelten Alkoholiker (68% bei 4-Jahres-Katamnese) wurden als Problemtrinker eingestuft.

Völlige Abstinenz bei Alkoholikern ist ein sehr hoch gestecktes Therapieziel. Nur 9% der Patienten konnten eine dauerhafte Abstinenz über 4 Jahre aufweisen. Ein weiterer Anteil von 10% der Patienten war über mehr als die Hälfte der 4-Jahres-Zeitstrecke nach Behandlung abstinent. 20% wurden für den 4-Jahres-Zeitraum als "Wenig-Trinker" (bis 2 Unzen reiner Alkohol pro Tag), 13% als "Viel-Trinker" (bis 5 Unzen reiner Alkohol pro Tag) eingestuft und 33% der Patienten zeigten im 4-Jahres-Zeitraum deutliche Abhängigkeitssymptome und/oder Folgeprobleme. Bezüglich des Einflusses prognostischer Variablen ergaben sich für die 4-Jahres-Katamnese ähnliche Ergebnisse wie für die 18-Monats-Katamnese. Für die 18-Monats-Katamnese waren von positiver prognostischer Bedeutung: ein größerer Umfang an erhaltener Behandlung, ein hoher Sozialstatus, eine stabile Lebenssituation und das Vorliegen einer mäßigen Abhängigkeitssymptomatik bei Behandlungsbeginn. Mehr als 30% der während der ersten 18 Monate des Beobachtungsintervalls abstinent gebliebenen Patienten wurden im weiteren Verlauf der 4-Jahres-Zeitstrecke rückfällig. Bei der 4-Jahres-Katamnese zeigten, abweichend von den Ergebnissen der 18-Monats-Katamnese, die völlig abstinenten Patienten gegenüber den kontrollierten Trinkern doch eine bessere Prognose. Der Rand-Report II differenzierte hier noch weiter: Verheiratete Personen über 40 Jahre mit sehr ausgeprägter Alkoholabhängigkeit hatten bei völliger Abstinenz in den ersten 18 Monaten geringere Rückfallraten im späteren Verlauf. Dagegen zeigten ledige Patienten unter 40 Jahre mit geringerer Abhängigkeit bei kontrolliertem Trinken geringere Rückfallquoten im weiteren Verlauf. Die Unterschiede im Verlauf zwischen behandelten und nichtbehandelten Patienten (Spontanremission) waren gering; allerdings liegt hier wahrscheinlich ein Selektionseffekt vor, nachdem beide Gruppen nicht randomisiert den Bedingungen zugeteilt worden waren. Der Anteil der Erwerbstätigen stieg im 18-Monats-Verlauf von 37% bei Behandlungsbeginn auf 49% bei der 18-Monats-Katamnese und war bei der 4-Jahres-Katamnese wieder geringfügig auf 45% abgefallen (Alterseffekt?).

Hinsichtlich des Zusammenhanges zwischen Behandlungsintensität und Trinkverhalten zeigten sich - unabhängig vom Behandlungssetting - bessere Behandlungsergebnisse für Patienten mit intensiverer Behandlung. Ein hoher sozioökonomischer Status und ein höheres Alter (über 40 Jahre) erwiesen sich auch bei der 4-Jahres-Katamnese als positive Prädiktoren für den weiteren Verlauf. Ein hoher Anteil der Patienten hatte im 4-Jahres-Katamnese-Intervall Kontakt zu einer Selbsthilfegruppe. Die Abstinenzquote lag für Patienten, die regelmäßig an Selbsthilfegruppen teilnahmen, erheblich höher (45%) als für Patienten, die unregelmäßig oder gar nicht an Selbsthilfegruppen teilnahmen. Eine ausgeprägte Alkoholismussymptomatik (Folgesymptome und/oder Abhängigkeitsprobleme) fand sich bei Teilnehmern an Selbsthilfegruppen etwa gleich häufig wie bei Patienten ohne Selbsthilfekontakte. Die Ergebnisse zum Einfluß von Selbsthilfegruppen in der Rand-Studie sind aufgrund nicht kontrollierter Selektionseffekte nur schwer zu interpretieren. Bei der multivariaten Auswertung mit Hilfe linearer Regressionsmodelle wurde die "Teilnahme an Selbsthilfegruppe" von den Autoren als mögliche verlaufsbeeinflussende Variable nicht berücksichtigt.

3. Münchner VDR-Studie

Die umfassendste und bis dato wichtigste Untersuchung im deutschsprachigen Bereich für Therapie- und Verlaufsevaluation bei Alkoholikern stellt die vom Verband Deutscher Rentenversicherungsträger (VDR) geförderte Studie dar, die von Feuerlein et al. am Max-Planck-Institut für Psychiatrie in München durchgeführt wurde (Küfner et al. 1984, 1986 a, 1986 b; Küfner u. Feuerlein 1989). Die Studie wurde von den Autoren auch als "Munich Evaluation für Alcoholism Treatment"-Studie (MEAT) bezeichnet. Der Untersuchungsplan dieser Studie sah vor, daß Kurzzeiteinrichtungen (Behandlungsdauer 6 bis 8 Wochen), Mittelzeiteinrichtungen (Behandlungsdauer 4 bis 5 Monate) und Langzeiteinrichtungen (Behandlungsdauer 6 Monate) gegenübergestellt werden; diese Thematik ist nicht ohne gesundheitspolitische Brisanz. Ergebnisse derartiger Studien sollten nicht der Schaffung von Ausgrenzungskriterien dienen; sie sollten nicht dazu verwendet werden, Kriterien herauszuarbeiten, welche Patienten nicht oder wenig von einer Behandlung profitieren, um ihnen Behandlungen vorzuenthalten. Vielmehr sollten ungünstige Verlaufsergebnisse für bestimmte Patientengruppen dazu anregen, für diese neue Behandlungskonzeptionen zu entwickeln, zu überprüfen und in der Versorgung umzusetzen. Die VDR-Studie stellt ebenso wie die Rand-Studie ein prospektives, multizentrisches Evaluationsprojekt dar.

In die VDR-Studie wurden 21 stationäre Behandlungseinrichtungen, die weitgehend repräsentativ für stationäre Behandlungseinrichtungen für Alkoholiker in der Bundesrepublik Deutschland zum Zeitpunkt der Untersuchung sein sollten, aufgenommen. Diese Repräsentativität wurde von Skarabis (1986) in Frage gestellt. Nach dem Versuchsplan sollten Patienten, die in einem definierten Zeitintervall in eine der ausgewählten Einrichtungen aufgenommen wurden, bei Aufnahme und Entlassung aus stationärer Behandlung sowie 6 Monate, 18 Monate und 4 Jahre nach Entlassung untersucht werden. Die Ausgangsstichprobe umfaßte 1.410 alkoholabhängige Patienten - anders als in der Rand-Studie sowohl Männer als auch Frauen. 73% der Stichprobe waren Männer und 27% waren Frauen. Das durchschnittliche Alter der Patienten betrug 39 Jahre. 19% der Patienten waren geschieden und 14% der verheirateten Patienten waren vom Ehepartner getrennt. 17,1% der Patienten der Stichprobe beendeten die Therapie vorzeitig (n = 241). 18% der Patienten der Stichprobe verweigerten ihre Teilnahme an der Untersuchung bereits bei Beginn! Der Anteil dieser Verweigerer schwankte erheblich von Einrichtung zu Einrichtung (0 bis 50%). Teilnahmeverweigerer wiesen häufigere Arbeitsplatzwechsel in den vorausgegangenen 2 Jahren auf. Da über diese nur begrenzte Informationen vorliegen, ist die Schlußfolgerung der Autoren, daß die Teilnahmeverweigerung zu keiner systematischen Verzerrung geführt hat, nicht ausreichend fundiert. An Daten wurden Patientenmerkmale und Merkmale der Behandlungseinrichtung und des Therapieprogrammes erfaßt. Die Katamnese-Erhebung erfolgte bei einem Teil der Patienten postalisch und bei einem anderen Teil im persönlichen Interview, wobei jeder Patient entweder bei der 6- oder 18-Monats-Katamnese einmal persönlich interviewt werden sollte. Die Beteiligungsrate wurde für die 6-Monats-Katamnese mit 84,5%, für die 18-Monats-Katamnese mit 84,4% und für die 4-Jahres-Katamnese mit 81% angegeben (Küfner u. Feuerlein 1989; Feuerlein u. Küfner 1989). Bei der Angabe dieser Beteiligungsraten wurde allerdings die 18%ige Verweigerungsrate bereits bei Untersuchungsbeginn nicht berücksichtigt; sie muß von den angegebenen Beteiligungsraten noch entsprechend abgezogen werden, da sich die Ergebnisse auf die ganze Stichprobe beziehen müssen.

Über einen 6-Monats-Katamnese-Zeitraum waren 67% durchgängig abstinent. 11% der Patienten wurden bei der Halbjahreskatamnese als gebessert und 21,8% als ungebessert klassifiziert. Signifikant mehr Männer (69,4%) als Frauen (60,5%) waren im 6-Monats-Zeitraum abstinent. Bei Aufnahme waren 23%, bei der 6-Monats-Katamnese 21% und bei der 18-Monats-Katamnese 17% der Patienten arbeitslos. Über den 18-Monats-Katamnese-Zeitraum zeigte sich ein erkennbarer Trend für eine soziale Stabilisierung. Die Abstinenzrate sank von 67% (6-Monats-Katamnese) auf 53% (18-Monats-Katamnese). In den vorausgegangenen 6 Monaten vor der 18-Monats-Katamnese waren 63% der Patienten abstinent. Langzeitbehandlungen zeigten die höchsten 18-Monats-Abstinenzraten (60%), gefolgt von Kurzzeitbehandlungen (54%) und mittelfristigen Behandlungen (45%). Abstinente Patienten zeigten bei der 18-Monats-Katamnese niedrigere (bessere) Werte in der Beschwerdenliste (von Zerssen 1976) als Patienten mit Rückfällen. Patienten mit Rückfällen im 18-Monats-Katamnese-Intervall wiesen eine größere Anzahl von Lebensereignissen auf als abstinente Patienten und erlebten vergleichbare Lebensereignisse als belastender als abstinente Patienten. 25% der Patienten nahmen im 18-Monats-Katamnese-Intervall regelmäßg an Selbsthilfegruppen teil. Ihre Abstinenzrate lag mit 72,5% höher als die Abstinenzrate der Gesamtgruppe für den 18-Monats-Zeitraum (53,2%). Frauen nahmen sich selbst als veränderungsbereiter wahr und sahen ihre Probleme als ernster an als Männer.

Die folgenden, zum Zeitpunkt der Aufnahme erhobenen Variablen waren Prädiktoren für einen günstigen 18-Monats-Verlauf bei *Männern*:
- Zusammenleben mit Partner
- Heimatstadt mit Einwohnerzahl unter 100.000
- kein Arbeitsplatzwechsel in den zurückliegenden 2 Jahren
- nicht arbeitslos
- Hausbesitzer
- nicht im Heim lebend oder obdachlos
- kein alkoholbezogener Arbeitsplatzverlust
- keine Suizidversuche
- keine bisherigen Behandlungen in einer Suchtabteilung

Die korrespondierenden Prädiktoren für einen günstigen Verlauf bei *Frauen* waren:
- nicht mehr als ein Suizidversuch
- weniger als 625 g reiner Alkohol pro Woche
- niedrige Werte in Subskala "Forderungen machen" im Unsicherheitsfragebogen
- hohe Werte in Subskala "Anständigkeit" (soziale Überangepaßtheit) im Unsicherheitsfragebogen
- keine bisherigen Behandlungen in einer Suchtabteilung

Die Prädiktoren für Männer und Frauen unterschieden sich somit erheblich. Die Korrelationen einzelner Prädiktoren mit dem Kriterium "Abstinenz" waren gering. Die Prädiktoren wurden in Prognoseindizes, getrennt für Männer und für Frauen, zusammengefaßt. Männer mit schlechter Prognose hatten eine 18-Monats-Abstinenzrate von 31% (Frauen 17%), Männer mit mäßiger Prognose eine 18-Monats-Abstinenzrate von 46% (Frauen 43%) und Männer mit guter Prognose eine 18-Monats-Abstinenzrate von 69% (Frauen 60%).

Folgende, bei Entlassung erhobene Variablen waren Prädiktoren für einen ungünstigen 18-Monats-Verlauf bei Männern:
- Therapieabbruch
- Rückfall in Alkohol während Behandlung
- schlechte oder zweifelhafte klinische Prognose (gestellt durch Therapeut)
- geringes Engagement von Bezugspersonen

Die korrespondierenden Prädiktoren für einen ungünstigen Verlauf über 18 Monate für Frauen waren:
- Therapieabbruch
- niedrige (!) Werte in Beschwerdenliste

Für die bei Aufnahme erfaßten relevanten Prädiktoren betrug die multiple Korrelation[2] der Prädiktoren mit Abstinenz für Männer R = 0,31 und für Frauen R = 0,30. Für die bei Entlassung erhobenen relevanten Prädiktoren betrug die multiple Korrelation dieser Prädiktoren mit Abstinenz für Männer R = 0,40 und für Frauen R = 0,38. Die Korrelation ausgewählter Prädiktoren mit anderen Erfolgskriterien (Arbeitssituation, Arbeitszufriedenheit, Zufriedenheit mit Partnersituation, Beschwerdenliste) lag für Männer zwischen r = 0,36 (Zufriedenheit mit Partnerschaft) und r = 0,64 (Beschwerdenlistenwert bei 18-Monats-Katamnese); für Frauen lagen die Korrelationen zwischen r = 0,13 (Arbeitssituation) und r = 0,62 (Beschwerdenlistenwert bei 18-Monats-Katamnese). Für Kurz-, Mittel- und Langzeittherapie getrennt berechnet, lagen die multiplen Korrelationen zwischen R = 0,34 (Frauen in Langzeitbehandlung) bis R = 0,56 (Frauen in mittelfristiger Behandlung). Junge Patienten bis zum Alter von 24 Jahren hatten im Verlauf eine geringere Abstinenzrate. Patienten, die aufgrund externer Gründe die Therapie abbrachen, hatten eine höhere Abstinenzrate als Patienten, die im Zusammenhang mit ihrer Alkoholabhängigkeit abbrachen. Die Kombination von Rückfall ins Trinken während der Behandlung und vorzeitiger Entlassung aus stationärer Behandlung war ein Prädiktor für einen besonders ungünstigen Verlauf. Die Abstinenzraten für jene Patienten, die zwar nahe daran waren, die Therapie abzubrechen und es aber nicht taten, war nicht geringer als für Patienten, die einen Behandlungsabbruch nicht erwogen hatten. Aussagekräftigere multivariate Analyseverfahren kamen bei der Auswertung dieser umfangreichen Daten bisher leider nicht zur Anwendung, so daß die Ergebnisdarstellungen aus einer Fülle von Einzelergebnissen bestehen, welche für Abhängigkeiten zwischen verschiedenen prognostischen Faktoren nicht adjustiert wurden. Kausalanalytische Modelle böten zudem den Vorteil, nicht nur

---

[2] Aus statistischen Gründen erschiene für die Analyse eines dichotomen (oder polychotomen) Zielkriteriums der Einsatz einer logistischen Regression günstiger.

mehr oder weniger zutreffende Listen von Risikofaktoren zu generieren, sondern auch theoretische Konzeptionen zum Zusammenwirken dieser Faktoren zu prüfen. Erste Ergebnisse zur 4-Jahres-Verlaufsuntersuchung dieser "VDR-Studie", die auch als "Munich Evaluation for Alcoholism Treatment" (MEAT) bezeichnet wurde, wurden von Feuerlein u. Küfner (1989) vorgestellt. Von den erreichten Patienten waren bei der 4-Jahres-Katamnese 46% weiterhin abstinent, 12% gebessert und 42% ungebessert. In den letzten 6 Monaten vor der 4-Jahres-Katamnese waren 66% der Patienten abstinent, 4% gebessert und 30% ungebessert gewesen. Der Anteil der Patienten, die ein kontrolliertes Trinken berichteten, war mit 3% gering (ähnlich wie in der Studie von Vaillant). Nur 21% der Patienten nahmen regelmäßig an Selbsthilfegruppen teil. Die Arbeit ist nicht besonders übersichtlich abgefaßt, so daß sich z.b. Angaben über prognostische Faktoren für den 4-Jahres-Verlauf konkret nur schwer daraus ersehen lassen. Von den Therapieabbrechern waren bei der 4-Jahres-Katamnese nur 23% abstinent (im Vergleich zu 46% für die Gesamtstichprobe). Patienten, die einer erneuten stationären Behandlung im 4-Jahres-Intervall bedurften, waren in den letzten 6 Monaten vor der 4-Jahres-Katmanese seltener abstinent (35%) als Patienten ohne zwischenzeitliche stationäre Behandlung wegen Alkoholismus (73%). 43% der untersuchten Patienten enthielten sich des Gebrauchs jeglicher suchtmachender Stoffe (Alkohol, mißbräuchlich verwendbare Medikamente, Drogen) und 3% weitere Patienten waren zwar hinsichtlich Alkohol, nicht aber hinsichtlich anderer Stoffe abstinent. Bei der 4-Jahres-Katamnese war der Anteil der geschiedenen Patienten von 17,5 auf 24% angewachsen. Bei der 4-Jahres-Katamnese waren 5% der Patienten arbeitslos, was einer Abnahme der Arbeitslosenrate um 8% entspricht. Dabei müßte zur Interpretation allerdings auch die wirtschaftliche Entwicklung berücksichtigt werden. Ein Viertel der Arbeitslosen war bei dem 4-Jahres-Zeitraum durchgängig arbeitslos gewesen. Arbeitslosigkeit war ein Risikofaktor für jene Patienten, die bei der 6-Monats-Katamnese abstinent waren, aber keine Arbeit hatten. Während von diesen, bei der 6-Monats-Katamnese trockenen, doch arbeitslosen Patienten 66% bei der 4-Jahres-Katamnese abstinent waren, waren 85% der bei der 6-Monats-Katamnese abstinenten, nicht arbeitslosen Patienten bei der 4-Jahres-Katamnese trocken. Zu den prognostisch bedeutsamen Faktoren über 4 Jahre wurde von Feuerlein u. Küfner nur kurz, ohne konkrete Angaben, eingegangen. Für Männer seien fast alle für einen kürzeren Katamnesezeitraum gefundenen, prognostisch bedeutsamen Faktoren bestätigt worden, während sich bei Frauen nur 3 der früheren 5 prognostischen Faktoren bestätigten. Feuerlein u. Küfner machten auch Angaben darüber, welche Behandlungsdauer für welchen Patiententyp empfehlenswert ist. Nachdem keine Zufallszuordnung zu kurz-, mittel- und langfristigen Behandlungsprogrammen erfolgte, sind diese Angaben allerdings methodisch zweifelhaft. Wie bereits erwähnt, kann von Studien, in denen keine randomisierte Zuteilung zu speziellen Therapieverfahren (wie z.B. Kurzzeit- versus Langzeittherapie) erfolgte, kein methodisch fundierter Vergleich gemacht werden. So hatten Kern u. Jahreiss (1990) für Kurzzeit- und Langzeitpatienten ein und derselben Suchtfachklinik (Münchwies) unterschiedliche Charakteristika aufgezeigt.

4. Studie von Chick

Chick et al. (1988) führten eine interessante vergleichende Therapiestudie bei Alkoholikern durch. 154 Patienten, die eine Bezugsperson aufwiesen, die bereit war, alle 3

Monate über 2 Jahre kontaktiert zu werden, um über den Verlauf beim Patienten zu berichten, wurden randomisiert einer der folgenden 3 Therapiebedingungen zugeteilt: 1. Einfacher Rat ("Simple Advice") von 5 Minuten Dauer, wobei die Verantwortung für Trinken oder Nichttrinken dem Patienten zugeschrieben wurde, 2. verstärkter Rat ("Amplified Advice") von maximal 5 Minuten Dauer und zusätzlichem Gespräch mit Psychiater von 40 bis 60 Minuten Dauer zur Verbesserung der Motivation des Patienten, 3. erweiterte Behandlung ("Extended Treatment"), die aus verstärktem Rat, dem Angebot zur Entgiftung - soweit indiziert - und dem Angebot einer voll- oder tagklinischen Behandlung von 2 bis 4 Wochen Dauer mit Milieu- und Gruppentherapie bestand. Informationsvermittlung, Training sozialer Fertigkeiten und Rückfallpräventionsmaßnahmen waren in diesem Programm enthalten und die Patienten wurden über die Vorteile von Selbsthilfegruppen (AA) informiert. Disulfiram (Antabus^R) wurde selten verschrieben. Die Erfolgsmessungen erstreckten sich auf körperliche, seelische, soziale und finanzielle Probleme sowie Fragen zu Berufstätigkeit, Konflikt mit dem Gesetz und Partnerschaft. Bezüglich Abstinenz wurden konservative Definitionen verwendet. Der Interviewer bei den Nachuntersuchungen war blind hinsichtlich der Behandlungsbedingung der Patienten. Katamnesedaten lagen für die Kurzbehandlungsgruppe für 87,5% und für die Patienten mit ausgeweiteter Therapie ("Extended Treatment") in 91,6% vor.

Die Ergebnisse des Vergleichs der verschiedenen Behandlungsbedingungen zeigten unter Zugrundelegung der konservativen Kriterien für "frei von Alkoholproblemen" und "vollständige Abstinenz" keinen signifikanten Unterschied zwischen der Gruppe 1 ("Simple Advice") und der Gruppe 3 ("Extended Treatment"). Allerdings zeigten Patienten der Gruppe 3 ("Extended Treatment") eine signifikant größere Besserung hinsichtlich ihres Interaktionsverhaltens mit ihren Familienangehörigen: Sie schlossen sich signifikant häufiger Familienaktivitäten an ($p = 0,027$), zeigten weniger Androhungen von Gewalt ($p = 0,009$), zerbrachen oder beschädigten seltener Gegenstände ($p = 0,028$), zeigten sich weniger eifersüchtig und besitzergreifend ($p = 0,032$) und verursachten weniger Furcht und Angst bei den Kindern ($p = 0,0027$). Auch in einigen Trinkparametern zeigte die Gruppe 3 ("Extended Treatment") Vorteile gegenüber der Gruppe 1 ("Simple Advice"): Patienten der "Extended Treatment"-Gruppe zeigten einen Trend für weniger Trinken von Alkohol in den 7 Tagen vor dem Nachuntersuchungsinterview und hatten weniger häufig 200 g Äthanol (ca. eine Flasche Schnaps) pro Tag für 20 oder mehr Tage im vorausgegangenen Jahr getrunken. Die Zahl der "Increased Abstinence Days" zeigte keinen nennenswerten Unterschied zwischen der "Simple Advice"-Gruppe (67%) und der "Extended Treatment"-Gruppe (73%). Zwischen der "Simple Advice"-Gruppe und der "Amplified Advice"-Gruppe zeigten sich keine signifikanten Unterschiede.

Hervorzuheben ist für diese Studie der kontrollierte Versuchsplan zur Untersuchung der Frage, ob mehr Behandlung auch mehr Auswirkungen zeigt. Wenn man sich in die Lage eines Patienten versetzt, erscheint es allerdings wenig plausibel, daß sich ein Drittel der Patienten ohne Protest dem geringen Behandlungsangebot der "Simple Advice"-Gruppe mit nur 5 Minuten Behandlung zuordnen ließ, zumal wenn der Patient erfuhr, daß andere Patienten eine ausführlichere Behandlung erhielten. Es liegt nahe, anzunehmen, daß ein Teil dieser "kurz abgefertigten" Patienten anderswo Rat und Hilfe suchte. Auch ist zu bedenken, daß im Vergleich zu dieser einmaligen 5-Minuten-Therapie die Nachbefragungen alle 3 Monate über 2 Jahre weit mehr an Zuwendung beinhalteten als die als "Therapie" bezeichnete 5-Minuten-Intervention. Somit ist zu fragen, welche Therapie hier mit welcher verglichen wurde bzw. was eigentlich in dieser Studie als Therapie zu definieren ist. Die Unterschiede im Versuchsplan zwischen den Extremgruppen 1 ("Simple Advice") und 3 ("Extended Treatment") verwischen etwas, wenn man die Nachuntersuchungen als Teilelement der Therapie mit hinzurechnet. Ein weiterer Kritikpunkt betrifft die Tatsache, daß im Versuchsplan in keiner der Gruppen eine zeitlich befristete ambulante Nachbetreuung vorgesehen war (vgl. Gallant 1988). Da Patienten ohne Bezugspersonen ausgeschlossen wurden, sind die Ergebnisse nicht auf die Gesamtgruppe aller Alkoholiker generalisierbar. Dennoch sind die Ergebnisse dieser kontrollierten Therapieevaluationsstudie mit dem Vergleich von "Simple Advice" und "Extended Treatment" bemerkenswert.

5. Untersuchung von Chapman u. Huygens
Chapman u. Huygens (1988) führten eine ebenfalls dreiarmige kontrollierte Therapieevaluationsstudie bei Alkoholikern durch. Die 3 Behandlungsbedingungen waren 1. ein einziges konfrontatives Interview, 2. 6 Wochen ambulante Therapie, 3. 6 Wochen stationäre Therapie. Die Ergebnisse zeigten, daß kein signifikanter Unterschied zwischen den 3 Behandlungsgruppen hinsichtlich Abstinenz oder durchschnittliche tägliche Trinkmenge im weiteren Verlauf zu finden war. In allen 3 Patientengruppen sagten folgende, vor Behandlungsbeginn erfaßte Merkmale ein postives Ergebnis voraus: wenig Arbeitsplatzwechsel ($p < 0,01$), bereits früher einmal erfolgte ambulante Therapie ($p < 0,01$), erste Behandlung wegen Alkoholismus erst mit 45 Jahren oder älter ($p < 0,05$), höheres Nettoeinkommen ($p < 0,05$ nach 18 Monaten), geringere (!) Selbstsicherheit (Assertiveness) in psychologischen Tests ($p < 0,01$), Vorhersage der Patienten selbst, zukünftig nichts zu trinken ($p < 0,05$) und Einstellung der Patienten zugunsten Abstinenz und nicht zugunsten kontrollierten sozialen Trinkens ($p < 0,01$). Auswirkungen auf das soziale Umfeld der Patienten wurden in dieser Studie nicht näher untersucht. Insgesamt zeigte sich für alle untersuchten Patienten eine 80%ige Reduktion der zugeführten Alkoholmenge im weiteren Verlauf.

6. Vier-Jahres-Katamnese stationär behandelter Patienten einer Suchtfachklinik
Jung et al. (1987) untersuchten 491 stationär behandelte alkoholabhängige Patienten, die in der Suchtfachklinik Furt im Wald stationär behandelt und im Jahr 1979 entlassen wurden, zu mehreren Zeitpunkten katamnestisch. Die Patienten wurden 6 Monate, 1 Jahr, 2 Jahre und 4 1/2 Jahre nach Entlassung postalisch befragt. Nach Angaben der Autoren habe sich eine hohe Übereinstimmung zwischen den Ergebnissen der postalischen Befragung und einer zufällig ausgewählten kleineren Vergleichsgruppe persönlich befragter Patienten ergeben. Dennoch kann eine überwiegend postalisch durchgeführte Nachbefragung bei Patienten mit Alkoholproblemen nicht besonders überzeugen. Die Abstinenzraten sanken mit zunehmender Distanz zum Zeitpunkt der Klinikentlassung: bezogen auf die gesamte Stichprobe betrugen sie 6 Monate nach Entlassung 57%, 1 Jahr nach Entlassung 47% sowie 2 bzw. 4 1/2 Jahre nach Entlassung jeweils 41%. Die Rückfallgefahr schien somit 2 Jahre nach Entlassung deutlich abgenommen zu haben. Dieses Ergebnis steht im Widerspruch zu einigen Langzeituntersuchungen (siehe unten). Die Untersuchung von Jung et al. ist rein beschreibend und es fehlt eine Vergleichsgruppe.

1.3.3 Langzeitverlaufsuntersuchungen

In den letzten Jahren erschienen mehrere wichtige Publikationen über den Langzeitverlauf von Alkoholismus. Hier rückt die Frage der Effizienz bestimmter Behandlungsmaßnahmen, die bei Nachuntersuchung lange zurückliegen, in den Hintergrund gegenüber Fragen der beschreibenden Erfassung des langfristigen Verlaufs und der Analyse externer Einflüsse wie z.B. einschneidende Ereignisse, Belastungen oder weitere Behandlungen.

1. Langzeituntersuchung von Vaillant ("The Natural History of Alcoholism")
Vaillant berichtete in seiner 1983 erschienenen Monographie mit dem anspruchsvollen Titel "The Natural History of Alcoholism" über 3 Langzeitstudien. Seine Darstellungen in diesem Buch und weiteren Publikationen (Vaillant 1988) fanden ein weites Echo.

Die *erste Stichprobe* bestand ursprünglich aus 500 Knaben im Alter zwischen 11 und 16 Jahren, die "Reform-Schools" besuchten. Die Stichprobe war im Jahr 1940 von Sheldon und Eleanor Glueck (Harvard Law School) gebildet worden. Aus Schulen in der Innenstadt von Boston gewannen die Gluecks nichtstraffällig gewordene Kontrollpersonen. Dabei handelte es sich hauptsächlich um Kinder aus armen Verhältnissen, die unter ungünstigen Lebensbedingungen aufwuchsen. Im Verlauf sammelten die Gluecks sehr viele Informationen über die Hauptgruppe von straffällig gewordenen Jugendlichen und 456 nicht-straffällig gewordenen Kontrollpersonen. Im weiteren Verlauf der Untersuchung konzentrierte sich das Augenmerk auf diese Kontrollpersonen, die inzwischen im Alter von 25, 31 und 47 Jahren untersucht werden konnten. Daten wurden nicht nur über die Probanden selbst, sondern auch über Eltern, Lehrer und öffentliche Stellen (Schulen, Gericht, Militär) eingeholt, so daß über die Personen dieser Stichprobe sehr detaillierte Daten aus vielfältigen Quellen vorlagen. Vaillant übernahm diese Stichprobe 1974 und führte Erhebungen bei diesen unterprivilegierten ehemaligen Straßenjungen ("Core City Boys") u. a. hinsichtlich ihres Trinkverhaltens fort, so daß eine Zeitspanne von 40 Jahren überblickt werden konnte.

Zweite Stichprobe: 1972 hatte Vaillant das Glück, eine andere bedeutsame Kohorte von mehr als 200 Männern mittleren Alters übernehmen zu können, die erstmals 1938 untersucht wurden, als sie im zweiten Jahr das College an der Harvard University besuchten. Hier handelte es sich um besonders privilegierte Personen, die eine sehr positive Zukunft zu erwarten schien.

Die hinsichtlich ihrer Eingangsvoraussetzungen sehr unterschiedlichen Probanden dieser beiden Stichproben (Jugendliche aus Slums und Studenten einer Eliteuniversität) wurden langfristig und sehr extensiv von Psychiatern, Psychologen, Anthropologen, Internisten, Physiologen und Sozialarbeitern untersucht. Die Ausfallquoten (Attrition) waren bemerkenswert niedrig. Noch nach 40 Jahren konnten 4/5 der Probanden wiedergefunden und interviewt werden. Die wesentlichen Ergebnisse waren wie folgt: Collegeabsolventen der Eliteuniversität waren langfristig eher abstinent, wiesen einen geringeren Anteil an schwerem Trinken auf und hatten meist moderate Trinkgewohnheiten. Dagegen wiesen die ehemaligen Straßenjungen ("Core City Boys") geringe Abstinenzquoten und einen größeren Anteil an starken Trinkern auf. Mehr als 35% der ehemaligen Straßenjungen entwickelten irgendwann über das 40jährige Beobachtungsintervall Alkoholprobleme. Dabei zeigten 34% einen "progressiven Alkoholismus", 33% eine "stabile Abstinenz" und 17% ein "zurück zum asymptomatischen Trinken" sowie 16% einen "atypischen Alkoholismus". Alkoholismus als fortschreitende (progressive) Erkrankung (im Sinne des Jellinek-Verlaufsmodells) fand sich um so eher, je schwerer, häufiger und langfristiger eindeutige Symptome von Alkoholmißbrauch und -abhängigkeit (DSM III) vorlagen. Als "atypische Alkoholiker" definierte Vaillant Personen, die sich zwischen Abstinenz und Trinken ohne Folgesymptombildung bewegten; diese Gruppe der "Heavy Drinkers Under Voluntary Control" zeigte über den Langzeitverlauf (anders als beim 4-Jahres-Verlauf im Rand-Report) eine insgesamt gute Prognose.

Die *dritte Stichprobe* von Vaillant bestand aus 100 Patienten mit Alkoholproblemen, die in einer Suchtfachklinik stationär behandelt worden waren, und über einen Zeitraum von 8 Jahren untersucht wurden. Beim 8-Jahres-Verlauf stationär behandelter Alkoholiker zeigte sich übereinstimmend mit den meisten anderen Untersuchungen zu dieser Thematik eine mit 29% dreifach höhere Mortalität als in der Normalpopulation, wobei jeweils ein Drittel durch Unfall, durch Selbstmord oder direkt als Folge des Alkoholkonsums verstarb. Nach 8 Jahren wurden 29% der Patienten als "stable remission", 23% als "intermittent alcoholism" und 46% als "chronic alcoholism" klassifiziert. Prognostisch günstig war ein mäßiger Abhängigkeitsgrad, prämorbide soziale Stabilität, Nichtvorliegen einer Soziopathie und häufige, regelmäßige Teilnahme an Selbsthilfegruppen. Die nach 8 Jahren abstinenten Alkoholiker waren nach Vaillants Angaben zu 70% ohne Behandlungseinfluß abstinent geworden. Die Betroffenen selbst sahen äußeren Druck oder religiöse Bekehrung als weniger bedeutsam für die Entwicklung von Abstinenz an als die Konfrontation mit Alkoholfolgeerscheinungen, den Einfluß von Selbsthilfegruppen oder den Beginn einer neuen Partnerschaft. Die physische Gesundheit der Abstinenten schien sich nicht wesentlich von der der Personen mit fortschreitendem Alkoholproblem zu unterscheiden, doch dürfte sich dies im weiteren Verlauf über eine längere Zeit als 8 Jahre wohl noch zeigen. Abstinente zeigten eine deutlich bessere psychosoziale Anpassung und eine bessere Befindlichkeit. Besonders in der ersten Zeit der Abstinenz schienen Anpassungskrisen aufzutreten und die Rückfallgefahr war erhöht. 5% der Stichprobe von Vaillant hatten zu einem anscheinend stabilen "nichtsymptomatischen Trinken" gefunden. Diese Gruppe ist im Kontext der Kontroverse um "kontrolliertes Trinken" im Vergleich zu völliger Abstinenz als Therapieziel bedeutsam, wenngleich es sich hier nur um wenige Personen handelte. Vaillant ging von einem Schwellenmodell der Abhängigkeitsentwicklung aus, demzufolge ab einem gewissen "point of no return" die "Plastizität" des Trinkverhaltens verloren geht. Betroffene fanden eher dann zu einem "nichtsymptomatischen Trinken" zurück, wenn sie mit ernsthafteren Folgen des Alkoholmißbrauchs näher konfrontiert waren. Aufgrund seiner Ergebnisse hielt Vaillant kontrolliertes Trinken bei einer sehr kleinen Teilgruppe der Betroffenen für möglich.

Beardslee et al. (1986) aus der Arbeitsgruppe um Vaillant untersuchten im Rahmen einer 40 Jahre umspannenden longitudinalen Untersuchung in Arbeiterklassenfamilien 176 Männer, die mit ein oder zwei schwer trinkenden Elternteilen aufgewachsen waren, und verglichen diese mit 230 Männern, die dieses Entwicklungsrisiko nicht aufwiesen. Die Tatsache, Eltern mit Alkoholismusproblemen zu haben, korrelierte hoch mit späterem Alkoholgebrauch, Alkoholismus, Zeit im Gefängnis, Soziopathie und vorzeitigem Tod bei den heranwachsenden Kindern der Familien, doch zeigte sich keine Korrelation mit erhöhten Arbeitslosenraten, schlechter somatischer Gesundheit und "Ego-Functioning" im Erwachsenenalter.

Vaillants Ergebnisse anhand seiner verschiedenartigen Stichproben stellen einige verbreitete Thesen zum Alkoholismus in Frage.

These 1: Je früher im Krankheitsverlauf die Alkoholprobleme behandelt werden, desto besser der Verlauf. Vaillant kam zu der Folgerung, daß stabile Abstinenz am ehesten bei unbehandelten und schwer alkoholabhängigen Personen eintrat, nämlich erst dann, wenn die subjektive Betroffenheit über die Alkoholfolgen groß genug war, um eine Gegensteuerung auszulösen.

These 2: Spätere Alkoholiker zeichnen sich in ihrer prämorbiden Persönlichkeit bereits durch ein hohes Maß an Selbstunsicherheit aus. Nach Vaillants Ergebnissen fand sich kein wesentlicher Unterschied zwischen der prämorbiden Persönlichkeit von Personen, die später Alkoholiker wurden und jenen, die keine Alkoholiker wurden. Jene, die später Alkoholiker wurden, waren in jüngeren Jahren weniger ängstlich und zeigten mehr Selbstvertrauen. Personen mit Zügen oraler Abhängigkeit in frühen Jahren (Daumenlutschen, impulsives Essen) entwickelten seltener Alkoholprobleme.

These 3: Alkoholiker kommen häufig aus instabilen Familien. Nach Vaillants Ergebnissen war dies nur dann der Fall, wenn die familiäre Instabilität durch einen alkoholkranken Vater oder eine alkoholkranke Mutter verursacht ist. Instabile Familien ohne einen alkoholkranken Elternteil waren mit keinem erhöhten Risiko für die Entwicklung von Alkoholproblemen verbunden. Vaillant folgerte etwas salopp, daß "ein schweres Leben selten ein wesentlicher Grund dafür war, warum jemand alkoholabhängig wurde".

These 4: Es besteht ein engerer Zusammenhang zwischen Alkoholismus und anderen psychiatrischen Auffälligkeiten: Vaillant kam zu einem anderen Ergebnis. Die wesentlichen Prädiktoren für psychische Gesundheit im Alter (soziale Kompetenz in der Knabenzeit, ausreichendes Maß an Wärme in der Kindheit und Nichtvorliegen von emotionalen Problemen in der Kindheit) sagten nicht voraus, ob sich später ein Alkoholismus entwickeln würde. Die 3 Variablen, die späteren Alkoholismus am besten vorhersagten (Vorkommen von Alkoholismus in der Familie, Zugehörigkeit zu bestimmten ethnischen Gruppen (in den USA) und Verhaltensprobleme in der Adoleszenz) hatten keine Vorhersagekraft bezüglich psychischer Gesundheit oder Krankheit in späteren Jahren. Dieses Ergebnis ist interessant, steht aber im Widerspruch zu zahlreichen anderen, anders angelegten Untersuchungen. Beispielsweise scheint eine ausgeprägtere Psychopathologie und Komorbidität mit anderen psychischen Erkrankungen eine ungünstige Prognose für die Behandlungsergebnisse bei Alkoholikern darzustellen (Rounsaville et al. 1987). Vaillant dagegen glaubte nicht an eine Bedeutsamkeit zugrundeliegender Psychopathologie für den Krankheitsverlauf bei Alkoholikern. Seiner Meinung nach führt Trinken zu einer Verschlechterung der Bewältigungsmöglichkeiten und nicht umgekehrt.

These 5: Alkoholismus ist eine ernste, progressiv verlaufende Erkrankung, die unbehandelt schließlich zum Tode führt. Nach Vaillants Ergebnissen werden etwa gleich viel Alkoholiker mit bzw. ohne Therapie trocken und er folgert provokativ, daß Behandlung wahrscheinlich keinen Schaden anrichtete. Hier exponierte Vaillant seine eigenen Meinungen und Vorurteile möglicherweise zu weit und überinterpretierte seine Daten. Bei Betrachtung von Verläufen über 40 bzw. 8 Jahre ist kaum zu erwarten, daß Effekte einer Behandlung, die um viele Jahre oder Jahrzehnte zurücklag, nach so langer Zeit nachweisbar sind, zumal es sich um eine naturalistische und nicht um eine experimentelle Untersuchung handelte. Es erscheint wenig sinnvoll, von dem Modell auszugehen, daß eine einmalige Intervention bei einer vielschichtigen Erkrankung wie Alkoholabhängigkeit viele Jahre und Jahrzehnte erkennbar fortwirke. Sinnvoller erscheint ein Modell, demzufolge mehrfache Interventionen zum richtigen Zeitpunkt, die über viele Jahre verteilt sein können, "dem Zufall zu Hilfe kommen" und dem Patienten Einsichten, Einstellungen und Fertigkeiten vermitteln, die ihn schließlich zu einer stabilen Abstinenz führen können. Belastende Ereignisse und Lebenskrisen stellen auch nach längerfristigem Erreichen von Abstinenz noch ein Rückfallrisiko dar. Was in Vaillants Studie auch nicht berücksichtigt ist, ist das Ausmaß an Leiden, das der Alkoholismus eines Patienten bei seinen Angehörigen (Eltern, Kinder und Partner) anrichten kann.

An Vaillants Studie ist zu kritisieren, daß er die Begriffe "Alkoholismus" und "Alkoholmißbrauch" synonym verwendete. Er stellte die Diagnose "Alkoholismus", wenn 4 von 16 Problemen einer Checkliste vorlagen. 60% seiner Kontrollpersonen hatten zumindest ein alkoholbezogenes Problem und 28% wurden im Verlauf als Alkoholiker klassifiziert. Von seiner Stichprobe der Harvard-Studenten wiesen 13% im Verlauf die in dieser Form gestellte Diagnose "Alkoholismus" nach Vaillant auf. Auch wenn man berücksichtigt, daß die Stichprobe der "Core City Boys" erhöhte Risiken für Alkoholismus aufweist und nicht mit Stichproben aus der Allgemeinbevölkerung vergleichbar ist, liegen die Prävalenzraten für Alkoholismus bei Vaillant sehr hoch. Dies dürfte mit daran liegen, daß seine Kriterien für "Alkoholismus" erheblich weiter waren als z.B. die Kriterien für Alkoholabhängigkeit nach DSM III bzw. DSM III-R. Vaillants Buch enthält einige widersprüchliche Aussagen und ist in seiner methodischen und inhaltlichen Darstellung etwas konfus. Es hat allerdings eine weite Resonanz gefunden, zumal vergleichbare Untersuchungen zum Alkoholismus an so verschiedenartigen Stichproben mit derart langen Verlaufsintervallen sonst nicht vorliegen.

2. Zehn-Jahres-Verlaufsuntersuchung von Edwards et al.
Edwards et al. (Duckitt et al. 1985; Taylor et al. 1986; Edwards et al. 1987; Edwards et al. 1988; Edwards 1989) berichteten über eine 10-Jahres-Verlaufsuntersuchung an 99 Alkoholikern. 18 von 99 Patienten waren nach 10 Jahren verstorben. Die um 2 1/2mal höhere Mortalität der Alkoholiker gegenüber Kontrollpersonen stimmt mit anderen Studien überein. Darüber hinaus hatten 38% der Überlebenden im 10-Jahres-Intervall eine suizidale Handlung ohne Todesfolge aufzuweisen. 68 der 81 nach 10 Jahren noch lebenden Patienten wurden persönlich interviewt. Somit lagen, wenn man die Verstorbenen mit einbezieht, über 87% der ursprünglichen Stichprobe Verlaufsinformationen vor. Von den 68 nachuntersuchten Patienten zeigten 10 Jahre nach Behandlung 40% einen guten Zustand hinsichtlich Trinken in den vorausgegangenen 12 Monaten, 13% einen gemischten Zustand und 47% einen schlechten Zustand. 12 der 27 Patienten mit gutem 10-Jahres-Ergebnis zeigten "Social Drinking". Edwards (1989) führte weiter aus, daß das Ausmaß der Abhängigkeit bei diesen bei der Nachuntersuchung kontrolliert trinkenden Patienten zum Zeitpunkt der früheren Behandlung vergleichsweise gering war, so daß sich das Therapieziel "kontrolliertes Trinken" auf Patienten mit geringem Ausmaß an Abhängigkeit beschränken müßte. Im Verlauf über

die 10 Jahre nahm der Anteil der abstinenten Patienten und der sozialen Trinker kontinuierlich, aber mäßig zu und der Anteil der Patienten mit gravierenderen Abhängigkeitsproblemen ("Troubled Drinkers") ab. 13 der nachuntersuchten 68 Patienten (19%) waren über die gesamten 10 Jahre als "troubled" zu klassifizieren; 3 waren über die 10 Jahre durchgängig abstinent und einer zeigte durchgehend soziales Trinken. Die meisten Patienten schwankten zwischen den Polen "abstinent" und "troubled". Es wurde eine Hauptkomponentenanalyse durchgeführt, die 2 wesentliche Komponenten erbrachte: 1. Dimension: "Good Drinking Outcome and Low Dependency", 2. Dimension: "Good Drinking Outcome and High Dependency". Eine Analyse von Prädiktoren für den Zustand bei 10-Jahres-Untersuchung insgesamt erbrachte wenig Konklusives. Dagegen erbrachten Berechnungen für Prädiktoren bezüglich der beiden Dimensionen der Hauptkomponentenanalyse klarere Ergebnisse zur Vorhersage des Verlaufs. Die erste Dimension "Good Drinking Outcome and Low Dependency" hatte folgende wesentliche Prädiktoren: höherer sozioökonomischer Status bei Beginn, niedriger initialer "Drinking Trouble Score", niedriger Neurotizismus und weniger Gewaltanwendung durch Eltern in der Kindheit. Die wesentlichen Prädiktoren für die zweite Dimension "Good Drinking Outcome and High Dependency" waren hinsichtlich positivem Ergebnis bei Nachuntersuchung: höherer Neurotizismuswert, höhere Wahrscheinlichkeit für Suizidversuch vor Beginn der Behandlung, höherer Extraversionswert, Armut in der Kindheit und Trinken eines Elternteils. Die Prädiktoren der beiden Dimensionen hinsichtlich eines positiven Ergebnisses bei der Nachuntersuchung überlappten fast nicht; lediglich die Prädiktorvariable "Neurotizismus" war in beiden Dimensionen, allerdings mit umgekehrten Vorzeichen, wirksam. Nach Edwards (1989) ist es wenig sinnvoll, den Gesamtzustand hinsichtlich Trinkens als Kriteriumsvariable zu nehmen. Vielmehr müsse zwischen mindestens 2 Dimensionen, wie er sie aufzeigte, unterschieden werden.

3. Zwanzig-Jahres-Verlaufsuntersuchung von Temple u. Leino auf der Basis repräsentativer Bevölkerungsstudien

Die Studie von Temple u. Leino (1989) über den 20-Jahres-Verlauf des Trinkverhaltens bei Männern ist deshalb besonders hervorzuheben, da sie epidemiologisch konzipiert war und sich nicht auf Gruppen behandelter Patienten beschränkte. In der Studie wurden zwei Bevölkerungsstichproben zusammengelegt und die Probanden 20 Jahre nach der ersten Erhebung nachuntersucht. Die erste Stichprobe bestand aus 405 Männern, die bei der ersten Untersuchung im Jahr 1964 mindestens 23 Jahre alt waren; die zweite Stichprobe bestand aus 786 Männern, die bei der ersten Erhebung 1967 im Alter zwischen 21 und 59 Jahren waren. Über 71% der 1964er Stichprobe und 68% der 1967er Stichprobe konnten 20 Jahre später Angaben gewonnen werden (Interview oder Todesbescheinigung). In dieser Studie wurden somit nicht Stichproben von Alkoholikern, sondern Männern aus der Allgemeinbevölkerung untersucht. In beiden Erhebungen wurden neben anderen Angaben auch Informationen zum Trinkverhalten erfragt.

Als Ergebnis zeigte sich eine mäßige, statistisch nicht signifikante Assoziation zwischen Alkoholkonsum und Mortalität. Personen mit hohem Alkoholkonsum hatten eine größere Wahrscheinlichkeit, vorzeitig zu versterben. Der beste Prädiktor für Alkoholkonsum bei der 20-Jahres-Nachuntersuchung war der Alkoholkonsum bei der ersten Erhebung. Im Gegensatz zu methodisch weniger aussagefähigen Querschnittsuntersuchungen war Alter kein Prädiktor für den Alkoholkonsum bei der Nachuntersuchung. Dieses Ergebnis steht im Einklang mit einer ähnlichen Untersuchung von Glynn et al. (1984), die ebenfalls eine Stabilität des mittleren Alkoholkonsums über 9 Jahre fanden.

4. Weitere Langzeitstudien

Längle u. Schied (1990) berichteten über eine 10-Jahres-Verlaufsuntersuchung bei Alkoholikern, die, ähnlich wie die Patienten unserer Stichprobe, in einem stationären Kurzzeitbehandlungsprogramm an einer psychiatrischen Universitätsklinik behandelt wurden. Die Stichprobe bestand aus 27 weiblichen und 69 männlichen Alkoholikern, die 1976 diese kombinierte stationäre und ambulante Alkoholentwöhnungsbehandlung in Tübingen begonnen hatten. Über 94% der Patienten lagen Verlaufsergebnisse vor. Für die 10-Jahres-Katamnese ergab sich für die noch lebenden Patienten eine Abstinenzrate von 51%; gebessert waren 7%, weiterhin trinkend 15% und bei weiteren 5 Patienten war das Trinkverhalten unbekannt. Auch hier scheint zu gelten: "Die Zeit heilt". Lanzeitkatamnesen zeigen insgesamt höhere Abstinenzquoten als kurzzeitigere Katamnesen. Auf der anderen Seite ist aber auch die hohe, weit überdurchschnittliche Sterblichkeitsrate bei Langzeitkatamnesen zu beachten.

Lesch (1985) u. Lesch et al. (1988) führten bei 444 Alkoholikern eine längerfristige Verlaufsuntersuchung durch (Intervall 4 bis 7 Jahre). Lesch entwickelte auf der Basis dieser Verlaufsergebnisse eine Unterteilung von Alkoholismus in 4 (Verlaufs-) Typen:

Typ 1: Optimaler Verlauf, absolute Abstinenz. Kein Nachweis "präalkoholischer Merkmale". Möglicherweise Vorliegen einer "gewissen Organschwäche". Auch kann die toxische Wirkung des Alkohols selbst zu entsprechenden Symptomen führen. Soziale Anpassung besteht über lange Zeit des Patienten und kann aufgrund von somatischen und/oder psychiatrischen Symptomen auffällig werden. Lesch sieht für diese Gruppe eine "Überempfindlichkeit gegen Alkohol".

Typ 2: Guter Verlauf, auch bei kontrolliertem Trinken. Deutliche "präalkoholische Merkmale" (Beziehung zu den Eltern, Rollenverteilung, Entwicklung des Patienten). Passive Einstellung und Qualität der Partnerschaft dieser Gruppe eher als Symptom denn als ursächliches Merkmal aufzufassen. Alkoholkonsum kann als Versuch der "Selbstbehandlung" verstanden werden, der allerdings Symptome nach sich ziehen kann. Psychotherapeutische Behandlung und "alternatives Therapieziel" aussichtsreich. Aufgrund von persönlichkeitsnahen Merkmalen und Familienstruktur relativ homogene Gruppe.

Typ 3: Wechselnder Verlauf. Inhomogenere Gruppe, die neben Alkoholproblematik soziale Auffälligkeiten aufweist. Diese heterogene Untergruppe entspricht am ehesten der bisher verwendeten Alkoholismusdiagnose.

Typ 4: Schlechter Verlauf. Bis dato nicht beeinflußbar. Problemfälle für Behandlungseinrichtung: Aufweisen typischer präalkoholischer Merkmale (Störung des affektiven Klimas im Elternhaus, kindliche zerebrale Schädigung, kindliche Verhaltensstörungen). Einsatz des Alkohols als "Medikament" zur Verringerung der Symptome ihrer Entwicklungsstörung, schwere Beeinträchtigungen in allen Bereichen teils als Folge des Alkoholkonsums, teils aufgrund präalkoholischer Schädigungen.

Die Validität dieser von Lesch vorgeschlagenen Klassifikation wäre in künftigen weiteren Verlaufsuntersuchungen zu überprüfen. Der konzeptuelle Ansatz steht in der Kraepelin'schen Tradition. Ähnlich wie Kraepelin seinerzeit aufgrund unterschiedlicher Verläufe die "Dementia präcox" von anderen Psychosen abgrenzte, sollen anhand des Verlaufes verschiedene, nosologisch unterschiedliche Gruppierungen von Alkoholismus herausgearbeitet werden.

Von De Soto et al. (1989) sowie von Cross et al. (1990) wurden ebenfalls Langzeituntersuchungen durchgeführt. Cross et al. untersuchten 200 männliche und weibliche Alkoholiker, die 1973/74 in einer Suchteinrichtung stationär behandelt worden waren, 10 Jahre später wieder. Für 80% der Patienten konnten 10 Jahre nach Behandlung Informationen beschafft werden (postalische Befragung mittels Fragebogen). Von den nachuntersuchten Patienten berichteten 61% eine "vollständige oder stabile Remission" ihrer Alkoholsymptomatik über einen Zeitraum von mindestens 3 Jahren vor der Nachbefragung. 84% hatten entsprechend dem Fragebogenergebnis einen "stabilen psychosozialen Status". Die Remissionsrate war bei den Verstorbenen vor ihrem Tode erheblich geringer als bei den zum Zeitpunkt der Nachuntersuchung noch lebenden Patienten. Die Teilnahme an Selbsthilfegruppen (AA) war mit vergleichsweise hohen Remissionsraten verbunden. Die Teilnahme an Selbsthilfegruppen setzte weitgehend voraus, daß ein Patient sein Alkoholproblem vor sich selbst und anderen nicht mehr verleugnet und daß er motiviert ist, etwas gegen sein Alkoholproblem zu tun. Durch eine Behandlung kann nach Meinung der Autoren die Krankheitsverleugnung ab- und Motivation aufgebaut werden, so daß Entgiftung, medizinische Behandlung und Entwöhnungsbehandlung eine Brücke zu Selbsthilfeorganisationen wie AA und anderen Möglichkeiten der Nachsorge aufbauen kann.

1.3.4 Prädiktion des zukünftigen Verlaufes

Inzwischen gibt es eine beträchtliche Anzahl von Verlaufsstudien bei Alkoholikern, in denen Prädiktorvariablen hinsichtlich ihres Vorhersagewertes für den zukünftigen Verlauf untersucht wurden. Zumeist wurden demographische und soziale Faktoren, Alkoholkonsum und die Inanspruchnahme medizinischer Dienste als Prädiktorvariablen verwendet, so daß sie entsprechend häufig als Prädiktor aufscheinen (Ogborne, 1978). Daneben wurden auch Persönlichkeitsvariablen, allgemeine Psychopathologie und in seltenen Fällen auch andere Faktoren wie z.B. innere Vereinsamung, partnerschaftliche Probleme und das familiäre Klima als Prädiktoren untersucht. Tabelle 1 gibt eine Übersicht über Aussagen ausgewählter Studien zur Prädiktion des Verlaufs von Alkoholismus. Kritisch ist zu bemerken, daß zumeist eine Variable bezüglich des Alkoholkonsums bzw. Alkoholabstinenz zum Zeitpunkt der Nachuntersuchung als Kriteriumsvariable verwendet wurde. Edwards (1989) argumentierte auf der Basis seiner Ergebnisse, daß es sich hier um eine heterogene Variable handle und sinnvollere Kriteriumsvariablen verwendet werden müßten. Er selbst hatte - wie oben berichtet - aufgrund einer Hauptkomponentenanalyse 2 wesentliche Faktoren identifiziert, die miteinander kaum überlappten und die als Zielkriterium sinnvoller waren als die Gesamtremissionsrate oder dergleichen.

Sannibale et al. (1989) berichteten über eine 1-Jahres-Nachuntersuchung bei 96 australischen, jungen, männlichen Problemtrinkern. Prädiktiv für Problemtrinken bei Katamnese waren hohe Werte in Indizes für Problemtrinken bei Behandlungsbeginn. Die besten (bei Behandlungsbeginn erhobenen) Prädiktoren für "Client Functioning" bei der Nachuntersuchung waren Variablen bezüglich alkoholbezogener Probleme (Unfälle, Gefängnisaufenthalte, "Hangovers" und morgendliches Trinken).

Burling et al. (1989) untersuchten 81 stationär behandelte Patienten mit Drogen- und Alkoholabusus bei Aufnahme, Entlassung und 6 Monate nach Entlassung. Ein niedriges Ausmaß an "Self-Efficacy" im Sinne von Bandura bei Aufnahme war assoziiert mit längerer Behandlungsdauer und besserem Zustand bei Entlassung. 6 Monate nach Entlassung hatten abstinente Patienten bei Aufnahme etwas niedrigere "Self-Efficacy-Werte" als rückfällige und zeigten einen besonders hohen Zuwachs in "Self-Efficacy" während der Behandlung. Das Ausmaß an "Self-Efficacy" bei Ende der Behandlung stand in keinem Zusammenhang mit dem Katamnese-Ergebnis. Die Autoren folgern, daß ein niedriges Ausmaß an "Self-Efficacy" unter speziellen Bedingungen eine Prädiktorvariable für positiven Verlauf darstellen kann.

In einer neueren Untersuchung von Shaw et al. (1990) wurden 112 sozial benachteiligte und hochgradig abhängige Alkoholiker über 4 Wochen stationär behandelt (92 Männer, 20 Frauen). 104 Patienten dieser Stichprobe von konsekutiven stationären Aufnahmen wurden nach 6 Monaten und 91 Patienten nach einem Jahr nachuntersucht. Während der ersten 6 Monate waren 37% abstinent oder tranken auf kontrollierte Weise. Während des zweiten 6-Monats-Zeitraums nach Therapieende waren 53% entweder abstinent oder sie tranken kontrolliert. Kognitive Beeinträchtigung war der wichtigste Prädiktor für den Verlauf. Weitere Ergebnisse aus Studien zu Verlaufsprädiktoren sind in Tabelle 1 dargestellt.

Viele der vorliegenden Verlaufs- und Therapieevaluationsstudien befaßten sich ausschließlich mit Männern, nachdem diese das Hauptklientel für Suchtbehandlungseinrichtungen stellen. Einige wenige Untersuchungen befassen sich ausschließlich mit dem Verlauf von Alkoholismus bei Frauen. Watzl (1986) und Watzl u. Rist (1987) untersuchten 176 alkoholabhängige Frauen, die in einem psychiatrischen Landeskrankenhaus an einem dreimonatigen stationären Behandlungsprogramm teilnahmen. In allen verwendeten Skalen zur Erfassung von Depressivität und körperlichen Beschwerden zeigten sich, besonders in den ersten Behandlungswochen, deutliche Veränderungen bei Nachuntersuchungen. Abstinente Patientinnen hatten im Verlauf der Behandlung ausgeprägtere Besserungen ihres Zustandes erfahren als später rückfällige Frauen. Die bei Nachuntersuchung abstinenten Frauen zeigten im Gegensatz zu später rückfälligen Frauen auch weiterhin positive Veränderungen.

Sanchez-Craig et al. (1989) untersuchten 90 Problemtrinker (52 Männer und 38 Frauen). Die Behandlung bestand aus 3 verschiedenen kürzeren Interventionen auf kognitiv-verhaltenstherapeutischer Basis. 3, 6 und 12 Monate nach Therapieende fanden sich keine signifikanten Unterschiede zwischen den 3 Behandlungsbedingungen ("Guidelines": bestehend aus 3 Sitzungen Rat und Anleitung, "Manual": bestehend aus 3 Sitzungen mit Instruktionen über Selbsthilfe und Anleitung zur schrittweisen Erreichung von Abstinenz oder kontrolliertem Trinken, "Therapist": 6 oder mehr Sitzungen mit Anleitungen zur Selbsthilfe). Bei Verwendung von mäßigem Trinken als Erfolgskriterium hatten Frauen bei der 6-Monats- und der 1-Jahres-Katamnese ein gün-

Tab. 1. Übersicht über Ergebnisse zur Prädiktion des Verlaufs bei Alkoholismus [nach Akerlund et al. (1988) modifiziert und ergänzt]

Erstautor (Jahr)	Patientenzahl (Nachuntersuchungsintervall)	Behandlung	Prädiktorvariablen erfaßte Bereiche	signifikante positive Prädiktoren	"Outcome"- Kriterium
Amor (1978)	591 (18 Monate)	Rand Report I: NIAAA Behandlungszentren	- sozialer Bereich	- soziale Stabilität - hoher sozioökonomischer Status	Remissionsrate
			- Trinkanamnese	---	
			- Schweregrad des Alkoholismus	- weniger ausgeprägte Symptomatik	
Moos (1978)	505 (6 Monate, 2 Jahre)	4 verschiedenartige Behandlungseinrichtungen (stationär)	- sozialer Bereich - Zustand bei Behandlungsende - Beteiligung an Nachsorgemaßnahmen	- soziodemographische Merkmale - "Post-Treatment" Merkmale ---	Alkoholkonsum Zustand bei Katamnese
Kammeier (1979)	525/766 (12 Monate)	30 - 35 Tage stationäre Behandlung	- soziodemographisch	- soziale Stabilität - weniger alkoholbezogene Hospitalisierungen bzw. Haft a)	- Trinkrate und "Personal Functioning"
			- "Drinking History"	---	
			- Persönlichkeit (2 MMPI-Skalen)	- weniger Impulsivität und mehr Angst	
Freedberg (1981)	260 Berufstätige (12 Monate)	multimodales Verhaltenstherapieprogramm 3 Wochen stationär	- soziodemographische Merkmale - Arbeitsleistung	--- ---	- Trinkverhalten
			- "Interpersonal and Psychological Functioning"	---	

Autor (Jahr)	Stichprobe	Behandlung	Variablen	Ergebnisse	Erfolgskriterium
McLellan (1981)	131 Männer, davon 39 % Neger (6 Monate)	Entgiftung + 43 Tage stationäre Entwöhnung (AA + strukturierte therapeutische Gemeinschaft)	- Psychopathologie (Angst, Depression, suizidale Tendenzen, Denkstörungen, kognitive Konfusion)	- niedriger Gesamtscore für Schweregrad	- "Addiction Severity Index" (medizinisch, legal, Familie, Mißbrauch, Beruf, psychologische Probleme)
O'Leary (1981)	78 Kriegsveteranen (Männer, niedrige Mittelklasse) (6 - 9 Monate)	5 Wochen stationäre Behandlung + 6 bis 9 Monate ambulant	- psycholog. Status: Feldabhängigkeit	---	- Behandlungsabbruch
Griggs (1981)	33 (2 Monate)	2 Wochen stationäre Entgiftung	- soziodemographisch - beruflicher Status	--- ---	- Trinkverhalten
Zivich (1981)	102 Männer, davon 56 % Neger, 85 % arbeitslos, 60 % allein lebend	stationäre Milieu- und Gruppentherapie	- psychiatrisch, forensisch, medizinisch und Trinkanamnese - Persönlichkeitssubtypen (16 PF und PRF)	- weniger vorausgehende Behandlungen a) Rangordnung: 1. Kein spezieller Pers.Typus 2. Obsessive-kompulsive, passiv abhängig, obsessiv abhängig und impulsiv 3. Aggressiv und gemischt 4. Schizoid	- Alkoholkonsum
Eckardt (1982)	72 Männer (8 Monate)	21 Tage stationäre Behandlung in VA Hospital	- Höhe des Alkoholkonsums	- niedriger Konsum in jüngerer Zeit - längere Anamnese von Alkoholmißbrauch	- Alkoholkonsum

Fortsetzung Tab. 1

Erstautor (Jahr)	Patientenzahl (Nachuntersuchungsintervall)	Behandlung	Prädiktorvariablen erfaßte Bereiche	signifikante positive Prädiktoren	"Outcome"-Kriterium
Conley (1983)	2.163, davon 68 % Männer 1.122 nachuntersucht (12 Monate)	stationäre Entwöhnungsbehandlung, Hazelden Foundation (wie Kammeier 1979)	MMPI: Neurotizismus, "Klassik", Psychopathie, schizoform A und B, neurotisch-klassisch integriert, "low profiles" und unklassifiziert	- *Für Trinken*: Neurotizismus besser und Psychopathie schlechter bei Frauen - *Für Beziehung*: Neurotizismus günstiger	- Ausmaß des Trinkens, - Beziehungen - Arbeitsleistung - Emotionen - Rehospitalisierung
McLellan (1983)	460 Kriegsveteranen (6 Monate)	stationäre Behandlung 6 VA Medical Centers in USA	- Psychopathologie (ASI psychiatrischer Schweregrad)	- niedrigerer psychiatrischer Schweregrad	"Addiction Severity Index" (medizinisch, Mißbrauch, Arbeit, legal, Familie und Psychiater)
Vaillant (1983)	100 Männer (8 Jahre)	stationäre Behandlung (Beratung, Gruppe, Information, AA-Gruppen)	- soziale Stabilität und Anpassung (Arbeit, stabiles Zuhause, verheiratet, nicht alleine lebend, keine schweren emotionalen oder körperlichen Beeinträchtigungen)	- *Für Trinken*: günstigerer Familienstand und Arbeitssituation, weniger bisherige Entgiftungen und Festnahmen wegen Trunkenheit - *Für soziale Stabilität*: bessere soziale Stabilität	- Alkoholkonsum "Drinking Status" - soziale Stabilität und Anpassung
Polich (1981)	982 Männer (4 Jahre)	Rand-Report II: 24 NIAAA-Behandlungszentren in USA	- soziodemographisch - Trinken vor Aufnahme	- Alter über 40 Jahre - hoher sozioökonomischer Status - hohe soziale Stabilität - fehlende oder niedrige Abhängigkeit von Alkohol - frühere Behandlungen vor Aufnahme	- Fehlen von Problemen - Abstinenz

			- Behandlung	- ambulante Behandlung - hohe Behandlungsintensität - ambulante Behandlung und hohe Behandlungsintensität	- "Lack of Serious Incidence"

Küfner (1989)	VDR-Studie an 21 Behandlungsein-richtungen in BRD	1.410 (6 Monate und 18 Monate)	- Wohnsituation - Partnerschaft - berufliche Tätigkeit - Suizidversuch - Alkoholkonsum - frühere Behandlungen	*Für Männer:* - Zusammenleben mit Ehepartner - Wohnort > 100.000 Einwohner - nur eine Arbeitsstelle in 2 Jahren - nicht arbeitslos - Besitz von Wohneigentum - nicht in Heim lebend und nicht obdachlos - kein Arbeitsplatzverlust wegen Alkohol - kein Suizidversuch - keine frühere Entwöhnungs-behandlung *Für Frauen:* - höchstens ein Suizidversuch - < 625 g Alkohol/Woche - niedrige Werte in Skala "Fordern können" und hohe Werte in Skala "Anständigkeit" (= soziale Überangepaßtheit) in Un-sicherheitsfragebogen - keine frühere Entwöhnungs-behandlung	Alkoholkonsum

Fortsetzung Tab. 1

Erstautor (Jahr)	Patientenzahl (Nachuntersuchungsintervall)	Behandlung	Prädiktorvariablen erfaßte Bereiche	signifikante positive Prädiktoren	"Outcome"-Kriterium
Fichter	100 (6 Monate, 18 Monate)	Multimodale stationäre und ambulante Therapie	Univariate Testung - soziodemographische Merkmale	---	Trinkverhalten (6 bzw. 18 Monate)
			- Persönlichkeit	---	Trinkverhalten (6 bzw. 18 Monate)
			- psychiatrische Symptome	- weniger Symptome bei Aufnahme	Trinkverhalten (6 Monate)
			- Therapiemotivation	- Skala "Compliance u. Zuversicht"	Trinkverhalten (18 Monate)
			- Alkoholprobleme	- geringere MALT-F-Werte	Trinkverhalten (6 Monate)
			- Elternhaus und Kindheit	- besseres Klima zwischen Eltern	Trinkverhalten (6 u. 18 Monate)
			- eigene Familie mit Kindern	- eigene Kinder im Jugendalter	Trinkverhalten (6 u. 18 Monate)
			- therapeutisches Klima	---	Trinkverhalten (6 bzw. 18 Monate)
			- Selbsthilfe (SH)	- mehr Teilnahme an SH-Gruppen	Trinkverhalten (18 Monate)
			- systematische Einbeziehung von Angehörigen in Therapie (A)	---	stationäre Inanspruchnahme (18 Monate)
			- Familienklima CFI	---	Trinkverhalten (6 bzw. 18 Monate)
			- Familienklima EzP	---	Trinkverhalten (6 bzw. 18 Monate)
			- Familienklima PFB	---	Trinkverhalten (6 bzw. 18 Monate)

Multivariate Testung

- biographische Merkmale	- Klima Elternhaus	Trinkverhalten (6 Monate)
- soziale Unterstützung	- eigene Kinder im Jugendalter	Trinkverhalten (6 Monate)
- Persönlichkeitsmerkmale	- Freunde und soziale Kontakte	Trinkverhalten (6 Monate)
- Gesundheitszustand (Aufnahme)	---	Trinkverhalten (6 Monate)
	- medizinische Symptome (Aufnahme)	
	- MALT-F	Trinkverhalten (6 Monate)
- Prognoseurteil	- Prognoseurteil (Therapeut)	Trinkverhalten (6 Monate)
- Prognoseurteil	- Prognoseurteil (Therapeut)	Trinkstatus (18 Monate)
- Motivation	- Motivation	Trinkstatus (18 Monate)
- soziale Unterstützung	- eigene Kinder im Jugendalter	Trinkstatus (18 Monate)
- biographische Merkmale	- Selbsthilfegruppenteilnahme	Trinkstatus (18 Monate)
- Symptomatik	- Klima Elternhaus	Trinkstatus (18 Monate)
	---	Trinkstatus (18 Monate)
- Familienklima (Cox Regressionsmodell)	- CFI "Critical Comments"	Abstinenz über 18 Monate

39

stigeres Ergebnis als Männer. Die Autoren vermuteten, daß das Ergebnis darauf beruhte, daß Frauen Selbstinstruktionsverfahren zur Verringerung des Risikos eines sozialen Stigmas bevorzugten und Frauen mehr Erfahrung in der Kontrolle von Verhaltensexzessen (z.B. Überessen) aufwiesen. Dieses Ergebnis von Sanchez-Craig für das Kriterium "mäßiges Trinken" ist im Einklang mit Ergebnissen anderer Studien, die Kurzinterventionen verwendeten (Miller u. Joyce 1979; Robertson et al. 1986). Unter Zugrundelegung eines "Problem Free Status" waren die für Frauen günstigeren Behandlungsergebnisse bei der 3-Monats-Katamnese nicht mehr und bei der 1-Jahres-Katamnese teilweise vorhanden. Die Stichprobe bestand aus Probanden, die aufgrund von Anzeigen für die Teilnahme an der Untersuchung gewonnen wurden, so daß Ergebnisse nicht ohne weiteres auf andere Personen mit Alkoholproblemen übertragen werden können.

Insgesamt sind die berichteten Ergebnisse über die Prognose von Alkoholismus bei Männern im Vergleich zu Frauen uneinheitlich. Studien, die eine günstigere Prognose für Frauen im Vergleich zu Männern aufzeigten, sind die von Davis (1957), Fox u. Smith (1959), Dahlgren (1975) sowie Ruggles et al. (1977). Dagegen beobachteten Hoff u. McKeown (1953) und Glatt (1982) eine für Männer im Vergleich zu Frauen bessere Prognose. Blake (1967), Ritson (1968), Gillis et al. (1969), Fitzgerald et al. (1971), Blaney et al. (1975), Edwards et al. (1977) und McLachlan (1978) fanden keinen Unterschied und sahen im Geschlecht keinen Prädiktor für die Prognose von Alkoholismus.

1.4 Einfluß des sozialen Umfeldes auf den Verlauf von Alkoholismus

Während einer Behandlung unterliegt ein Patient vielfältigen Einflüssen. Viele Beschreibungen von Behandlungen vermitteln den Eindruck, als lebe der Patient fast ausschließlich im Einflußfeld des Behandlungsteams und des expliziten therapeutischen Programmes der Therapieentwicklung. Simultane Einflüsse aus der sozialen Umwelt des Patienten werden dabei nicht selten in hohem Maße vernachlässigt. Dabei dürften die Umstände, die einen Patienten eine Behandlung beginnen lassen, für Behandlungsablauf und -ergebnisse eine sehr wichtige Rolle spielen. Es bleibt nicht ohne Bedeutung, ob der Vorgesetzte auf den Patienten Druck macht, bald wieder an der Arbeitsstelle zu erscheinen, ob die Erkrankung vor Nachbarn und Bekannten vertuscht werden soll, was Partner und Familienangehörige von einer Behandlung halten, ob eine intimere Beziehung zu einer Mitpatientin eingegangen wird und was ein Patient in Selbsthilfegruppen über Sinn und Unsinn von ambulanten oder stationären Therapien erfährt. Abbildung 5 zeigt ein Diagramm dieser Zusammenhänge. Dabei ist der Patient nicht als passives Objekt zu sehen, sondern auch er steht in Interaktion mit den genannten Bereichen. Er kann dem Therapeuten sagen, wenn er sich von ihm unverstanden fühlt, kann Kritik am Therapieprogramm äußern, und er kann mit Hilfen oder Druck aus dem sozialen Umfeld auf verschiedenartige Weise umgehen. Auch das soziale Umfeld des Patienten und die therapeutische Institution stehen in mehr oder weniger enger Interaktion. So veranlaßt der Arzt die Krankschreibung, die dem Arbeitgeber vorzulegen ist, und der Therapeut spricht persönlich oder telefonisch mit Angehö-

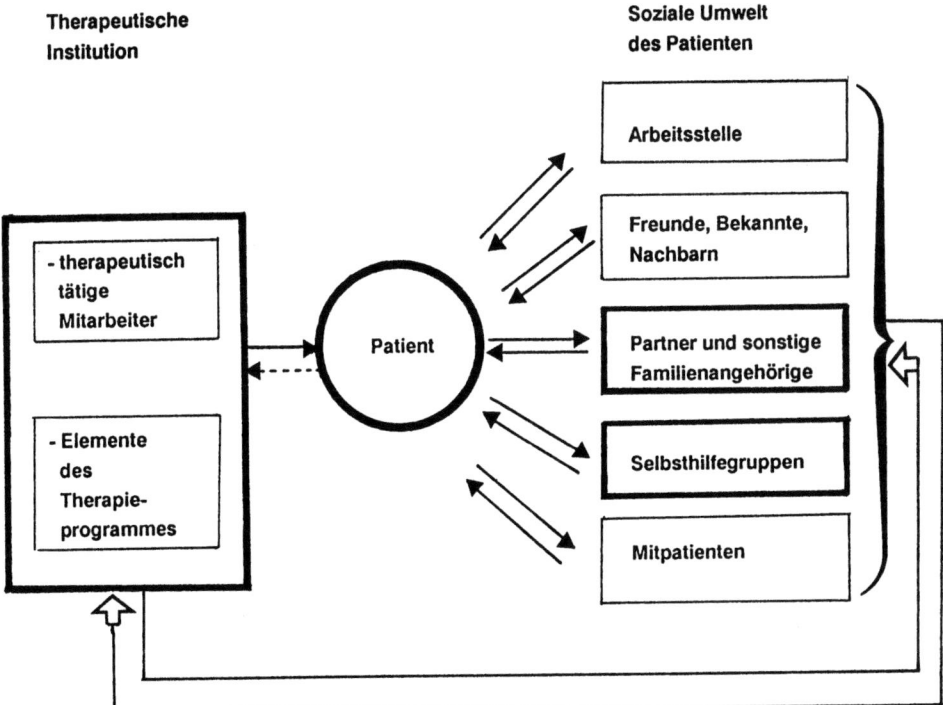

Abb. 5. Einflußfelder für den Patienten

rigen des Patienten und steht mit Selbsthilfegruppen, zu deren Teilnahme er den Patienten veranlaßt, in Kontakt. In diesem Buch und in unserer Therapieevaluationsstudie wird ein besonderer Schwerpunkt auf die Interaktionen zwischen therapeutischer Institution, Patient und Angehörigem gelegt.

Amann et al. (1988) untersuchten 60 Alkoholiker und 30 Kontrollpersonen auf Unterschiede in ihrem sozialen Netzwerk und hinsichtlich des Ausmaßes und der Struktur der erhaltenen und gegebenen sozialen Unterstützung (materiell, informationsbezogen, emotional). Bei Alkoholikern fanden sie kleinere, sich im wesentlichen auf Familienmitglieder begrenzende Netzwerke und ein geringeres Ausmaß an sozialer Unterstützung.

Nach Paolino u. McCrady (1977) leiden in den USA durchschnittlich 5 Bezugspersonen an den Folgen der Sucht eines einzigen Alkoholikers. Die Auswirkungen des Alkoholismus auf Angehörige sind wissenschaftlich relativ wenig untersucht worden und fanden erst in den letzten Jahren etwas mehr Beachtung. Das Verhalten eines Alkoholikers als Folge übermäßigen Alkoholkonsums kann die Interaktionen mit dem Partner und anderen Angehörigen schwer beeinträchtigen und belasten und das Beziehungsgleichgewicht empfindlich stören. Alkoholismus kann eine eskalierende Krise in einer Familie nach sich ziehen, kann die Familie finanziell schwer belasten, kann sexuelle Beeinträchtigungen mit sich bringen, kann die Interaktionen zwischen Partnern komplizieren, und kann die Arbeitssicherheit und die Sicherheit, einen Arbeitsplatz zu halten, bedrohen. Alkoholismus kann - besonders bei Intoxikation - bei Angehörigen zu Körperschäden durch Gewalttätigkeit führen, kann Angehörige (besonders Kinder infolge Vernachlässigung der elterlichen Pflichten und Verantwortung) schädigen und kann durch das Versagen, Verantwortung für die Familie und sich selbst zu übernehmen, das Familiensystem schwer beeinträchtigen (Jackson 1954; Bailey et al. 1962; Orford et al. 1977). Andererseits kann das Verhalten der Angehörigen und Reaktion auf das Alkoholproblem des Patienten (Koalkoholismus) auch dazu beitragen, die Alkoholprobleme zu perpetuieren.

Obgleich sich die Heiratsquote bei Alkoholikern von der der Durchschnittsbevölkerung nicht wesentlich unterscheidet, haben Alkoholiker eine vier- bis achtmal höhere Trennungs- und Scheidungsrate (vgl. Paolino et al. 1978). Außerdem gibt es empirische Belege dafür, daß fortgesetzter schwerer Alkoholmißbrauch auch trotz Behandlung positiv mit späteren Eheproblemen korreliert. Andererseits können bestehende Partnerprobleme auch zur Entwicklung späteren Alkoholismus beitragen (vgl. Polich et al. 1980).

Feuerlein (1967) untersuchte in Bayern 84 Alkoholiker, die eine Ehe eingegangen waren, und fand eine Scheidungsrate von 33% (damalige Scheidungsrate in Bayern 17%). Köster et al. (1978) berichteten für eine rheinländischen Stichprobe, daß nur bei der Hälfte der ehemals Verheirateten die erste Ehe noch weiterhin bestand. Wenn man bedenkt, daß die Scheidung meist erst am Ende einer jahrelangen Entwicklung mit Ehestreitigkeiten und Auseinandersetzungen erfolgt, die zu einem beträchtlichen Teil als Folge des Alkoholproblems gesehen werden können, wird das Ausmaß an sozialem Leiden für Alkoholiker, aber besonders auch für deren Partner und Kinder deutlicher. Der Alkoholiker selbst kann mit der Scheidung in einen Teufelskreis von Kränkung, Vereinsamung und weiterem Verfall in den Alkoholismus geraten. Die unschuldigsten Opfer sind die Kinder, die infolge der Familiendesintegration und eventuellen Gewalttätigkeiten unter Alkoholeinfluß bei einem Elternteil vermehrt Erziehungsprobleme, psychosomatische Beschwerden und Leistungsversagen aufweisen (Wilson u. Nagoshi 1988).

O'Farrell (1989) gab eine Übersicht über sexuelle Funktionsstörungen bei männlichen Alkoholikern und berichtete eigene Ergebnisse. In Deutschland untersuchte Fahrner (1990) 116 Partnerinnen von stationär behandelten Männern wegen Alkoholabhängigkeit mittels Fragebogen bezüglich sexueller, partnerschaftlicher und psychosozialer Probleme. 41% der befragten Frauen hatten ihre Partner schon mit einer Alkoholproblematik kennengelernt. Knapp die Hälfte der Frauen fühlte sich zum Zeitpunkt der Befragung, zu dem die überwiegende Zahl der Männer abstinent lebte, für die Abstinenz verantwortlich. Über die Hälfte der Frauen beschrieb ihre Partnerschaft als glücklich. Andererseits schätzten 37% der Frauen ihre eigene Sexualität als problematisch ein; ein knappes Drittel der Frauen zeigte Libidomangel und mehr als ein Drittel der Frauen gaben an, nie oder selten einen Orgasmus zu erleben.

Längerfristige Verlaufsuntersuchungen kamen zu eher pessimistischen Einschätzungen des Verlaufs von Alkoholabhängigkeit. In den 70er und 80er Jahren dieses Jahrhunderts war sowohl in der Therapiegestaltung als auch in der wissenschaftlichen Konzeptionsbildung ein zunehmendes Interesse zu verzeichnen, Variablen der sozialen Umwelt stärker mit einzubeziehen (vgl. zusammenfassende Darstellungen bei

Scott 1970; Krimmel 1973; Ablon 1976; Janzen 1977; Paolino u. McCrady 1977; Kaufman u. Kaufmann 1979; Steinglass u. Robertson 1983; Orford 1984; Kaufman 1985; McCrady 1986; Villiez 1986; Longabaugh 1988; Bennet 1989; Jacobs u. Seilhamer 1989; Jacobs u. Wolin 1989).

1.4.1 Konzepte über Familieninteraktion und Alkoholismus

Folgende Konzepte zum Thema "Familieninteraktion und Alkoholismus" sind zu nennen:

1. In den 30er Jahren wurde, aufbauend auf psychoanalytische Konzepte, die *"Hypothese der gestörten Persönlichkeit"* entwickelt, welche Alkoholismus beim Mann auf der Basis neurotischer Konflikte beim Partner zu erklären versuchte. Eine Variation dieser These ist die "Dekompensationshypothese", die besagt, daß der Partner eines Alkoholikers dekompensieren wird, wenn der Alkoholiker erfolgreich trocken wird. Diese Thesen erwiesen sich als übersimplifizierend und konnten, auch wenn sie im Einzelfall gelegentlich zutreffen mögen, empirisch nicht belegt werden.

2. In den 50er Jahren wurde von Jackson (1954, 1956) die *soziologische Streßtheorie* für die Entstehung von Alkoholismus entwickelt. Danach hat die Alkoholkrankheit einer Person Auswirkungen auch noch auf andere Familienmitglieder; der Alkoholismus erzwingt eine Umdefinition der Rollen in der Familie, wobei der Partner zur Bewältigung (Coping) des unverantwortlichen Verhaltens des alkoholischen Familienmitgliedes die Verantwortung und Kontrolle übernimmt. Jackson beschrieb diesen Bewältigungsprozeß in 7 Stadien, beginnend mit der Verleugnung des Alkoholproblems durch alle Familienmitglieder über das Stadium der Versuche der Reorganisation der Rollen in der Familie, der Trennung vom alkoholischen Partner, der Reorganisation eines Partial-Familiensystems bis hin (im Falle einer erfolgreichen Behandlung) zur Reorganisation der kompletten Familie als ein trockenes System.

3. *Systemtheorie der Familieninteraktion:* In den 70er Jahren wurde die Perspektive von der Betrachtung des einzelnen Individuums auf das gesamte Familiensystem erweitert. Die Einheit der Betrachtung ist hier nicht das einzelne Familienmitglied, sondern das gesamte System der Familie, welches nach Homöostase strebt. Nach dieser Theorie wird das Alkoholtrinken als ein für das Ziel der Familienhomöostase adaptives und protektives Symptom gesehen. Die einzelnen Familienmitglieder sind untereinander funktional interdependent. Die Systemtheorie verläßt das Denken linearer Kausalität und führt zu dem Konzept der Multikausalität. Wichtige empirische Arbeiten über Alkoholismus und Familie aus systemtheoretischer Sicht wurden von Steinglass et al. (1971) durchgeführt.

Das Modell ist auch hilfreich für Betrachtungen über Generationen hinweg; so kann beispielsweise eine (nichttrinkende) Mutter ihren Sohn dazu bringen, die vom Vater vernachlässigten Verantwortungen zu übernehmen; dies kann den Sohn in offenen Wettbewerb mit dem Vater hinsichtlich des Verhaltens und gegebenenfalls auch des Trinkens bringen. Ein anderes Beispiel für diese Betrachtung wäre die Herausbildung der Überzeugung bei der Tochter eines Alkoholikers, daß sie selbst vom Vater gegenüber der Mutter vorgezogen wird und daß der Vater nicht trinken würde, wenn die Mutter ihm mehr Liebe schenken würde; sie kann zu der generalisierten Überzeugung kommen, schwache Männer mit Liebe heilen zu können, und wird dann dazu neigen, ebenfalls eine Paarbindung mit einem Alkoholiker einzugehen und damit letztlich das ihr vertraute Muster ihrer Eltern zu reproduzieren. Aus der Systemtheorie ergaben sich interessante und sehr plausible Ergebnisse, doch wurden methodische Schwächen des Ansatzes kritisiert: Janzen (1977) analysierte 24 familienzentrierte Untersuchungen; keine erfüllte alle 4 von ihm aufgestellten methodischen Kriterien (randomisierte Patientenzuordnung, Vorliegen einer Kontrollgruppe, Spezifikation der Patientencharakteristika und ausreichende Maße von Verhaltensänderungen auf verschiedenen Ebenen).

4. *Soziale Lerntheorie:* Diese auf Lerntheorien (besonders der Theorie des operanten Lernens) basierende Theorie vermag ein anpassungsfähiges Modell für das Verständnis und die Behandlung von Alkoholabhängigkeit zu geben. Die starke und kurzfristig positiv verstärkende Wirkung von Alkohol ist allseits bekannt. In einer funktionalen Analyse werden Auslösereize (diskriminative Stimuli, z.B. Angst, dem Partner einen Fehler einzugestehen), das resultierende Verhalten (Reaktion, z.B. das Trinken von Alkohol) und die Konsequenzen des Verhaltens (vorübergehende Erleichterung) unterschieden. Bei allen Suchterkrankungen finden wir das Paradigma sofortiger positiver Konsequenzen durch die unmittelbare Suchtmittelwirkung (welche das Verhalten unmittelbar verstärken) und langfristiger negativer Konsequenzen, wie z.B. Verlust des Arbeitsplatzes oder Trennung vom Partner, welche durch die sehr lange Zeitverzögerung keine wesentliche Verstärkerwirkung haben.

Nach der sozialen Lerntheorie haben Alkoholiker und ihre Partner nicht selten unzureichende Fertigkeiten der interpersonellen Kommunikation und mangelnde Problemlösefertigkeiten. Dazu liegen auch empirische Anhaltspunkte vor, wie z.B. die Verwendung eines indirekten Kommunikationsstils: Paare vermeiden in experimentellen Spielsituationen die Übernahme von Verantwortung (Gorad et al. 1971), zeigen eine Häufung feindseliger Äußerungen und koersiver verbaler Interaktionsmuster, verbunden mit Drohungen und Nörgelei (Billings et al. 1979), zeigen häufigere Streitigkeiten, weniger Familienzusammenhang, weniger Ausdruck von Gefühlen, weniger gemeinsame Freizeitinteressen und weniger Übereinstimmung in Familienangelegenheiten (Moos et al. 1979). Orford et al. (1981) sowie Moos u. Moos (1984) zeigten, daß ein hohes Maß an Feindseligkeit und koersive Interaktionsmuster einen besonders schlechten Krankheitsverlauf vorhersagten. Vermutlich sind die kurz skizzierten Interaktionsstile allerdings nicht spezifisch für Familien mit einem alkoholkranken Mitglied (Kaufman u. Pattison 1982).

Die Systemtheorie und die soziale Lerntheorie, welche nicht im Widerspruch zueinander stehen, sondern sich ergänzen, können eine für die Praxis wichtige und hilfreiche Basis zur Behandlungsplanung sein. Auch wenn zur systemischen (Familien-) Therapie bisher kaum selektionsfreie empirische Ergebnisse vorliegen, so ist doch das kombinierte Modell der Systemtheorie und der sozialen Lerntheorie flexibel genug, um neue wissenschaftliche Ergebnisse einschließen zu können; es läßt sich mit genügender Explizitheit ausformulieren, um eine empirische Validierung zu ermöglichen, und es kann hilfreich in der praktischen Therapieplanung sein.

1.4.2 Desintegrationsgrad des Familiensystems

Die Familie ist ein komplexes System, welches in das noch komplexere soziale System einer Gemeinde und einer Gesellschaft mit ihren Institutionen, Werten und Sanktionen eingebettet ist. Der Therapeut von Alkoholikern und ihren Familien sollte diese Komplexität sehen und vereinfachende Typologien vermeiden. Bei der Beurteilung von Alkoholkonsum oder Alkoholproblemen sollten u. a. folgende Fragen berücksichtigt werden: 1. Um welches Stadium der Abhängigkeitsentwicklung (z.b. "trockenes" oder "nasses" Familiensystem) handelt es sich? 2. Welche ethnischen Bedingungen liegen vor? Beispielsweise ist der Alkoholkonsum und die Familienstruktur in mediterranen Ländern anders als in Skandinavien oder bei amerikanischen Indianern. 3. Welchen Geschlechts ist der von Alkoholproblemen Betroffene? Das Erscheinungsbild des Frauenalkoholismus ist meist anders als das Trinken beim Mann. Frauen zeigen mehr noch als Männer heimliches Trinken und Trinken aus Einsamkeit und Leere, und sie zeigen wesentlich höhere Raten für Alkoholismus und affektive Erkrankungen in ihren Herkunftsfamilien (Winokur u. Clayton 1968; Sandermaier 1980). Nach Kaufman u. Pattison (1982 a) werden (vereinfachend) folgende Typen von Familiensystemen mit alkoholischem Mitglied unterschieden.

1. "Funktionales Familiensystem": Bei diesem System liegen keine wesentlichen neurotischen Konflikte vor. Schwerwiegende Lebensereignisse oder besonders schwere chronische Belastungen führen zum erhöhten Alkoholkonsum des Familienmitgliedes. Wenngleich die Symptomatik zum Zeitpunkt der Präsentation beim Arzt recht schwer sein kann (z.b. schwerste Intoxikation), ist die Behandlung bei Erhaltensein sozialer Strukturen einfach im Vergleich zur neurotisch verstrickten Familie. Gleichwohl können Defizite in den sozialen Fertigkeiten vorliegen, deren Behebung in die Therapieplanung mit einzubeziehen ist.

2. Die neurotisch verstrickte Familie: Dieses Familiensystem ist charakterisiert durch neurotische Konflikte der einzelnen Familienmitglieder, Verstrickung (Enmeshment) der einzelnen Familienmitglieder miteinander und dysfunktionale Interaktionen. Es findet sich meist eine indirekte Kommunikation (über einen Dritten), Überreaktion auf das (Trink-) Verhalten eines Familienmitgliedes, ein hohes Ausmaß an Konkurrenzstreben und oft endlose Streitigkeiten über Schuldfragen. Koalitionen erfolgen zwischen dem "trockenen" Partner und anderen Familienmitgliedern (z.B. Kinder), welche das alkoholabhängige Familienmitglied von den übrigen Mitgliedern entfremden und auf Distanz bringen.

Vieles wurde über diesen Familientyp geschrieben und unangebrachterweise auf alle Familien mit einem alkoholabhängigen Mitglied generalisiert. Das Reaktionsmuster des nicht-alkoholischen Partners wurde auch als "Koalkoholismus" bezeichnet. Für diesen speziellen Fall mag bei individueller Betrachtung die Theorie der gestörten Persönlichkeit (s. o.) im gewissen Sinne zutreffend sein. Der koalkoholische Partner fühlt sich verantwortlich auch für den Alkoholkranken, übernimmt die Verantwortung und Kontrolle, schwankt zwischen liebevoller Überfürsorglichkeit und Feindseligkeit und wird Opfer eigener Schuldgefühle und Kontrollbedürfnisse. Der von Alkohol und Partner Abhängige schützt durch seine Existenz als solche den koalkoholischen Partner vor Ängsten und dem Gefühl der eigenen Unzulänglichkeit. Das Konzept des Koalkoholismus kann insofern hilfreich sein, als es die Rolle der Hauptbezugsperson des Alkoholabhängigen und seine Schwächen beleuchtet. Als einziges Erklärungsmodell für Entstehung der Alkoholabhängigkeit ist es ganz offensichtlich zu einseitig. Bei einem tatsächlich schwer verstrickten Familiensystem sind Maßnahmen, die allein auf den Alkoholkranken abzielen, oft von kurzer Dauer; die Einbeziehung relevanter Familienmitglieder und Restrukturierung der familiären Beziehungsmuster können wesentlich für einen langfristigen Therapieerfolg sein (Fichter u. Postpischil 1985).

3. In einem desintegrierten Familiensystem ist die räumliche Einheit der Familie verlorengegangen oder hat nie bestanden. Der Alkoholabhängige hat mit wechselnden Personen ohne soziale Bindung ("Saufkumpanen") Umgang. In solchen Fällen wird die Therapie zumindest anfangs ausschließlich auf den Patienten ausgerichtet sein. Er muß lernen, die Verantwortung für sein Verhalten selbst zu übernehmen und die Schuld nicht anderen zuzuweisen. Selbsthilfegruppen können hier helfen, ein unterstützendes soziales Netz (Support-System) zu schaffen. Nach Erreichung einer, zumindest temporären Alkoholabstinenz wird meist eine berufliche Rehabilitation erforderlich sein.

Bei Alkoholabhängigen in desintegrierten Familiensystemen finden sich sehr häufig schwerwiegende Mängel in sozialen Fertigkeiten, die in Rollenspielübungen bearbeitet werden können. In einem stufenweisen Programm werden Abstinenz, Übernahme von Verantwortung sowie Verbesserung sozialer Fertigkeiten und des Problemlöseverhaltens in der Therapie realisiert, so daß schließlich auch frühere familiäre Beziehungen wieder aufgegriffen werden können, und sei es nur zum besseren Vollzug der Trennung und um alte Wunden zu heilen.

1.4.3 Empirische Ergebnisse zum Thema Alkoholismus und Familieninteraktion

1.4.3.1 Studien zum Interaktionsverhalten und zur Systemtheorie

Hersen et al. (1973) beschrieben die erste empirische Studie über das tatsächliche verbale und nicht-verbale Interaktionsverhalten bei Paaren mit einem Alkoholiker. Analysen von Videoaufzeichnungen ergaben, daß Partnerinnen ihre Ehemänner (n = 4) während Konversationen, die mit dem Trinken im Zusammenhang standen, mehr anblickten als bei anderen Themen. Die Autoren folgerten, daß das Verhalten des Partners durch vermehrte Zuwendung zur Aufrechterhaltung des Trinkverhaltens beitragen kann.

Besondere Wichtigkeit kommt auch einer größeren Serie von Untersuchungen von Steinglass et al. zu. Über viele Jahre hatte die Autorengruppe Interaktionsprozesse zwischen Alkoholikern und ihren nahen Angehörigen erfaßt. Steinglass entwickelte auf der Basis der allgemeinen Systemtheorie Konzeptionen über mißbräuchliches Trinken. Homöostase für das System Familie, reziproke Kausalität (statt Unikausalität) und zirkuläre Rückmeldungsprozesse waren die wesentlichen systemtheoretischen Konzepte, die von Steinglass et al. zur Deskription und als erklärende Prinzipien zum Verständnis von Familiensystemen mit einem Alkoholiker verwendet wurden. Steinglass (1979) beschrieb Beobachtungen bei Ehepaaren unter Bedingungen experimentellen Trinkens in stationärem Rahmen. Später wurden Familien unter verschiedenen Umweltbedingungen untersucht: im Labor, zu Hause und bei Gruppensitzungen mit mehreren Familien ("Multiple Family Groups") (Steinglass u. Robertson 1983). In einem vorläufigen systemtheoretischen Modell zum Alkoholismus nahm Steinglass aufgrund seiner Beobachtungen an, daß Alkoholmißbrauch verschiedene Funktionen erfüllen kann. Alkoholmißbrauch kann ein Signal oder Zeichen darstellen, daß ein Individuum innerhalb des Familiensystems bedeutsamem inneren Streß ausgesetzt ist; diese Funktion tritt bereits in frühen Stadien der Entwicklung zum Alkoholismus zutage. Wenn Alkoholtrinken schon mehr zur Gewohnheit geworden ist, kann das Trinken selbst zur Aufrechterhaltung und Stabilisierung des Familiensystems beitragen. Der konkrete Effekt des Trinkens und seiner Folgen kann von Paar zu Paar sehr unterschiedlich sein: Trinken kann in einem Fall die kontrollierte Freisetzung aggressiver Impulse und in einem anderen Fall die Klarstellung der Dominanzmuster des Paares fördern. Als Endergebnis sah Steinglass in allen Fällen eine Stabilisierung des dyadischen Systems im systemtheoretischen Sinn. Bei detaillierter (Video-) Beobachtung von Paaren mit einem oder zwei Alkoholikern unter stationären, klinikähnlichen Bedingungen über eine Woche zeigte sich, daß das Verhalten unter Alkoholintoxikation ausgeprägter und überschwenglicher, aber auch eingeengter als im nüchternen Zustand war. Steinglass sah hierin seine früheren Eindrücke bestätigt, daß Alkoholintoxikation die Regularität und Rigidität von Interaktionen erhöht. Erhebliche Unterschiede wurden beobachtet zwischen Interaktionsmustern im nüchternen und im intoxikierten Stadium. Steinglass sah darin wichtige adaptive Funktionen des Trinkens für die Dyade der Partner. Somit schien das durch Intoxikation induzierte Verhalten bestimmte Aspekte der Partnerschaft zu potenzieren oder zu hemmen, welche faktisch Spannungen durch temporäre Lösungen einer Konfliktsituation reduzierten.

In späteren Arbeiten entwickelte Steinglass ein "Alcohol-Maintenance-Modell" (Steinglass et al. 1977; Steinglass 1980). Diesem liegt folgender Gedankengang zugrunde: Nachdem Alkohol Spannungen und momentane Probleme kurzfristig und vorübergehend löst, geht damit auch eine vorübergehende Stabilisierung des Familiensystems einher. Somit stabilisieren in einer Anfangsphase Interaktionen in mehr oder weniger intoxikiertem Zustand ein instabiles Interaktionssystem. Der Alkoholkonsum unterhält in Familien bestimmte Interaktionsmuster, welche ihrerseits den Alkoholismus perpetuieren.

In seinem lebensgeschichtlichen Modell des Alkoholismus (Steinglass 1980) ging Steinglass auf makroskopischer Ebene über seine bisherigen Modelle hinaus. Er unterschied darin die 3 wesentlichen Phasen: Abstinenzphase ("Dry"), Trinkphase ("Wet") und Übergangsphase ("Transitional"), welche sich im Einzelfall in unterschiedlicher Länge und Frequenz über die Dekaden der Entwicklung abwechseln. Das lebensgeschichtliche Modell schließt das früher von Steinglass entworfene "Maintenance-Modell" mit ein und geht darüber hinaus: innerhalb einer Trinkphase bestehen Interaktionen im "trockenen" und im intoxikierten Zustand, in denen jeweils unterschiedliche Interaktionsmuster bestehen. Die Trinkphase wird durch die insgesamt kurzzeitig verstärkende Wirkung der Interaktionen im intoxikierten Zustand perpetuiert bis schließlich doch eine Übergangsphase oder Abstinenzphase folgt. Wesentlich für das Modell ist die entwicklungsgeschichtliche Betrachtung, die Steinglass zu der Beobachtung führte, daß Familiensysteme mit einem Alkoholiker in ihrer Entwicklung die sonst übliche Differenzierung und Herausbildung einer größeren Komplexität vermissen lassen. Verzerrung (Distorsion) und Einengung (Konstriktion) von natürlichem Wachstum und

Entwicklung einer Familie stellt danach die wesentliche Langzeitlimitierung alkoholischer Familiensysteme dar. Steinglass (1979) versuchte, dieses Konzept in einer Studie mit 31 Familien mit Alkoholikern empirisch zu belegen. Jede Familie wurde 9mal über 4 Stunden in ihren Interaktionen in ihrer natürlichen Umgebung zu Hause auf der Basis der "Home Oberservation Assessment-Methode" (HOAM) beobachtet und die Beobachtungen aufgezeichnet. Familien mit einem aktiven Trinker ("Stable Wet") zeigten eine Tendenz, sich auf verschiedene Räume des Hauses zu verteilen und nur dann direkt miteinander in Interaktion zu treten, wenn ein bestimmter Anlaß dazu vorlag. Stabile trockene Familien zeigten eine andere Form von Entscheidungsprozessen, brachten Emotionen eher zum Ausdruck, unterschiedliche Meinungen wurden häufiger geäußert. Familien im Übergangsstadium ("Transitional Families") zeigten ein hohes Ausmaß an physischer Nähe, was "ihnen das Erscheinungsbild eines Zusammengluckens für Wärme und Schutz gibt" (S. 582); auch waren sie bei der Lösung von Aufgaben und im Ausdruck von Affekt eingeengt. In einer getrennt davon erfolgenden strukturierten Problemlösungsaufgabe waren abstinente Familien kohesiver und zeigten mehr Zusammengehörigkeit, Übereinstimmung und Solidarität ("High Coordination"). Im Vergleich dazu waren Familien mit einem Trinker wenig kohesiv und jeder handelte in relativer Unabhängigkeit vom anderen ("Low Coordination").

Die zahlreichen Arbeiten von Steinglass et al. führten die systemische Betrachtung in die Alkoholismusforschung ein und waren hypothesengenerierend und innovativ. Die Arbeiten von Steinglass waren richtungsweisend für künftige wissenschaftliche Untersuchungen, doch weisen sie in ihrem empirischen Extrakt erhebliche methodische Schwächen auf. Die von Steinglass entwickelten Hypothesen und Modelle wurden von ihm und seiner Arbeitsgruppe nur unzureichend empirisch belegt. Viele seiner Studien basieren auf sehr kleinen und hochselektierten Stichproben von "alkoholischen Familien" und versäumten es, Kontrollgruppen Gesunder einzubeziehen. Mögliche Störvariablen, wie z.B. Komorbidität mit anderen psychischen Erkrankungen bei Proband oder Ehepartner, wurden nur unzureichend kontrolliert. Die Datenbasis für die Kodierung von Interaktionen basierte in seinen früheren Studien nur auf zusammengefaßten klinischen Impressionen. Auch die Reliabilität und Validität der "Home Observation Assessment Methode" (HOAM) wäre noch zu belegen. Die künftigen Jahre werden zeigen, was von dem Werk von Steinglass et al. Bestand hat. Gute klinische Beobachtungen können von sehr wichtiger Bedeutung für die Konzeptbildung und die Entwicklung von Strategien zur empirischen Konzeptüberprüfung sein. Ein Beispiel dafür bei einem anderen Störungsbereich stellen die klinischen Beobachtungen und Konzeptbildungen der wenig orthodoxen Psychoanalytikerin Hilde Bruch über Eßstörungen dar, die für spätere empirische Forschungen grundlegend waren (Bruch 1973).

In mehreren neueren empirischen Untersuchungen zum Einfluß von Alkoholkonsum auf das Interaktionsverhalten in Familien oder zwischen Partnern wurden u. a. einige der von Steinglass aufgestellten Hypothesen überprüft (Willings et al. 1979; Jacob et al. 1981; Frankenstein et al. 1985; Jacob u. Leonard 1988; Jacob et al. im Druck sowie Jacob u. Krahn im Druck). Die Studien bedienten sich Videoaufzeichnungen, standardisierter Interaktionssituationen und spezieller, methodisch differenzierter Verfahren zur Kodierung der Interaktionen. Versuchsbedingungen und Stichprobenfestlegungen wurden zunehmend stringent gehandhabt wie z.B. in der Untersuchung von Frankenstein et al., die im wesentlichen eine These von Steinglass bestätigte, daß - zumindest in einer anfänglichen Phase - der Konsum von Alkohol durch seine positiven Auswirkungen auf Interaktionen in Familien verstärkt und perpetuiert wird. Jacob u. Leonard fanden zwischen stetigen Trinkern und ihren Partnern einerseits und episodischen Trinkern und ihren Partnern andererseits geringfügige Unterschiede im "trockenen" Zustand. In der Trinksituation allerdings fand sich bei stetigen Trinkern ein höherer, bei episodischen Trinkern ein erniedrigter Ausdruck von Negativismus. Außerdem zeigten stetige Trinker im alkoholisierten Zustand ein effektiveres Problemlöseverhalten, während dieses bei episodischen Trinkern und ihren Partnern unter Alkoholeinfluß beeinträchtigt war. Die Ergebnisse sind somit auch im Einklang mit dem Modell adaptiver Konsequenzen von Steinglass; dies besagt, daß Alkoholkonsum das Problemlöseverhalten als eine wesentliche Funktion zur Erhaltung des Familiensystems bei stetigen Trinkern verbessert. Episodische Trinker zeigten dagegen unter Alkohol mehr koersive Kontrollmechanismen gegenüber dem Partner und sie vermieden es, durch aggressiveres und feindseliges Verhalten während des Trinkens die vorgegebenen Konflikte mit dem Partner anzugehen und zu lösen.

Auch wenn in den letzten ein bis zwei Dekaden beträchtliche Fortschritte in der Interaktionsforschung zu Alkoholikern und ihren Angehörigen zu verzeichnen sind, befindet sich dieser Forschungszweig noch in einem relativ frühen Stadium. Es bedarf weiterer Hypothesen und übergreifender Theorien sowie sukzessiver empirischer Überprüfung. Bis dato mangelt es auch an Untersuchungen über Aktionsmuster in Familien mit einem weiblichen Alkoholiker sowie dazu, wie Alkoholkonsum und damit zusammenhängende Interaktionen in der Familie die Kinder von Alkoholikern betreffen, verändern und in ihrer Entwicklung beeinflussen.

In einer partnerschaftsdiagnostischen Studie fand dieselbe Arbeitsgruppe (O'Farrell u. Birchler 1985) bei Paaren männlicher Alkoholiker weitgehend die gleichen Interaktionsmerkmale wie bei anderen Paaren mit Partnerkonflikten (Instabilität der Beziehung, Ausmaß der erwünschten Veränderungen und Ausmaß des (unzureichenden) positiven Interaktionsstiles). Interessanterweise wurden Hypothesen über spezifische Interaktionsprobleme/-stile (Machtkämpfe, Muster weiblicher Dominanz, Vermeidung von Verantwortung durch den Mann mit Alkoholproblemen und Beeinträchtigung in der (interpersonellen) Wahrnehmung bei den Partnerinnen) nicht bestätigt. Dies spricht dafür, die bei anderen (schizophrenen und depressiven) Patienten und ihren Angehörigen beobachteten Interaktionsstile, wie sie im "Camberwell Family Interview" (CFI) gemessen werden (vgl. Vaughn u. Leff 1976 b), als unspezifisch für eine spezielle Diagnosegruppe zu betrachten und auch bei Alkoholikern und ihren Angehörigen hinsichtlich ihrer Prävalenz und prädiktiven Valenz zu untersuchen (s.u.).

Moberg et al. (1982) fanden, daß 3 Monate nach Therapieende mäßig trinkende Alkoholiker zwar nach 9 Monaten eine hohe Rückfallquote aufwiesen, sie aber in den meisten Merkmalen Abstinenten ähnlicher waren als destruktiv trinkenden Alkoholikern. Folgende Variablen wiesen in dieser Untersuchung auf einen günstigen Verlauf hin: Bestehen von sozialer Unterstützung (bestehende Ehe, Einbezug der Familie in die Terapie, Besuch von Selbsthilfegruppen) und Engagement des Arbeitgebers für die Therapie des Patienten. Nach Moos u. Moos (1984) zeigten Familien rückfälliger Alkoholiker bei einer 2-Jahres-Katamnese weniger Übereinstimmung hinsichtlich der familiären Umwelt, mehr Streitigkeiten und veränderte funktionale Rollen.

Jacob u. Seilhamer (1989) stellten eine Diskrepanz zwischen Theorie und empirischen Belegen zur Literatur über Alkoholismus und Familieninteraktion fest. Sie kritisierten, daß nur wenige empirische Studien vorliegen, Replikationen fehlen würden und es an systematischen Forschungsprogrammen dazu mangelt. In einigen neueren Untersuchungen konnte gezeigt werden, daß Interaktionen in Familien mit einem Alkoholiker von Interaktionen in nichtalkoholischen Familien unterschieden werden können.

Hazelrigg et al. (1987) analysierten 20 publizierte kontrollierte Studien zur Familientherapie verschiedenster Patientengruppen. Ein wesentliches Einschlußkriterium für ihre Analyse war, daß eine Kontroll- oder Vergleichsgruppe vorlag. In diesem ersten Versuch einer integrierten statistischen Analyse wissenschaftlicher Arbeiten zur Wirksamkeit von Familientherapie kamen die Autoren zu folgendem Schluß: Im Vergleich zu unbehandelten Kontrollgruppen und behandelten Vergleichsgruppen hat die Familientherapie positive Effekte hinsichtlich Familieninteraktion und Verhaltensbeurteilungen. Verlaufsuntersuchungen dazu ergaben, daß ingesamt zwei positive Auswirkungen fortbestanden, diese aber im Ausmaß abnahmen und mehr Varianz zwischen den Studien bestand. Die Autoren forderten, daß zukünftige Forschungen sich darauf konzentrieren sollten, Therapievergleichsstudien mit definierten Patientenstichproben und mit einer detaillierteren Beschreibung des familientherapeutischen Vorgehens durchzuführen. Unsere hier dargestellte Untersuchung ist ein kleiner Beitrag zu diesem Ziel.

1.4.3.2 Interventionen bei Partnern und Familien von Alkoholikern

McCrady (1989) folgerte in einem Übersichtsreferat über Ergebnisse von Behandlungsprogrammen für Alkoholiker unter Einbeziehung von Familienangehörigen, daß trotz der weit verbreiteten Popularität dieses Behandlungsansatzes ein Mangel an gut kontrollierten Forschungsarbeiten besteht, daß alle von ihr referierten Arbeiten Paartherapie und nicht Familientherapie evaluierten, und daß eine Diskrepanz zwischen der relativ weit verbreiteten Anwendung familienbezogener Therapieverfahren bei Alkoholikern und der geringen empirischen Basis für dieses Vorgehen besteht. Auch in Anbetracht der nicht unbeträchtlichen Chronizität von Alkoholabhängigkeit und den damit verbundenen, zum Teil sehr hohen Rückfallquoten bei Alkoholikern nach ambulanter oder stationärer Behandlung lag es nahe, Konzepte für eine systematische Einbeziehung des sozialen Umfeldes zu entwickeln, um auf diese Weise die Behandlungseffektivität kurz- und langfristig zu verbessern. Dieser Ansatz wird gestützt von Befunden der Arbeitsgruppe um Moos (Finney et al. 1980), wonach 31 bis 59% der erklärten Varianz für das Trinkverhalten 2 Jahre nach einer Behandlung auf die soziale Umwelt des Patienten nach Behandlungsende ("Post Treatment Environment") entfällt. Welte et al. (1981) fanden als Ergebnis einer multizentrischen Katamnese bei Alkoholikern, daß eine längere Behandlungsdauer nur für Patienten mit instabilen Umweltbedingungen, nicht aber für Patienten mit stabilen Umweltbedingungen zu besseren Ergebnissen bei der Katamnese führte. Im vergangenen Jahrzehnt wurde die Einbeziehung von Angehörigen in vielen Behandlungseinrichtungen für Alkoholiker als "Baustein" in das Behandlungsprogramm mit aufgenommen. Auch wenn dieser Ansatz inhaltlich sehr plausibel ist, sind die empirischen Belege für eine Erhöhung der Behandlungseffizienz kurz- und langfristig durch Einbeziehung des sozialen Umfelds (speziell des Partners bzw. Partnerin) bis dato sehr mager. Es besteht hierzu ein hoher Bedarf an kontrollierten empirischen Untersuchungen.

Einen bemerkenswerten Ansatz dazu hat Azrin entwickelt und evaluiert (Azrin 1976; Azrin et al. 1982). Sein "Comprehensive Community Reinforcement Approach" sah spezielle Maßnahmen bezüglich Arbeitsplatz, Familie, sozialer Situation und Freizeitverhalten vor und beinhaltete ein "Buddy-System", demzufolge ein Freund oder naher Angehöriger des Patienten diesem als "Kumpel" ("Buddy") zur Seite gestellt wurde, um ihm Stütze und Hilfe zu sein. Dem Ansatz lag eine verhaltenstherapeutische Konzeption zugrunde. Patienten wurden den Behandlungsgruppen randomisiert zugeteilt. Bei der 6-Monats-Katamnese zeigte die Experimentalgruppe erheblich bessere Ergebnisse als eine Kontrollgruppe, die auf traditionelle Weise stationär behandelt worden war. Patienten der Experimentalgruppe zeigten bessere Ergebnisse hinsichtlich des Trinkstatus, der Arbeitslosigkeit, der zu Hause verbrachten Zeit und der außerhalb von Institutionen verbrachten Zeit. Diese eindrucksvollen Ergebnissen bedürften der Replikation. In einer späteren Untersuchung verglichen Azrin et al. (1982) 3 Behandlungsbedingungen: 1. Disulfiram(Antabus^R)-Verschreibung für den Patienten, 2. Disulfiramverschreibung plus Disulfiramkontrakt zwischen Angehörigem und Patient und 3. Disulfiramverschreibung plus Disulfiramkontrakt zwischen Angehörigem und Patient plus "Comprehensive Community Reinforcement Program". Die Ergebnisse zeigten, daß die Behandlung mit Disulfiram und ein zusätzlicher Antabusvertrag mit einem Angehörigen (in der Regel Ehepartner) bei verheirateten Alkoholikern zur Erzielung völliger Abstinenz über einen Zeitraum von 6 Monaten ausreichte. Für Unverheiratete erwies sich diese Behandlung als unzureichend und das Gesamtpaket (Disulfiram plus Disulfiramvertrag plus "Community Reinforcement Program") zeigte sich in den Ergebnissen deutlich überlegen. Die beiden Untersuchungen von Azrin et al. zeigten, wie in sukzessiver Weise differentielle Indikationen für spezielle Subgruppen herausgearbeitet werden können.

Barbara McCrady et al. (1982, 1986) führten, auf Azrins Ergebnissen aufbauend, eine experimentelle Therapieevaluationsuntersuchung bei Alkoholikern durch. Die Patientenstichprobe war heterogen, indem sie über Zeitungsannoncen, Kontakte mit Einrichtungen in der Gemeinde und über eine psychiatrische Klinik gewonnen wurden. Aufnahmekriterien waren: Ein Alter zwischen 21 und 60 Jahren, der Patient mußte verheiratet sein, die Ehefrau mußte bereit sein, an der Behandlung teilzunehmen, das Trinkproblem mußte für mindestens 2 Jahre bestanden haben (ein kurzer Zeitraum = positive Selektion), der Patient mußte in den der Untersuchung vorausgegangenen 60 Tagen getrunken haben und einen Wert von 5 oder mehr Punkten im "Michigan Alcoholism Screening Test" (MAST) (Selzer 1971) aufweisen und jeder Patient mußte in den letzten 12 Monaten mindestens 4 klar definierte Probleme im Zusammenhang mit Trinken aufweisen. Ausschlußkriterien waren Komorbidität mit Drogenabusus, Major Depression, Schizophrenie oder hirnorganisches Syndrom sowie Alkohol- oder Drogenabusus des Partners und der Wunsch, ein anderes begonnenes Therapieprogramm weiterzuführen. Evaluationen erfolgten in persönlichen Interviews vor Behandlungsbeginn, während der Behandlung, unmittelbar bei Behandlungsende sowie 6, 12 und 18 Monate nach Behandlungsende. Patient und Partner wurden außerdem monatlich getrennt voneinander telefonisch befragt. Die evaluierten Bereiche erstreckten sich auf das Trinkverhalten, den inneren Druck, zu trinken, Zufriedenheit mit der Ehe, Trennungen oder Scheidungen, Arbeitssituation und rechtliche Probleme. In den Fragebögen wurden Fragen zur Partnerschaft, zur sozialen Situation und zur Psychopathologie gestellt und Interaktionen eines jeden Paares wurden auf Videoband aufgenommen. Die Patienten wurden randomisiert einer der folgenden 3 Behandlungsbedingungen zugeteilt: 1. Minimale Einbeziehung des Partners, 2. alkoholfokussierte Einbeziehung des Partners und 3. Ehetherapie. In allen Gruppen wurde jedes Paar gemeinsam über 15 Behandlungssitzungen von 90 Minuten Dauer gesehen. Patienten aller 3 Behandlungsgruppen erlernten Fertigkeiten, die ihnen für eine Abstinenz vom Alkohol dienlich sein sollten. In der Gruppe 2 (alkoholfokussierte Einbeziehung des Partners) und der Gruppe 3 (Ehetherapie) wurde den Partnern vermittelt, wie sie Alkoholabstinenz beim Patienten unterstützen können, wie sie in wirkungsvoller Weise ihre engsten Sorgen bezüglich des Trinkens des Patienten zum Ausdruck bringen können und wie sie am besten auf eine Trinkepisode reagieren und mit der Situation umgehen können. Lediglich in der Gruppe 3 (Ehetherapie) erhielten die Paare auch eine spezifische Behandlung zur Veränderung von Interaktionen in der Partnerschaft; dies schloß eine Erhöhung positiver Interaktionen und positiver Verstärkung in der Beziehung sowie ein Training in Kommunikation und gemeinsamem Problemlösen mit ein.

Insgesamt nahmen 53 Paare an dieser Untersuchung teil. Im weiteren Verlauf zeigte sich eine differierende Abbruchquote; sie war bei der Gruppe 1 (minimale Einbeziehung des Partners) am höchsten (53% Abschluß der Behandlung) und bei der Gruppe 3 (Ehetherapie) am geringsten (84% Abschluß der Behandlung). Patienten der Gruppe 2 (alkoholfokussierte Einbeziehung des Partners) verringerten ihren Alkoholkonsum sowohl in der Quantität als auch in der Häufigkeit. Hinsichtlich der Zufriedenheit mit der Partnersituation zeigte sich während der Behandlung kein Unterschied zwischen den 3 Gruppen. Paare der Gruppe 3 (Ehetherapie) zeigten die höchste Bereitschaft, die Verordnung von "Hausaufgaben" durch den Therapeuten zu akzeptieren. Allerdings bestand kein Unterschied zwischen den 3 Gruppen bezüglich der realen Aus- und Zuendeführung der "Hausaufgaben". Während der 18monatigen Katamnese konnten 90,2% der vorgesehenen Katamneseinterviews mit den Patienten durchgeführt werden. Über die ersten 6 Katamnesemonate zeigten sich signifikante Unterschiede zwischen den Gruppen bezüglich Trinkstatus und Ehezufriedenheit. Patienten der Gruppe 2 (alkoholfokussierte Einbeziehung des Partners) zeigten schneller Rückfälle als Patienten der beiden anderen Behandlungsgruppen. Im Vergleich zur Gruppe 3 (Ehetherapie) zeigten die beiden anderen Behandlungsgruppen (1 = minimale Einbeziehung des Partners, 2 = alkoholfokussierte Einbeziehung des Partners) eine deutliche Abnahme der Zufriedenheit mit der Partnerschaft. Über die Gesamtstrecke der 18 Katamnesemonate ergaben sich bezüglich des Trinkverhaltens keine Unterschiede zwischen den 3 Gruppen. Die Patienten waren durchschnittlich an 82% der Tage des 18-Monats-Zeitraums abstinent. 32% der Patienten waren durchgängig abstinent (Gruppe 1: 29%, Gruppe 2: 27%, Gruppe 3: 38%). Bemerkenswerterweise gab es in dem 18-Monats-Zeitraum mehr Trennungen in der Gruppe 1 (4 Trennungen) und in der Grupppe 2 (3 Trennungen), während in der Gruppe 3 (Ehetherapie) eine größere Stabilität der Paarbeziehung bestand (eine einzige kurzfristige Trennung). Auch bei der 18-Monats-Katamnese berichteten (wie bei der 6-Monats-Katamnese) die

Paare der Gruppe 3 (Ehetherapie) eine höhere Zufriedenheit mit der Partnerschaft; die größte Unzufriedenheit mit der Partnerschaft nach 18 Monaten zeigten Patienten der Gruppe 2 (alkoholfokussierte Einbeziehung des Partners). Bei der 18-Monats-Katamnese waren die Ergebnisse bezüglich kommunikativer Fertigkeiten bei der Gruppe 2 (alkoholfokussierte Einbeziehung des Partners) am ungünstigsten; Partner zeigten hier häufiger negative verbale und nonverbale Verhaltensweisen in Interaktionen.

Als einen Grund für die wenig eindeutig positiven Ergebnisse für Familientherapie oder Einbeziehung von Angehörigen in die Therapie bei der Behandlung von Alkoholikern nannte McCrady (1986) eine mögliche Heterogenität der untersuchten Stichproben. In den vorliegenden Untersuchungen zu diesem Thema wurde z.B. nicht zwischen Patienten in frühen Stadien der Alkoholabhängigkeit, in denen Patient und Angehörige von Folgen der Erkrankung noch weniger betroffen sind und weniger therapiebezogene Überlegungen gemacht haben ("Precontemplation Stage"), und Patienten mit langjähriger Alkoholabhängigkeit ("Maintenance Stage") unterschieden. Es wäre plausibel, daß je nach Stadium unterschiedliche Interventionsmaßnahmen indiziert sind.

McNabb et al. (1989) evaluierten den Einfluß der Einbeziehung des Partners oder einer anderen Bezugsperson in die Therapie von Alkoholikern. 80 erwachsene Alkoholiker und ihre Bezugspersonen wurden einer von 3 Behandlungsbedingungen zugeteilt: Bedingung 1: Bezugsperson nahm bis zu dreimal pro Woche an Gruppensitzungen teil, Bedingung 2: Bezugsperson nahm viermal oder häufiger an Gruppensitzungen teil, und Bedingung 3: Bezugsperson wurde mit in die stationäre Behandlung aufgenommen ("Joint-Hospitalization"). Ergebnisse 6 Monate nach Behandlungsende legten eine enge Assoziation zwischen einem höheren Ausmaß an Einbeziehung des Angehörigen und Abstinenz des Patienten nahe; intensivere Einbeziehung der Bezugsperson führte auch zu besseren Beziehungen in der Partnerschaft und zu positiveren Gefühlen gegenüber der eigenen Person.

Monti et al. (1990) legten einen etwas anderen Schwerpunkt in ihrer Therapieevaluationsstudie bei 39 stationär behandelten männlichen Alkoholikern. Diese wurden einer von 3 Behandlungsbedingungen, die über das Routinebehandlungsprogramm hinausgingen, zugeteilt: 1. Training kommunikativer Fertigkeiten in Gruppen auf verhaltenstherapeutischer Basis, 2. Training kommunikativer Fertigkeiten auf verhaltenstherapeutischer Basis mit Einbeziehung von Familienangehörigen oder 3. ein kognitiv-verhaltenstherapeutisches Trainingsprogramm für "Mood-Management". Patienten der ersten beiden Behandlungsbedingungen (Training kommunikativer Fertigkeiten mit oder ohne Einbziehung der Angehörigen) tranken während der ersten 6 Monate nach Behandlungsende signifikant weniger Alkohol als Patienten der dritten Behandlungsbedingung. Allerdings ergab sich hinsichtlich Abstinenz oder Latenzzeit bis zum Rückfall kein Unterschied zwischen den 3 Gruppen. Patienten der ersten Behandlungsbedingung (Training kommunikativer Fertigkeiten in der Gruppe) zeigten die deutlichste Verbesserung in alkoholspezifischen "High-Risk" Rollenspielen und in ihrer Fähigkeit, nach dem Rollenspiel zu entspannen. Soziale Fertigkeiten des Patienten, Angst und der innere Drang, bei alkoholspezifischen Rollenspielen zu trinken, korrelierten hoch mit dem Behandlungsergebnis.

Ein hinsichtlich Versuchsplan und Ergebnisse interessantes Projekt (Projekt CALM = Classes on Alcoholic Marriages) wurde von O'Farrell et al. (1985 a, b) an einem

"Veterans Administration Medical Center" in Massachusettes durchgeführt. 36 männliche Alkoholiker und ihre Ehefrauen nahmen an der Untersuchung teil. Die Paare wurden randomisiert einer der folgenden 3 Behandlungsbedingungen zugeteilt: 1. Einer interaktionellen Paartherapiegruppe mit Fokus auf gegenseitiger Unterstützung, Mitteilen von Gefühlen und Problemlösung durch Diskussion und Einsicht, 2. verhaltenstherapeutische Paartherapie, welche Verhaltenskontrakte bezüglich der Einnahme von Disulfiram (Antabus) durch den Patienten, Aktivitäten zur Erhöhung positiver verstärkender Interaktionen und einen Schwerpunkt auf Kommunikation und der Vermittlung von Fähigkeiten zur Problemlösung einschloß, oder 3. einer Kontrollgruppe mit ambulanter Basistherapie ohne Paartherapie. Ergebnisse wurden bezüglich der Partnersituation und des Trinkverhaltens erhoben. Die Paare waren über Patienten, die ein ambulantes Beratungszentrum kontaktiert hatten, zusammengestellt worden. Der Ausfall durch Verweigerung der Teilnahme an dieser 10wöchigen ambulanten Untersuchung war hoch (44,4%). Als Ergebnis zeigte sich, daß beide Therapiegruppen signifikante Besserungen aufwiesen, während die Kontrollgruppe ohne Paartherapie keine Besserung in den Beziehungsvariablen zeigte. Die Paare der verhaltenstherapeutischen Paartherapie wiesen im Therapieverlauf eine Verbesserung in folgenden Bereichen auf: Gesamtwert der Partnerinteraktion, Ausmaß der gewünschten Änderung, Stabilität der Partnerschaft und Ausmaß der "positiven" Kommunikation. Im Vergleich dazu zeigten Paare der interaktionalen Gruppen eine Besserung in folgenden Bereichen: Ausmaß der gewünschten Änderungen (in der Beziehung) und (ebenfalls) Ausmaß der "positiven" Kommunikation. Paare, die die verhaltenstherapeutische Paartherapie erhalten hatten, zeigten im Verlauf der 10 wöchentlichen Sitzungen bis Therapieende eine signifikante Besserung in folgenden Bereichen: "Overall Marital Adjustment", Ausmaß der gewünschten Veränderungen in der Partnerschaft, Stabilität der Partnerschaft und Ausmaß positiver verstärkender Kommunikationen bei der Besprechung aktueller Partnerprobleme (O'Farrell et al. 1985 b). Paare, die an der interaktionellen Paartherapie teilgenommen hatten, zeigten eine Besserung in den Variablen "Ausmaß der gewünschten Veränderungen in der Partnerschaft" und Häufigkeit positiver verstärkender Kommunikation bei der Besprechung aktueller partnerschaftlicher Probleme. Dagegen zeigte die Kontrollgruppe keine Verbesserung in den Variablen zur Partnerschaft. Die verhaltenstherapeutische Paartherapie war der Kontrollbedingung ohne Paartherapie in folgenden Variablen überlegen: "Marital Adjustment", Stabilität der Partnerschaft und Ausmaß positiven verstärkenden Kommunikationsverhaltens (für jene Paare, die zumindest einen mäßigen Ausprägungsgrad in dieser Variable zu Beginn aufwiesen). Im Vergleich zur interaktionellen Paartherapie erreichte die verhaltenstherapeutische Paartherapie bessere Ergebnisse bezüglich "Overall Marital Adjustment" und es zeigten sich bei multivariater Auswertung Unterschiede zwischen beiden Paartherapieformen. Wenngleich Patienten in allen 3 Behandlungsbedingungen erhebliche Besserungen im Trinkverhalten aufwiesen, fand sich bei Patienten der verhaltenstherapeutischen Paartherapie im Vergleich zur interaktionellen Paartherapie eine geringere Anzahl von Tagen unter Alkoholeinfluß während der Behandlung. Die Autoren resümierten, daß das Hinzufügen verhaltenstherapeutischer Paartherapie zu einem ambulanten Behandlungsprogramm (Kontrollbedingung) statistisch und klinisch signifikante Verbesserungen in der Partnerbeziehung männlicher Alkoholiker erbrachte, und daß die verhaltenstherapeutische Paartherapie der Therapiebedingung ohne Paartherapie klar überlegen und im Vergleich zu einer anderen Form der Paartherapie (interaktionelle Paartherapie) gleich gut oder besser abschnitt. Allerdings erscheinen die Unterschiede zwischen den beiden Paartherapieformen bei genauer Betrachtung weniger eindrucksvoll als der Hypothese der Autoren zu entnehmen war. Beispielsweise unterschied sich die Kontrollgruppe ohne Paartherapie bei Behandlungsbeginn hinsichtlich des Anteils alkoholfreier Tage erheblich von den beiden anderen Gruppen (weniger als halb so viel alkoholfreie Tage) und zeigte die stärkste Veränderung im Verlauf der Therapie in dieser Variable. Während die Autoren das Ergebnis einer verbesserten "Relationship Adjustment" noch bei einer Nachuntersuchung nach 18 Monaten sahen, war 2 Jahre nach Behandlungsende ein für die verhaltenstherapeutische Paartherapie vorteilhaftes Ergebnis bezüglich der Partnerinteraktionen nicht mehr nachweisbar. Auch zeigten sich keine höheren Abstinenzraten durch die Hinzufügung der verhaltenstherapeutischen Paartherapie zu einer ambulanten Basistherapie (O'Farrell et al. 1989 a). Die Arbeitsgruppe um O'Farrell in Massachusetts vertiefte ihre Studie im nächsten Schritt in Richtung einer gezielten Rückfallprophylaxe zur Verhinderung der besonders im zweiten Jahr nach Therapieende beobachteten Rückfälle (O'Farrell 1987). O'Farrell u. Cowles (1989) berichteten in einer Übersichtsarbeit über Partner- und Familientherapie bei Alkoholikern weitere vorläufige Ergebnisse zu der 18-Monats-Katamnese ihres CALM-Projektes. Verhaltenstherapeutische Paartherapie zeigte sich gegenüber der eigentlichen Kontrollgruppe (keine Paartherapie) 18 Monate nach Behandlungsende hinsichtlich "Marital Adjustment" und Stabilität der Partnerschaft überlegen, allerdings schwanden die zu früheren Zeitpunkten gefundenen Unterschiede zugunsten der verhaltenstherapeutischen Paartherapie, wenn diese mit der interaktionellen Paartherapie verglichen wurde. Bezüglich des Trinkverhaltens war verhaltenstherapeutische Paartherapie für einen Teil des ersten Jahres nach Behandlungsende auch der interaktionellen Paartherapie überlegen, doch fand sich bei der 18-Monats-Katamnese kein Unterschied zwischen diesen beiden Gruppen hinsichtlich dieser Variable.

In einer anderen Untersuchung evaluierten O'Farrell et al. (1989 b) eine verhaltenstherapeutische Paartherapie mit bzw. ohne zusätzliche Sitzungen zur Rückfallprophylaxe für Patient und Partnerin. 60 Paare wurden zufällig einer der beiden Therapiebedingungen zugeteilt: 1. Teilnahme an einer verhaltenstherapeutischen Paartherapiegruppe über 10 Wochen für 2 Stunden wöchentlich bzw. 2. verhaltenstherapeutische Paartherapie wie in Bedingung 1 und zusätzlich 15 Paarsitzungen zur Rückfallprophylaxe über einen Zeitraum von 12 Monaten. Vor der Untersuchung, nach Beendigung der Paargruppen und in quartalsweisen Abständen für 2 1/2 Jahre wurden Variablen zur Partnerschaft, Sexualität und zum Trinkstatus erhoben. Bei den von O'Farrell et al. (1989 b) berichteten Ergebnissen handelt es sich um 1-Jahres-Zwischenergebnisse zu einer noch laufenden Studie. Es zeigte sich eine signifikante Besserung in Partnersituation und Trinkstatus im Verlauf der verhaltenstherapeutischen Paargruppen (prae-post Vergleich). Alkoholiker, die mit ihrer Partnerin an den Rückfallpräventionssitzungen nach Abschluß der Paartherapie teilgenommen hatten, konnten die während der Paartherapie gebesserte Paarsituation besser halten als Alkoholiker und deren Partnerinnen, die keine Rückfallpräventionssitzungen erhielten; auch brachten sie Verhaltensweisen, die Ziel der verhaltenstherapeutischen Paartherapie waren, weiterhin besser zum Einsatz und zeigten einen Trend in Richtung geringeren Alkoholkonsums. Eine besondere Risikogruppe schienen Alkoholiker mit schweren Alkoholproblemen und schweren Paarproblemen (z.B. Gewaltanwendungen in der Vorgeschichte) darzustellen; soweit diese nicht an zusätzlichen Rückfallpräventionssitzungen teilnahmen, zeigten sie einen vergleichsweise schnellen Zerfall der erreichten Fortschritte. Die Endergebnisse dieser noch laufenden Studie bleiben abzuwarten. Zu den Zwischenergebnissen ist einschränkend anzumerken, daß 15 zusätzliche Paarsitzungen über 12 Monate einen im Vergleich zur Basistherapie (10 wöchentliche Paarsitzungen) beträchtlichen Zusatz darstellen, der seinen Niederschlag zumindest kurzfristig für die Zeit, in der diese Sitzungen zur Anwendung kommen, haben dürfte. Nachdem sich die Rückfallpräventionssitzungen über ein Jahr nach Ende der Paartherapie erstrecken und hier 1-Jahres-Katamnesen vorgelegt wurden, ist das Ergebnis plausibel und naheliegend.

Kürzlich faßte O'Farrell den Stand der Partner- und Ehetherapie bei Alkoholikern in einer sehr positiv gefärbten Synopsis zusammen und kam dabei zu 3 Folgerungen (O'Farrell 1989): 1. Interventionen auf der Paar- oder Familienebene können einen Alkoholiker motivieren, ein initiales "Commitment" für Veränderungen zu machen, auch wenn er sich bis dato nicht dazu veranlaßt sah, Hilfe zu suchen. 2. Partner- und Familientherapie für sich oder in Kombination mit patientenbezogenen Therapieprogrammen führte nach Meinung der Autoren zu besseren Ergebnissen hinsichtlich Partnersituation und/oder Trinkverhalten über 6 Monate nach Therapiebeginn als Behandlungen, in denen der Partner oder andere Familienmitglieder nicht mit einbezogen wurden. Den vielversprechendsten Ansatz sah O'Farrell in der verhaltenstherapeutischen Paartherapie, wie er in seiner ersten Studie zum Einsatz kam. Dabei wurden zwei auf den Alkoholkonsum ausgerichtete Therapieverfahren eingesetzt: Ein Verhaltenskontrakt zwischen Patient und Partnerin zur gewissenhaften Einhaltung einer verschriebenen medikamentösen Behandlung mit Disulfiram (Antabus^R) sowie "Alcohol-Focussed Spouse Involvement", wodurch die Verstärkerkontingenzen so verändert werden, daß Verhaltensweisen des Partners, welche das Trinken beim Patienten triggern oder erleichtern, abnehmen und positive Verstärkung für Nichttrinken erfolgt. 3. Durch Langzeit-"Maintenance"-Programme unter Einbeziehung des Partners und durch die in einer Paartherapie erreichten Ziele bezüglich Partnerinteraktion und -stabilität kann eine Normalisierung des Trinkverhaltens langfristig gesichert werden. O'Farrell gab auch 6 konkrete Empfehlungen zur Paartherapie, die plausibel erscheinen, deren empirische Begründung jedoch noch aussteht.

In einer anderen Studie von O'Farrell et al. (1986) wurden Paare mit einem Alkoholiker, die das Angebot für eine ambulante Paartherapie annehmen bzw. nicht annehmen, miteinander verglichen. 35 Paare entschieden sich für eine Teilnahme und 28 Paare (!) entschieden sich dagegen. Als Ergebnis einer Diskriminanzanalyse zeigte sich folgende Charakterisierung für die Paare, die das Therapieangebot annahmen: Die Patienten dieser Gruppe (alle Patienten waren Männer) zeigten einen vergleichsweise höheren Ausbildungsstand, eine bessere Partnersituation, Vollzeitbeschäftigung, eine größere Anzahl von alkoholbezogenen Haftstrafen und eine Vorgeschichte mit mehr bisherigen ambulanten Behandlungen im zurückliegenden Jahr. Patienten, die das Behandlungsangebot ablehnten, waren charakterisiert durch besseres "Marital Adjustment", größere räumliche Distanz zwischen Klinik und Wohnort, mehr auf Alkohol zurückführbare Hospitalisierungen und diese Patienten waren im Durchschnitt etwas älter. Dieses Ergebnis zeigt, daß sich Patienten oder Paare, die eine solche Behandlung annehmen oder abschlagen, unterscheiden, und daß Ergebnisse derartiger Studien nicht ohne weiteres auf alle Alkoholiker mit einem Partner, geschweige denn auf alle Alkoholiker übertragen werden können.

Am Rande sei ein interessanter Ansatz von Thomas et al. (1987) erwähnt, der nach mehrjährigen Vorarbeiten eine Pilotstudie über unilaterale Familientherapie - eine Intervention allein mit Partner oder Partnerin - durchführte, um die Coping-Fähigkeiten der Partnerin zu verbessern, eigenes Trinken der Partnerin zu reduzieren und den Alkoholabhängigen zu motivieren und aufzubauen, weitere erforderliche Schritte für eine Therapie anzunehmen und einzuleiten. Ergebnisse dieser Studie von Thomas et al. (1987) zeigten, daß 61% der Patienten mit Alkoholproblemen, deren Partnerinnen an dieser "Unilateral Family Therapy" teilgenommen hatten, ihr Trinken reduzierten und/oder eine Therapie begannen, während dies bei jenen Alkoholikern, deren Partnerinnen nicht an einer "Unilateral Family Therapy" Gruppe teilgenommen hatten, in keinem Fall der Fall war. Fazit: Es empfiehlt sich, die Hand zu ergreifen, die dem Therapeuten von dem Partner des Patienten entgegengestreckt wird (der verzweifelnde Angehörige), statt dort anzufangen, wo man nur auf Widerstand trifft (unmotivierter Patient).

1.4.3.3 Verhalten von Patient und Partner bei Rückfallrisiko

In einer relativ frühen kontrollierten Studie analysierten McCrady et al. eine individuell orientierte Behandlung für Alkoholismus mit Partnertherapie mit oder ohne gemeinsame Hospitalisierung ("Joint Hospitalization"). Die Probanden bestanden aus 33 Paaren mit einem alkoholischen Partner, der auf einer Suchtstation stationär aufgenommen worden war. 61% der Patienten waren Männer; ihr mittleres Alter betrug 42 Jahre. Paare, die einer der beiden partnerbezogenen Bedingungen zugeteilt worden waren, nahmen wöchentlich an Paartherapien in der Gruppe teil, die auf eine Verbesserung der Kommunikation und anderer Beziehungsaspekte abzielte. Jeder Partner nahm außerdem getrennt davon an einer Gruppentherapie ohne Partner teil. Paare in der "Joint Hospitalization"-Bedingung lebten für einen Teil der Zeit der stationären Behandlung des Patienten in der Klinik und nahmen an dem Klinikprogramm gemeinsam teil. Die stationäre Aufnahme des Paares gab Gelegenheit zur Beobachtung der Paarinteraktion und für Paarinterventionen. Die Therapie fokussierte auf einer Veränderung der Paarinteraktionen. Eine deskriptive Betrachtung der Ergebnisse nach 6 Monaten zeigte im Trend ein besseres Ergebnis für die beiden Gruppen, bei denen der Partner in die Therapie einbezogen war (mit oder ohne "Joint Hospitalization"), im Vergleich zur Therapie, die nur auf den Patienten abzielte. Eine Nachuntersuchung nach 4 Jahren zeigte für diesen Zeitpunkt keine statistisch signifikanten Unterschiede zwischen den 3 Gruppen (patientenbezogene Therapie, stationäre Therapie des Patienten mit ambulanter Einbeziehung des Partners, stationäre Therapie des Patienten mit "Joint Hospitalization"). Allerdings zeigte sich ein Trend für weniger Trennungen und Scheidungen in der "Joint Hospitalization"-Bedingung; diese Gruppe schnitt im Trend auch vergleichsweise besser hinsichtlich des Trinkstatus ab und wies längere Abstinenzzeiten auf als Patienten in den anderen beiden Behandlungsbedingungen. Die Studie war im Ansatz im weitesten Sinne auf die Partnerschaft als System ausgerichtet.

Eine stärker auf systemische Familientherapie ausgerichtete Studie von Steinglass (1979) wies eine zu geringe Patientenzahl (10 Paare) auf und es fehlt eine Vergleichsgruppe für die Beurteilung der Therapieeffekte. Eine andere Untersuchung zur Wirksamkeit von kurzer Paartherapie, die auf Kommunkation und Interaktion abzielt, wurde von Zweben u. Pearlman (1983) durchgeführt. Insgesamt ist die empirische Basis für die Beurteilung des systemischen Familientherapieansatzes sehr gering und kontrollierte Studien dazu, die auch das Problem der Patientenselektion und der damit verbundenen mangelnden Generalisierbarkeit der Ergebnisse lösen, wären dringend erforderlich.

Das Verhalten von Patient und Partner in Anbetracht eines möglichen Rückfalles kann auf mikro- oder makroskopischer Ebene betrachtet werden. McCrady (1989) entwickelte ein Modell für den Rückfallprozeß, welches Entscheidungen, Verhalten und Kognitionen von Patient und Partner einbezieht. Verschiedene Faktoren spielen für die Entscheidung des Partners, sich bei mehr oder weniger ausgeprägter Gefahr eines Rückfalls einzuschalten, eine Rolle: 1. Seine Erwartungen darüber, was passiert, wenn der Patient wieder trinkt, 2. Attributionen des Partners darüber, warum der Patient vorher das Trinken aufgehört hat, 3. Erwartungen des Partners, welche Vorteile es hat, wenn der Patient abstinent bleibt und 4. die Fertigkeiten des Partners für die Bewältigung derartiger Probleme ("Self-Efficacy for Coping" im Sinne von Bandura). Es ist zu erwarten, daß sich der Partner eher einmischt, wenn er oder sie annimmt, daß dies zu einem (zumindest für den Partner) positiven Ergebnis beiträgt. Rückfall stellt meist einen über eine gewisse Zeitstrecke laufenden Prozeß dar. Damit bestehen für den Partner zu mehreren Zeitpunkten Möglichkeiten, sich hilfreich oder erschwerend in den Prozeß einzubringen. Eine Reaktion des Partners ist dann hilfreich, wenn sie den Patienten veranlaßt, eigene Handlungen zur Bewältigung der Situation auszuführen, bzw. wenn sie das Risiko für einen Rückfall vermindern hilft. Das Verhalten des Partners wird dann als erschwerend bezeichnet, wenn es zu einer Erhöhung des Rückfallrisikos beiträgt. Die Erwartungen des Patienten, die Situation selbst bewältigen zu könnnen ("Self-Efficacy Expectation for Coping"), kann durch eigene Bewältigungshandlungen oder durch hilfreiche Bewältigungshandlungen des Partners, die dem Patienten helfen, seine eigenen Ressourcen zum Einsatz zu bringen, erhöht werden. Andererseits kann ein erschwerendes Verhalten des Partners trotz positiver Bewältigungsreaktion des Patienten zu einem Rückfall beitragen. Ein Partner kann hilfreiche Verhaltensweisen dann einsetzen, wenn er selbst über die sozialen Fertigkeiten dazu verfügt, und in dem Ausmaß, in dem eine positive nicht-koersive Beziehung besteht. Verhaltensweisen des Partners können erschwerend und damit die Rückfallgefahr erhöhend sein, wenn der Partner negative Emotionen gegenüber dem Patienten hat, wenn der Partner sich am Patienten rächen will oder wenn der Partner aus persönlichen, egoistischen Gründen eine Abstinenz für den Patienten gar nicht will. Ein kontrollierendes Verhalten des Partners kann zwar im Moment das Trinkrisiko vermindern, schränkt aber mit der Zeit die Bewältigungsmöglichkeiten des Patienten ein; es ist somit erschwerend, da es den Patienten nicht zu eigenen Bewältigungsmaßnahmen veranlaßt, kann aber, zumindest kurzfristig, doch wirkungsvoll zur Verhinderung eines Rückfalles sein. Wenn der Patient nur deshalb nicht trinkt, weil der Partner sein Trinkverhalten kontrolliert, erhöht dies allerdings auf Dauer das Rückfallrisiko. Das in Abbildung 6 dargestellte schematische Modell dieser Einflußmöglichkeiten von Patient und

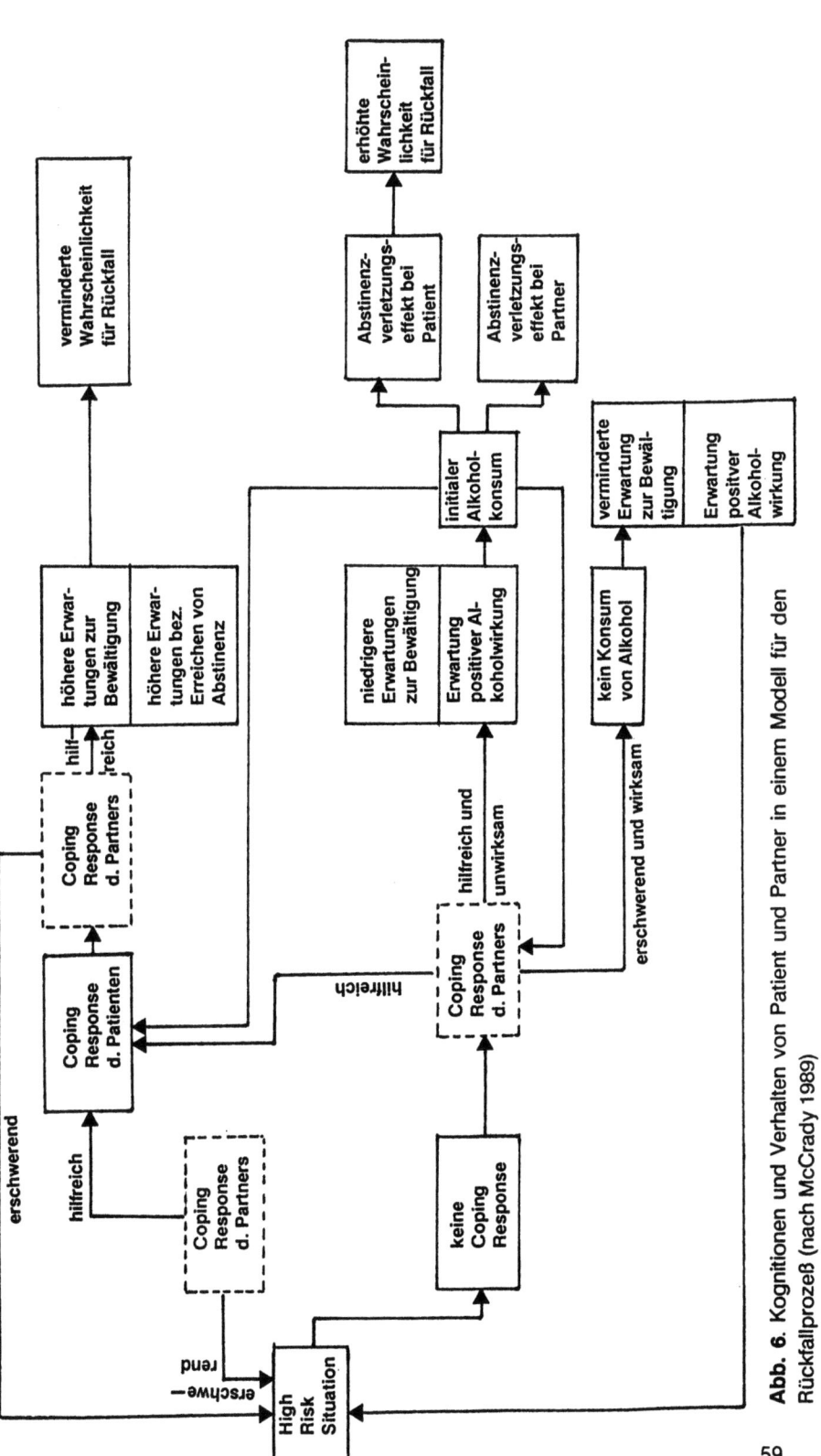

Abb. 6. Kognitionen und Verhalten von Patient und Partner in einem Modell für den Rückfallprozeß (nach McCrady 1989)

Partner im Prozeß eines Rückfalls zeigt uns die Komplexität und Vielgestaltigkeit der Einfluß- und Interaktionsmöglichkeiten hinsichtlich dieser einen Betrachtungsdimension. Das Schema kann hilfreich sein, im konkreten Fall verschiedene Einfluß- und Interaktionsmöglichkeiten zu überprüfen und Ansatzpunkte für therapeutische Interventionen bei Patient und Partner herauszuarbeiten.

1.4.3.4 Training sozialer Fertigkeiten

Nachdem das Training sozialer Fertigkeiten in unserer Therapiestudie in beiden Behandlungsbedingungen als ein wichtiger Baustein enthalten war, sollen im folgenden einige wesentliche Studien zur Wirksamkeit des Trainings sozialer Fertigkeiten bei Alkoholikern referiert werden. Soweit nicht auch der Trinkstatus Ergebnisvariable darstellte, wurden in den meisten dieser Studien standardisierte Rollenspielaufgaben vom Patienten vor und nach dem Training durchgeführt und bewertet. Diese Bewertung kann auf elementarer Ebene (Blickkontakt, Dauer der Interaktion, Lautstärke der Stimme etc.) oder auf globalerer Ebene erfolgen. Freedberg u. Johnston (1981) verglichen bei erwerbstätigen Alkoholikern 1. ein dreiwöchiges stationäres Routinebehandlungsprogramm (n = 45) mit 2. dem Routineprogramm plus zusätzlichem Selbstsicherheitstraining (n = 56). In dieser wenig kontrollierten Studie zeigten Patienten, die zusätzlich ein Selbstsicherheitstraining erhalten hatten, ein Jahr nach Behandlungsende einen günstigeren Trinkstatus und ein besseres Abschneiden bezüglich der Arbeitssituation. Ein ähnliches Ergebnis bezüglich des Trinkstatus nach 6 Monaten, 1 und 2 Jahren fanden bei einer kleineren Stichprobe Ferrell u. Galassi (1981).

In einer differenzierteren Untersuchung verglichen Oei u. Jackson (1982) 3 Behandlungsbedingungen bei stationär behandelten Alkoholikern: 1. Training sozialer Fertigkeiten, 2. kognitive Restrukturierung und 3. traditionelle stützende Behandlung. Die Patienten waren danach ausgewählt, daß sie geringe soziale Fertigkeiten aufwiesen. Die beiden verhaltenstherapeutischen Verfahren (Training sozialer Fertigkeiten und kognitive Restrukturierung) waren der stützenden Therapie bei Entlassung und bei Katamnese überlegen. 3 Monate nach Behandlungsende schnitten Patienten der Behandlungsbedingung "kognitive Restrukturierung" etwas besser ab als Patienten der Behandlungsbedingung "Training sozialer Fertigkeiten".

Eine andere wichtige Untersuchung wurde von Chaney et al. (1978) durchgeführt. 40 stationär behandelte Männer mit Alkoholismus wurden randomisiert einer der 3 Behandlungsbedingungen zugeteilt: 1. Training sozialer Fertigkeiten, 2. Kontrollgruppe, die über Probleme im Zusammenhang mit Alkoholismus diskutierte, sowie 3. Kontrollgruppe ohne zusätzliche Behandlungsbedingung. Das Training sozialer Fertigkeiten erstreckte sich über 8 Sitzungen und vermittelte die Problemlöseschritte Orientierung, Definition, Erarbeitung von Alternativen, Entscheidung und Umsetzung. Dabei fanden Instruktionen, Modellernen, Rollenspiel und "Coaching" sowohl auf der Verhaltensebene als auch auf der Kognitionsebene Anwendung. Patienten, die an einem Training sozialer Fertigkeiten teilnahmen, zeigten sich den Patienten der beiden anderen Gruppen in einer Problemlöse-Testaufgabe überlegen. Die Behandlungsgruppe "Training sozialer Fertigkeiten" zeigte über das erste Jahr des Nachuntersuchungszeitraumes nur ein Viertel des Alkoholkonsums der beiden zusammengelegten Kontrollgruppen, war sechsmal so selten betrunken und ihre Trinkperioden waren um den Faktor 8 kürzer als die der zusammengelegten Kontrollgruppen. Die bei Entlassung bestehenden sozialen Fertigkeiten waren ein wesentlicher Prädiktor für den weiteren Verlauf. Die Untersuchung wurde repliziert von Jones et al. (1982), führte jedoch nicht zu denselben Ergebnissen: Während der Behandlung verbesserten sich die sozialen Fertigkeiten bei allen 3 Behandlungsgruppen und bei der 1-Jahres-Katamnese schnitten die Gruppe "Training sozialer Fertigkeiten" und die Gruppe "Diskussion" bezüglich des Trinkstatus etwa gleich gut ab - besser als die Kontrollgruppe ohne zusätzliche Behandlungsmaßnahme. Allerdings wurden bei der Katamnese nur 46% der ursprünglichen Stichprobe befragt, was die Aussagekraft dieser Ergebnisse ganz erheblich einschränkt.

Sanchez-Craig u. Walker (1982) führten eine Therapieevaluationsstudie von relativ kurzer Dauer bei besonders chronischen Alkoholikern durch. Die Interventionen begannen ohne die erforderlichen Vorbereitungen unmittelbar nach Aufnahme. Dies mag zu dem insgesamt negativen Ergebnis dieser Studie beigetragen haben, in der 90 Alkoholiker einer der folgenden 3 Behandlungsbedingungen zugeteilt wurde: 1. Training der "Coping-Skills", 2. verdeckte Sensibilisierung ("Covered Sensitization") sowie 3. Diskussions-Kontrollgruppe. Durch das Programm konnten nur relativ wenig "Coping-Skills" vermittelt werden und über einen 18-Monats-Verlauf nach Behandlung ergab sich kein Unterschied zwischen den Gruppen.

In einer schwedischen Untersuchung (Eriksen et al. 1986) wurden 24 Alkoholiker randomisiert entweder der Behandlungsbedingung "Training sozialer Fertigkeiten" (8 Sitzungen) oder "Diskussions-Kontrollgruppe" zugewiesen. Patienten waren zuvor für mindestens 8 Wochen in stationärer Behandlung und die Therapieevaluation fand unter stationären Bedingungen statt. Eine Katamnese erfolgte nach einem Jahr mit einer hohe Beteiligungsrate (96%). Dabei wies die Behandlungsgruppe "Training sozialer Fertigkeiten" einen geringeren Alkoholkonsum als die Kontrollgruppe auf (2/3 des Konsums der Kontrollgruppe) und hatte doppelt so viele trockene Tage und Tage an der Arbeitsstelle. Allerdings tranken die Patienten der Gruppe "Training sozialer Fertigkeiten" an jenen Tagen, an denen sie tranken, doppelt so viel als die Vergleichsgruppe. Auf eine in diesem Kontext relevante Untersuchung von Monti et al. (1990) war weiter oben schon eingegangen worden.

1.5 Teilnahme an Selbsthilfegruppen

Menschen gehen auf sehr unterschiedliche Weise mit Sorgen, Problemen und Belastungen um. Verschiedene Möglichkeiten, auf Probleme zu reagieren, sind 1. sich Freunden oder dem Partner gegenüber zu öffnen und sich mitzuteilen, 2. sich nach außen hin abzuschließen und zu versuchen, es "mit sich selbst auszumachen", 3. sich in Arbeit und Betriebsamkeit zu flüchten und dabei Ablenkung zu suchen, 4. sich einer religiösen Gruppe anzuschließen, 5. sich Wissen anzueignen, um es auf kognitiv-intellektueller Ebene vielleicht lösen zu können oder 6. sich professioneller Hilfe anzuvertrauen. Für Menschen mit Alkoholmißbrauch oder -abhängigkeit besteht darüber hinaus auch die Möglichkeit, sich einer Selbsthilfegruppe anzuschließen, in der er oder sie andere Betroffene vorfindet, die ähnliche Probleme aufweisen, zuhören, Anteil nehmen und eigene Erfahrungen mitteilen können. In den letzten Jahrzehnten sind Selbsthilfeinitiativen für viele verschiedene Bereiche entstanden.

Die wesentlichen Selbsthilfeorganisationen für Alkoholiker in Deutschland stellen die Anonymen Alkoholiker (AA), das Blaue Kreuz, der Kreuzbund und der Guttempler-Orden dar. Das *Blaue Kreuz Deutschland (BKD)* ist als Fachverband Mitglied des Diakonischen Werkes und arbeitet auf religiöser Grundlage überkonfessionell. Erklärtes Ziel ist es, Suchtgefährdeten und deren Angehörigen zu helfen und Präventionsarbeit bezüglich des Mißbrauchs von Alkohol zu leisten. Das BKD bietet Begegnungsgruppen an und verfügt über Beratungsstellen, Pflegeheime und Fachkrankenhäuser. Der *Kreuzbund* stellt einen Zusammenschluß von Betroffenen dar, die ihre Hilfe an andere durch persönliche Hilfe, sachliche Information, Gruppenarbeit und Hilfen zur sinnvollen Freizeit- und Lebensgestaltung geben. Der *Guttempler-Orden (IOG)*, der bereits vor mehr als 125 Jahren gegründet wurde, stellt eine Selbsthilfeorganisation für alkoholfrei lebende Menschen dar und hat zum Ziel, Alkoholikern bei der Bewältigung ihrer Abhängigkeit zu helfen, der Entwicklung von Alkoholproblemen präventiv durch eine bewußte alkoholfreie Lebensgestaltung entgegenzuwirken und zu einer freien Persönlichkeitsentfaltung des Einzelnen beizutragen.

Alcoholics Anonymous (AA) wurde 1935 von zwei Alkoholikern, dem New Yorker Chirurgen Dr. Bob und dem Börsenmakler Bill W. gegründet. AA verlangt von seinen Mitgliedern, ihre Machtlosigkeit gegenüber dem Alkohol einzugestehen, Abstinenz als Ziel anzustreben und sich aktiv dafür einzusetzen, für andere da zu sein, die ähnliche Probleme wie sie mit dem Alkohol haben. Den AA liegt ein Krankheitskonzept des Alkoholismus zugrunde, das nicht im einzelnen ausdifferenziert ist, aber im wesentlichen besagt, daß Alkohol den Alkoholkranken fest im Griff hat und er selbst, alleine gegenüber dieser Krankheit machtlos ist. Das Ziel der absoluten Abstinenz wird von AA sehr vehement vertreten. Diese Grundhaltung und Überzeugung spielte auch in die Kontroversen um kontrolliertes Trinken als mögliches Therapieziel mit hinein. Seit seiner Gründung vor weniger als 60 Jahren hat sich AA zu einem weltweiten Netzwerk von Selbsthilfegruppen für Alkoholiker und ihre Familien entwickelt. In Selbsthilfegruppen dieser Art ist es möglich, zu erfahren, daß andere ähnliche Probleme haben. Der Betroffene kann erleben, daß andere ihn ernst nehmen und mit Empathie zuhören. Dies kann ein Stück "kostenloser Therapie" beinhalten. AA versucht nicht, zu erklären, warum eine bestimmte Person Alkoholiker ist. Auch ist AA keine Religion, doch enthält das Konzept einige Aspekte, wie sie sonst oft bei religiösen Gruppen zu finden sind. Die 12 Schritte des AA-Programmes geben einen festen Rahmen und heben die Bedeutung des Vertrauens auf ein höheres Wesen, die Notwendigkeit für Vergebung und die Bedeutung von Nächstenliebe hervor. Es wird geschätzt, daß gegenwärtig bei AA etwa 800.000 Alkoholiker, verteilt auf ca. 36.000 Gruppen in 90 Ländern, engagiert sind. Partner und jugendliche Kinder von Alkoholikern können bei Alanon bzw. Alateen an Gruppen teilnehmen. Nach der Auffassung der Anonymen Alkoholiker kann als Therapieziel nur völlige Abstinenz annehmbar sein. Dazu gab es sehr polemische Auseinandersetzungen, die sich besonders auf das kontrollierte Trinken als ein mögliches Therapieziel für einen Teil der Alkoholiker, wie es von Sobell u. Sobell (1978) vertreten wurde, bezogen.

Emrick (1989) sowie McCrady u. Irvine (1989) haben in jüngster Zeit wissenschaftliche Übersichtsarbeiten über die Selbsthilfearbeit der Anonymen Alkoholiker (AA) verfaßt. Die Anonymen Alkoholiker (AA) stellen eine große Selbsthilfeorganisation mit weltweiter Verbreitung dar. Die Organisation wird ausschließlich von Exalkoholikern getragen, ohne daß nichtbetroffene Experten einbezogen werden. Die Gruppen sind in keiner rechtlichen Form institutionalisiert. Es ist üblich, daß sich die Gruppenteilnehmer nur mit Vornamen vorstellen, so daß mit Einschränkungen die Anonymität gewahrt werden kann. Beiträge werden keine erhoben und offizielle Zuschüsse von dritter Seite nicht angenommen. Die Organisation trägt sich finanziell durch Verkauf von Schriften und freiwilligen Spenden. Die ideologische Konzeption schlägt sich in den im folgenden wiedergegebenen 12 Schritten nieder:

1. Wir geben zu, daß wir Alkohol gegenüber machtlos sind und unser Leben nicht mehr meistern können.

2. Wir glauben, daß nur eine Macht - größer als wir - uns unsere geistige Gesundheit wiedergeben kann.

3. Wir entschließen uns, unseren Willen und unser ganzes Leben der Sorge Gottes - Liebe im Verstehen - anzuvertrauen.

4. Wir machen gewissenhaft und furchtlos Inventur in unserem Inneren.

5. Wir gestehen Gott, uns selbst und einem anderen Menschen die genaue Art unserer Fehler ein.

6. Wir sind vorbehaltlos bereit, unsere Charakterfehler von Gott ausmerzen zu lassen.

7. Demütig bitten wir ihn, uns von unseren Mängeln zu befreien.

8. Wir machen eine Liste aller Personen, denen wir Unrecht zugefügt haben und nehmen uns vor, es ihnen allen wieder gutzumachen.

9. Wenn immer möglich, bemühen wir uns aufrichtig um direkte Wiedergutmachung an ihnen, ausgenommen, sie oder andere würden dadurch verletzt.

10. Wir machen täglich Gewissensinventur, und wenn wir Unrecht haben, geben wir es sofort zu.

11. Durch Gebet und Meditation versuchen wir, die bewußte Verbindung zu Gott - wie wir ihn verstehen - zu vertiefen, und bitten ihn um die Fähigkeit, seinen Willen für uns zu erkennen, und um die Kraft, ihn auszuführen.

12. Nachdem wir durch diese Schritte ein inneres Erwachen erlebt haben, versuchen wir, diese Botschaft an andere weiterzugeben, und uns in allen anderen Angelegenheiten nach diesen Grundsätzen zu richten.

Darüber hinaus jedoch sind Zusammensetzung und Ablauf der Gruppen zum Teil sehr unterschiedlich. Dieses macht die Organisation in ihren Zielsetzungen flexibler hinsichtlich der Berücksichtigung regionaler Besonderheiten und spezieller Bedürfnisse einzelner Teilnehmer. Diese regionalen Unterschiede allerdings erschweren eine exakte empirische Evaluation der Auswirkung der Teilnahme an Selbsthilfegruppen auf Betroffene. Ein weiteres wesentliches Hindernis für die wissenschaftliche Evaluation der Auswirkungen der Teilnahme an Selbsthilfegruppen auf Betroffene und der Wirksamkeit der Teilnahme an Selbsthilfegruppen bezüglich Alkoholabstinenz, Lebenszufriedenheit und anderer möglicher Ziele wird durch eine weitere Tatsache erschwert: Gemäß den Überzeugungen von AA ist die Anonymität der Mitglieder unbedingt zu schützen. Die wissenschaftliche Evaluation von Auswirkungen und Wirksamkeit von Selbsthilfegruppen ist letztlich nur durch einen Versuchsplan, der eine randomisierte Zuteilung zu verschiedenen Behandlungsbedingungen (z.B. Teilnahme an AA-Gruppen) vornimmt, möglich. Hier konnte bisher kein gemeinsamer Weg für Wissenschaftler und AA gefunden werden, obgleich die weite Verbreitung dieser und anderer Selbsthilfeorganisationen annehmen lassen, daß dafür ein hoher Bedarf besteht und daß diese Gruppen wichtige Funktionen für die Gruppenteilnehmer haben. Auswirkungen und Wirksamkeit von Selbsthilfegruppen ausschließlich an dem Zielkriterium Alkoholabstinenz zu messen, ist mehr als einseitig und andere Bereiche sollten bei künftigen Evaluationen von Selbsthilfegruppen vermehrt Beachtung finden. Gleichwohl ist die Antwort auf die Frage, ob die Teilnahme an Selbsthilfegruppen Auswirkungen auf den Verlauf hat und die Abstinenzrate beeinflußt und andere Fragen, die sich daraus ableiten, bedeutsam und wichtig. Auch wäre es sehr wichtig zu wissen, welche Alkoholiker sich am ehesten bei einer Selbsthilfegruppe aufgehoben fühlen und kontinuierlich teilnehmen, wenn sie z.B. vom Arzt, Psychologen oder Sozialarbeiter dorthin empfohlen wurden, und welche Alkoholiker von einer kontinuierlichen Teilnahme an Selbsthilfegruppen am meisten profitieren.

Leider ist die wissenschaftliche Literatur zu diesem Thema spärlich und methodisch in hohem Maße angreifbar. O'Leary et al. (1980) untersuchten Persönlichkeit, Psychopathologie und Trinkverhalten bei männlichen Alkoholikern hinsichtlich eines möglichen Zusammenhanges mit einer erfolgreichen Teilnahme an AA-Gruppen. Sie unterschieden aufgrund der Teilnahmehäufigkeit 3 Gruppen: keine, niedrige und hohe Teilnahmerate an den Selbsthilfegruppen. Die Stichprobe bestand aus 76 stationär behandelten Alkoholikern. Eine hohe Teilnahmerate bei AA-Gruppen korrelierte mit einer größeren Erfolgserwartung, mehr Ängsten, mehr körperlichem, seelischem und sozialem Verfall, mit gefühlsbetonter (und weniger intellektueller) Haltung und die 3 Gruppen mit unterschiedlich hoher Teilnahmefrequenz bei AA-Gruppen unterschieden sich hinsichtlich des Alkoholkonsums. Giannetti (1981) untersuchte 130 stationär bzw. ambulant behandelte männliche Alkoholiker. Teilnehmer an AA-Gruppen empfanden mehr Sinnerfüllung im Leben, hatten positivere Erwartungen hinsichtlich des weiteren Verlaufs und hatten im Vergleich zu Patienten, die nicht an AA-Gruppen teilnahmen, einen ausgeprägteren "Internal Locus of Control". Das Ausmaß an "Internal Locus of Control" und des Empfindens einer größeren Sinnerfüllung im Leben korrelierte mit der Dauer der Teilnahme an AA-Gruppen. Emrick (1987, 1989) analysierte und referierte ca. ein Dutzend wissenschaftlicher Arbeiten über Teilnahme an AA-Gruppen und schlußfolgerte, daß die meisten soziodemographischen Variablen, Variablen zum Trinkverhalten und Psychopathologie keinen Zusammenhang mit kontinuierlicher Teilnahme an AA-Gruppen zeigten. Ältere Patienten schlossen sich AA-Gruppen eher an als jüngere und Patienten mit Mehrfachabhängigkeiten und Patienten, die eine positive warme Atmosphäre in der Kindheit erlebten, nahmen eher kontiniuierlich an AA-Gruppen teil. Der Nachteil aller dieser Studien ist, daß keine randomisierte Zuteilung zu den Behandlungsbedingungen gegeben war. In den meisten Studien fanden sich darüber hinaus weitere gravierende methodische Mängel wie z.B. sehr hohe Ausfallquoten.

Leider mangelt es an empirischen Untersuchungen, die mit randomisierter Zuordnung die Auswirkung von Selbsthilfegruppen wie AA auf den Verlauf der Alkoholsymptomatik bzw. auf das Wohlbefinden der Angehörigen untersucht. Indirekte Hinweise zur Wirksamkeit von Selbsthilfegruppen finden sich in Verlaufsuntersuchungen wie z.B. Rand-Report II (Polich et al. 1981). In dieser Studie hatten Alkoholiker, die regelmäßig AA-Gruppen besuchten, eine höhere 4-Jahres-Abstinenzgruppe als Patienten, die nicht an derartigen Gruppen teilnahmen. Es ist allerdings nicht auseinanderzuhalten, ob es sich dabei um Selektionseffekte oder Auswirkungen der Selbsthilfegruppen handelt, da jene Patienten, die regelmäßig an Selbsthilfegruppen teilnahmen, auch eine positive Auslese hinsichtlich der Prognose darstellen können. Galanter et al. (1987, 1990) befaßten sich in mehreren Arbeiten mit Selbsthilfe bei Alkoholikern. In der letzten Arbeit beschrieben sie den Behandlungsverlauf bei 100 Ärzten mit Alkoholproblemen, die in einem kombinierten psychotherapeutischen Programm und "Peer-Led-Selfhelp" behandelt wurden. Durchschnittlich 3 Jahre nach Behandlungsbeginn berichteten alle, daß sie abstinent waren, und sie schätzten die Unterstützung durch die AA-Gruppen für den Verlauf in ihrem Falle als "wichtige professionelle Therapie" ein. In der bekannten Studie von Edwards et al. (1977) war ein komplexes Behandlungsprogramm, welches Teilnahme an AA-Gruppen, Medikation, stationäre Therapie und ambulante Therapie einschloß, nicht mehr wirksam bezüglich der Änderung von Alkoholkonsum und -problemen bei einer Nachuntersuchung ein Jahr später als eine einzige Beratungssitzung. In Anbetracht der weiten Verbreitung von Selbsthilfegruppen und des klinischen Eindrucks, daß die Teilnahme an diesen Gruppen für Patienten hilfreich sein kann, wäre es dringend erforderlich, methodisch fundierte Untersuchungen über Auswirkungen von Selbsthilfegruppen auf den Krankheitsverlauf bei Alkoholikern durchzuführen. Bis dato sind Patient, Angehörige und Kliniker hier nahezu ausschließlich auf ihre Intuition angewiesen (vgl. auch Miller u. Hester 1986).

In 2 Untersuchungen konnte aufgrund spezieller Umstände eine randomisierte Zuteilung zu den Behandlungsbedingungen vorgenommen werden. Ditman et al. (1987) teilten 301 gerichtlich verurteilte chronische Alkoholiker mit rechtlichen Vergehen einer von 3 Bedingungen zu: 1. keine Behandlung, 2. Therapie in einer Sucheinrichtung oder 3. Teilnahme an AA-Gruppen, wobei eine Teilnahme von mindestens 5 Gruppen über einen Zeitraum von 30 Tagen als Auflage nachgewiesen werden mußte. Ein Jahr nach dem Gerichtsurteil fanden sich keine signifikanten Unterschiede hinsichtlich der Rückfallrate oder erneuter Inhaftierung zwischen den 3 Gruppen.

Brandsma et al. (1980) teilten eine ähnliche Stichprobe (vom Gericht zugewiesene Alkoholiker) randomisiert einer der folgenden Behandlungsbedingungen zu: 1. unbehandelte Kontrollgruppe, 2. Teilnahme an AA-Gruppe, 3. psychodynamisch orientierte Gruppe zur Verbesserung der Introspektion, 4. rational-emotive Therapie durch professionellen Therapeuten sowie 5. rational-emotive Therapie durch einen paraprofessionellen Helfer. Mit der Stichprobe begannen bereits die methodischen Probleme dieser Studie. Nur 197 der 532 für die Studie kontaktierten Alkoholiker erklärten sich zur Mitarbeit bereit. Nur 104 Probanden blieben für wenigstens 10 Behandlungssitzungen dabei und wurden ein Jahr nach Therapieende nachuntersucht. Patienten, die der AA-Gruppe zugeteilt worden waren, brachen die Teilnahme am häufigsten ab; Patienten der AA-Gruppen-Bedingung und der rational-emotiven Therapiebedingung mit professionellem Therapeuten wiesen die niedrigsten Teilnahmequoten für jene Patienten, die die Teilnahme nicht völlig abgebrochen hatten, auf. Alle 4 Behandlungsgruppen schnitten hinsichtlich Trinkverhalten und legaler Probleme bei der 12-Monats-Katamnese besser ab als die unbehandelte Kontrollgruppe. Wenngleich in diesen beiden Studien eine randomisierte Gruppenzuteilung vorgenommen wurde, sind die anderen methodischen Mängel und Einschränkungen zur Stichprobe so gravierend, daß die Ergebnisse nur begrenzt verwertbar und auf keinen Fall generalisierbar sind. Es handelte sich um sehr selektierte Stichproben von gerichtlich verurteilten Alkoholikern, denen die gewisse Auflage gemacht wurde, an der jeweiligen Studie teilzunehmen. Dies steht auch im Konflikt mit der Konzeption von AA, daß die Teilnahme an den Selbsthilfegruppen freiwillig erfolgen muß. Schwächen in den Meßinstrumenten und Stichprobenschwund schränken die gefundenen Ergebnisse weiter ein. Dennoch stellen sie die bis dato stringentesten Untersuchungen für diese Teilpopulation gerichtlich verurteilter Alkoholiker dar. Unter den beschriebenen Bedingungen fand sich in keiner der beiden Studien ein vorteilhaftes Abschneiden für die AA-Gruppe, obgleich sich diese in der Studie von Brandsma hinsichtlich Trinkverhalten und gerichtlicher Probleme besser als die unbehandelte Kontrollgruppe darstellte. Ein wesentlicher Kritikpunkt an diesen Studien ist, daß sie vom Versuchsplan her dem, was in AA-Gruppen wirksam sein kann, keine wirkliche Chance gegeben haben, indem die Anzahl der geforderten Gruppenteilnahmen weit unter dem liegen, was von AA empfohlen wird.

Weiterhin gibt es einige quasi-experimentelle Studien, in denen zwar eine randomisierte Zuteilung zu den Behandlungsbedingungen nicht möglich war, im Versuchsplan aber ein deutlicher Schritt in diese Richtung versucht wurde. Smith (1985, 1986) verglichen Männer und Frauen, die in einem "Halfway House Setting" behandelt wurde, mit Patienten, die in räumlicher Trennung davon in einer stationären Entgiftungseinrichtung aufgenommen waren. Die Autoren gaben an, daß sich die Patienten in den beiden unterschiedlichen Settings hinsichtlich einer Vielzahl relevanter Ausgangsmerkmale nicht unterschieden, ohne dazu Näheres darzustellen. Es wäre verwunderlich, wenn tatsächlich keinerlei Unterschiede zwischen den beiden Stichproben bei Beginn der Studie bestanden hätten, denn Selektionsmechanismen können auf sehr vielschichtige Weise Einfluß nehmen. Die Patienten des "Halfway-House" nahmen täglich an AA-Gruppen oder an einem Arbeitsprogramm teil. Nachuntersuchungen erfolgten zwischen 14 und 19 Monaten nach Behandlungsende und fielen günstig für die Behandlungsbedingungen "Halfway House plus AA" aus (90% der Frauen, 75% der Männer mit der Behandlung "Halfway House plus AA" versus 73% der weiblichen und 73% der männlichen Patienten der Kontrollbedingungen). Die von den Patienten selbst angegebenen Raten kontinuierlicher Abstinenz waren in hohem Maße unterschiedlich zwischen den beiden Behandlungsbedingungen. Patienten der "Halfway House plus AA-Bedingungen" zeigten Abstinenz in 79% (Frauen) bzw. 62% (Männer); die Vergleichszahlen für die Kontrollbedingungen waren 3% für Frauen und 5% für Männer. Kritisch ist anzumerken, daß die Kontrollbedingung eher als Bedingung minimaler Gruppentherapie angesehen werden muß. Die Ausgangsstichproben, die verglichen wurden, dürften kaum zu Beginn gleich gewesen sein, so daß der Versuchsplan weit von einer randomisierten Zuteilung entfernt ist. Die Katamnese-Ergebnisse wurden von zwei verschiedenen Interviewern erfaßt, von denen der eine am Therapieprogramm beteiligt war und damit möglicherweise einen Bias eingebracht haben kann. Auch wurden die Selbstaussagen der Patienten nicht über Angehörige verifiziert. Schließlich stellt die Studie keinen reinen Vergleich dar zwischen "AA-Teilnahme ja" versus "AA-Teilnahme nein", sondern alle Patienten nahmen an einem stationären oder teilstationären umfassenden Behandlungsprogramm teil.

Alle 3 Jahre gibt AA Informationen über Zahl der Teilnehmer, Zahl der Teilnahmen, Anzahl der Gruppen, Abstinenz etc. heraus. Eine stratifizierte Zufallsstichprobe von 7.611 AA-Mitgliedern in den USA und Kanada wurde kürzlich befragt (AA World Services 1984). Von den Befragten waren (gemäß ihren eigenen Angaben) 38% weniger als ein Jahr kontinuierlich abstinent hinsichtlich Alkohol und anderer Drogen, 14% wiesen Abstinenz über ein oder zwei Jahre auf und 48% waren über 2 oder mehr Jahre kontinuierlich trocken. Bei einer früheren AA-Befragung (AA World Services 1981) wurde berichtet, daß 50% der neuen AA-Mitglieder an dem Programm für weniger als 3 Monate teilgenommen hatten. AA-Mitglieder, die weniger als ein Jahr Abstinenz aufweisen konnten, hatten dem Bericht zufolge nur eine Chance von 41%, auch über das nächste Jahr abstinent zu bleiben. Dagegen nahm für jene, die ein bis 5 Jahre Abstinenz aufweisen konnten, der Anteil derjenigen, die auch im kommenden Jahr abstinent bleiben würden, auf 86% zu. AA-Mitlieder mit mehr als 5 Jahren Trockenheit hatten eine sehr gute Chance (92%), auch im nächsten Jahr trocken zu bleiben. Der Report basiert allein auf Selbstauskünften der Betroffenen und dürfte eine Anreicherung von Personen, die stark in AA-Gruppen engagiert sind, darstellen. Somit könnten die Ergebnisse zugunsten von AA verzerrt sein.

Weiterhin gibt es eine Reihe von Studien, bei denen die Teilnahme an AA-Gruppen ein wesentlicher Bestandteil des Gesamtbehandlungsprogrammes darstellte, doch vermischen sich hier Selektionsprobleme und Einflüsse weiterer wesentlicher Behandlungsvariablen (Alford 1980; Spicer u. Barnett 1980; Hoffmann et al. 1983).

Eine ganze Reihe von Studien befaßten sich mit der Analyse des Zusammenhangs zwischen Teilnahme an AA-Gruppen und Behandlungsergebnis (Thorpe u. Perret 1959; Rossi 1970; Bateman u. Petersen 1971; Polich et al. 1980; Zimberg 1980; Kolb et al. 1981; Hoffman et al. 1983; Fink et al. 1985; Lawrence et al. 1987). Der Anteil der Patienten, die an AA-Gruppen teilnahmen, an den Patienten mit positivem Behandlungsergebnis in diesen Behandlungsstudien, in denen AA-Teilnahme mehr eine Randvariable darstellte, schwankte zwischen 17% und 84%, wobei ein mittlerer Wert von etwa 45% als plausibel angenommen werden könnte. Schließlich sei auch noch die oben beschriebene Studie von Vaillant (1983) erwähnt. Die von ihm über viele Jahre untersuchten 116 "Straßenjungen" wiesen multiple Symptome des Problemtrinkens auf. 49 von ihnen konnten zumindest für ein Jahr abstinent von Alkohol leben und 21 schafften die Einhaltung der Alkoholabstinenz für mindestens 3 Jahre. 37% von denjenigen, die zumindest über ein Jahr abstinent waren, und 38% von denen, die langzeitige Abstinenz erzielt hatten, waren in AA-Gruppen kontinuierlich engagiert.

Folgerungen: Empirie und Praxis klaffen bezüglich der Einschätzung der Auswirkungen auf den Verlauf und der Wirksamkeit von Selbsthilfegruppen zur Verbesserung der Trinksituation und anderer Bereiche weit auseinander. Paradox ist in dieser Situation die weite Verbreitung von AA und anderen Selbsthilfeorganisationen und der sich darin ausdrückende offensichtliche Bedarf für derartige Gruppen und Organisationen einerseits und die geringe Zahl von Evaluationsstudien dazu (quantitativ) und der niedrige methodische Standard der meisten dieser Studien (qualitativ) andererseits. Beschränkung finanzieller Mittel, unterschiedliche Konzeptionen und daraus resultierende Restriktionen für wissenschaftliche Evaluation, mangelnde partnerschaftliche

Kooperation zwischen Selbsthilfeorganisationen und Wissenschaftlern, praktische Schwierigkeiten und Mängel bei Planung und Durchführung von Untersuchungen müssen zu der pessimistischen Feststellung führen, daß bis dato einige, in ihrer Aussage sehr unterschiedliche Ergebnisse von Evaluationsstudien vorliegen. Damit sind bis heute die beiden Fragen 1. hat die Teilnahme an Selbsthilfegruppen für Alkoholiker (AA-Gruppen) eine positive Wirkung bezüglich Rückfallprävention und günstigem Verlauf? und 2. hat die Teilnahme an derartigen Gruppen Auswirkungen auf andere Bereiche, wie Lebenszufriedenheit, Partnerschaft, Kinder etc.? unbeantwortet. Noch weiter weg sind wir von der Beantwortung der 3. Frage, welche Alkoholiker am ehesten von der Teilnahme an Selbsthilfegruppen profitierten (differentielle Indikation). Andererseits ist die Thematik von so großer Bedeutung, daß dringend Strategien zur Evaluation von Selbsthilfegruppen und ihrer Auswirkung auf den Alkoholiker integriert werden müssen. Dies wird letztlich nur mit einer partnerschaftlich engen Zusammenarbeit zwischen Wissenschaftlern und den Selbsthilfeorganisationen gehen können. Ein erster Ansatz zur wissenschaftlichen Untersuchung von Organisationsstruktur und soziologischen Aspekten der (Schweizer) AA-Gruppen wird derzeit am Institut Suisse pour la Prophylaxie de l'Alcoholisme (Lausanne) von Rehm et al. (1991) unternommen.

2 Ziele und Methodik der Münchner Therapieevaluationsstudie unter Einbeziehung des sozialen Umfeldes

2.1 Hauptziele der Untersuchung

Beim gegenwärtigen Stand der Forschung erscheint es uns besonders wichtig, bestehende Konzepte der Behandlung bei Alkoholikern unter Einbeziehung des sozialen Umfeldes bezüglich ihrer Wirksamkeit zu untersuchen (statt den bestehenden theoretischen Konzeptionen weitere hinzuzufügen). Neben den übrigen beträchtlichen Schwierigkeiten der Psychotherapieforschung (Stichprobengröße, Zusammensetzung der Vergleichs- und Kontrollgruppe, Homogenität der Gruppen, Beteiligungsraten, Unterschiede zwischen geplanter und tatsächlich durchgeführter Therapie etc.) stellt sich bei familienzentrierten Untersuchungen besonders auch das Problem der Festlegung geeigneter Erfolgskriterien. Wie Steinglass (1977) vermerkte, genügt es nicht, den Therapieerfolg allein an der Abstinenz der Patienten zu messen. Es müssen darüber hinaus zusätzliche Kriterien bezüglich des Zustandes des Patienten und des Zustandes der relevanten Angehörigen sowie Merkmale der Beziehung und Interaktion zwischen Patienten und Angehörigen berücksichtigt werden.

Unsere Untersuchung wurde als eine Verlaufsuntersuchung bei stationär behandelten, alkoholabhängigen Männern und Frauen konzipiert, welche in einem definierten Zeitraum von Mai 1983 bis Mai 1985 im Rahmen eines 6wöchigen stationären Behandlungsplanes mit nachfolgender 6wöchiger ambulanter Nachbetreuung behandelt wurden. Es handelt sich um konsekutive Aufnahmen von Patienten für turnusmäßig alle 6 Wochen neu beginnende stationäre Gruppen.

Hauptfragestellung und Ziele waren:
1. *Analyse des Verlaufes in mehreren Querschnitten* (Aufnahme, Ende der stationären Behandlung, Ende der ambulanten Behandlung, 6-Monats-Katamnese, 1 1/2-Jahres-Katamnese) und Analyse prognostischer und verlaufsbeeinflussender Faktoren. In diesem Zusammenhang wurden Faktoren der körperlichen Gesundheit, Persönlichkeitsfaktoren, soziodemographische Merkmale, Trinkverhalten, psychische Symptomatik sowie Psychotherapeutenmerkmale berücksichtigt.
2. Einen besonderen Schwerpunkt der *Analyse verlaufsbeeinflussender und prädiktiver Faktoren stellten Variablen des sozialen Umfeldes* dar. Hier wurden bei Patienten, die einen (Ehe-) Partner hatten, die Art der Partnerschaft, verschiedene Variablen des Partners und spezielle Aspekte der Partnerbeziehung berücksichtigt, zu deren Erfassung spezielle Erfassungsinstrumente verwendet wurden.
3. Im Rahmen einer vergleichenden Therapieevaluationsstudie erhielten alle Patienten eine gleichartige stationäre Grundversorgung, die bei der Hälfte der Patienten ergänzt wurde durch einen zusätzlichen Fokus auf Aspekte der Selbsthilfe und bei der anderen Hälfte durch einen zusätzlichen Fokus auf die Einbeziehung des relevanten sozialen Umfeldes des Patienten im Rahmen von Familiengesprächen und Angehöri-

gengruppen bei etwa gleicher Therapiezeit für beide Gruppen (individuenzentrierte Gruppe versus umfeldzentrierte Gruppe). Die wesentlichen Hypothesen dazu waren: 1. Durch systematische Einbeziehung des relevanten sozialen Umfeldes kann die Erfolgsquote bei den Patienten in der Katamnese erhöht werden. 2. Eine Einbeziehung des sozialen Umfeldes in Form von Familiengesprächen und Angehörigengruppen führt zu einer Veränderung der Beziehung, die sich auch in den Variablen außerhalb des Trinkverhaltens bei Patient und bei der Hauptbezugsperson niederschlagen.

2.2 Versuchsplan

Bei der hier dargestellten Münchner Therapieevaluationsstudie unter Einbeziehung des sozialen Umfeldes handelte es sich um ein kontrolliertes Experiment. Zugrundegelegt wurde ein *einfaktorieller, multivariater und multirepetitiver Versuchsplan* (vgl. Lienert 1978) Die experimentelle Zusatzbehandlungsbedingung A (familienzentrierte Intervention bei Alkoholkranken) wurde bezüglich ihrer Wirksamkeit überprüft durch den Vergleich mit einer Vergleichsgruppe B, die in ihrer Zusammensetzung (Alter, Geschlecht, Krankheitsdauer) der Gruppe A weitestgehend entsprach. Es erfolgte eine randomisierte Zuordnung der Patienten zu den Zusatzbehandlungsbedingungen A und B.

Einfaktoriell war der Versuchsaufbau, weil die Zuweisung der verwendeten Therapiebausteine die einzige Bedingung war, die von den Versuchsleitern systematisch variiert wurde. Andere Bedingungen, die auf den Erfolg des Experimentes (Behandlungsergebnisse) ebenfalls Einfluß nehmen könnten, wurden im Experiment nicht selbst hergestellt, sondern sind stattdessen weitestmöglich als Kovariate datenmäßig erfaßt worden. Damit sollte der Anspruch erfüllt werden, Aussagen zu einer differentiellen Indikation der verwendeten therapeutischen Maßnahmen zu treffen.

Der Versuchsplan war multivariat, da die Auswirkungen der experimentellen Bedingung auf mehreren, unterschiedlichen Verhaltens- und Einstellungsebenen überprüft wurden. Therapieerfolg wurde nicht eindimensional lediglich hinsichtlich Abstinenz von Alkohol erfaßt. Vielmehr wurden auch die Auswirkungen auf die soziale Integration der Patienten (Berufsleben, Partnerschaft), auf ihre Persönlichkeitsentwicklung und auf ihre soziale Kompetenz analysiert.

Multirepetitiv war der Versuchsaufbau, weil bei jedem Patienten Messungen zu 5 verschiedenen Zeitpunkten vorgenommen wurden (Aufnahme, Entlassung aus stationärer Behandlung, Ende der ambulanten Nachbehandlung, Halbjahreskatamnese, Eineinhalb-Jahres-Katamnese). Dadurch wurde es zumindest ansatzweise möglich, den Verlauf der von uns gemessenen Variablen in Abhängigkeit von der experimentellen Bedingung nicht nur als lineare Entwicklung zu begreifen, sondern auch eventuelle kurvilineare Effekte sichern zu können.

2.2.1 Experimentelle Bedingungen

Routinemäßig erhielten Patienten mit Alkoholabhängigkeit auf der Suchtstation der Psychiatrischen Universitätsklinik München während der dort praktizierten mittelfristigen Entwöhnungsbehandlung über 6 Wochen stationärer Therapie ein Behandlungsangebot, welches die folgenden Bausteine enthielt: 1. Konfliktzentrierte Gruppe, 2. Soziale-Kompetenz-Gruppe, 3. Autogenes Training, 4. Ergotherapie, 5. Informationsvermittlung und 6. Sport- und Bewegungstherapie.

Diese 6 Therapiebausteine erhielten die Patienten beider Behandlungsbedingungen A und B ohne Unterschied. Die systematisch variierte experimentelle Bedingung war die *randomisierte Zuweisung* der Patienten zu einem der folgenden zusätzlichen Bausteine:

A: "Angehörigenbetreuung und Familiengespräche" oder
B: "Förderung der Selbsthilfe der Patienten"

Eine nähere inhaltliche Beschreibung dieser Behandlungsbausteine ist im Abschnitt 2.4 zu finden. Von den 25 Betten der Suchtstation der Psychiatrischen Universitätsklinik standen jeweils ca. 12 für die Patienten der 6 Wochen dauernden Entwöhnungsbehandlung zur Verfügung. Weil es nicht sinnvoll erschien, daß die ca. 12 Patienten einer Behandlungsgruppe in den 6 Wochen unterschiedliche Behandlungen erhielten, wurde jeweils eine gesamte Therapiegruppe nach dem Zufallsprinzip der Zusatzbehandlungsbedingung A bzw. B zugewiesen. Diese Zuweisung erfolgte erst, nachdem die Gruppenzusammensetzung im einzelnen feststand. Jede Therapiegruppe wurde für 6 Wochen stationär und weitere 6 Wochen ambulant (also insgesamt 12 Wochen) behandelt. Im 6wöchigen Turnus begannen neue Therapiegruppen, so daß jeweils eine Gruppe stationär und die Vorläufergruppe noch ambulant behandelt wurde. Insgesamt wurden im Rahmen dieser Studie 16 Therapiegruppen untersucht: Die erste gelangte am 26.05.83, die letzte Gruppe am 02.05.85 zur Aufnahme. Folgende Zuweisung der Gruppen zu den Bedingungen A und B wurde ausgelost: Gruppe 2, 4, 8, 9, 11, 12, 13 und 16 erhielten Zusatzbaustein A (Angehörigenbetreuung) und die übrigen Gruppen (1, 3, 5, 7, 10, 14 und 15) erhielten Zusatzbaustein B (Förderung der Selbsthilfe).

Von den knapp 200 Patienten dieser 16 Therapiegruppen wurden N=100 Patienten, die folgende *Auswahlkriterien* erfüllten, für die Therapieevaluationsstudie ausgewählt:
 1. Hauptdiagnose: ICD 9 303.0 (Alkoholabhängigkeit)
 2. Alter zwischen 20 und 60 Jahren
 3. Patient hat eine oder mehrere wichtige Bezugspersonen, die auch prinzipiell in der Lage und gewillt sind, an einer Angehörigengruppe und familienzentrierten Therapiesitzungen teilzunehmen
 4. freiwillige Teilnahme und Bereitschaft zu Nachuntersuchungen

Ausschlußkriterien für die Aufnahme in die Studie waren:
 1. Das Vorliegen einer Psychose (ICD 9 Nr. 290 bis 299)
 2. Zusätzliches Vorliegen einer organischen Hirnerkrankung oder einer Oligophrenie (ICD 9 Nr. 317 bis 319)
 3. IQ unter 90 (nach HAWIE)
 4. Zusätzliches Vorliegen einer Drogenabhängigkeit (ICD 9 Nr. 304.0, 304.2 oder 304.4) sowie
 5. das Vorliegen einer Alkoholabhängigkeit nur als Nebendiagnose bei im Vordergrund stehender Medikamenten- oder Drogenabhängigkeit.

Kriterien für Bezugspersonen der in die Studie aufgenommenen Patienten:
Eine allzu enge Einschränkung der Definition "Bezugsperson" (z.B. nur Ehepartner) wurde vermieden, weil damit die Repräsentativität dieser Stichprobe erheblich eingeschränkt und die praktische Durchführung der Untersuchung beträchtlich erschwert worden wäre. Um eine ausreichende Homogenität der einbezogenen Bezugspersonen zu gewährleisten, galten folgende Minimalkriterien:

1. Der Angehörige sollte die voraussichtliche Hauptbezugsperson des Patienten für die Zeit nach der Klinikentlassung sein.

2. Er sollte der gleichen oder älteren Generation wie der Patient entstammen (Ausschluß von Kindern des Patienten).

3. Die Bezugsperson sollte eine engere emotionale Bindung zum Patienten (seit mindestens 3 Monaten, um Kurzbekanntschaften auszuschließen) aufweisen.

4. Die Kontaktdichte ("Face to Face-Contact"; vgl. Leff 1977) sollte 5 Stunden durchschnittlich pro Woche während der zurückliegenden 3 Monate nicht unterschritten haben.

2.2.2 Grenzen des Versuchsplanes

Die Größe der so ausgewählten Untersuchungsgruppen schwankte zwischen n = 4 und n = 9. Wegen des langen Zeitraumes von mehr als 2 Jahren, über den hinweg sich die Behandlung aller Gruppen nacheinander erstreckte, war zu kontrollieren, inwieweit etwa Veränderungen von Art und Qualität des klinischen Angebotes (z.B. Kompetenz- und Erfahrungszuwachs bei den Therapeuten, institutionelle Veränderungen in der Klinik) über den Gesamtzeitraum aller Therapien erfolgten, und damit die experimentellen Bedingungen nicht konstant geblieben sind.

Ein zweites Risiko dieser Versuchsanordnung bestand in der Tatsache, daß jeweils nur ein Teil der Patienten in den Untersuchungsplan einbezogen werden konnte. Um im Rahmen der Untersuchung Behandlungsgruppen von ausreichender Teilnehmerzahl (8 - 12 Patienten) zusammenstellen zu können, war es erforderlich, auch einige Patienten, die keinen Partner aufweisen konnten (und somit nicht für das Projekt in Frage kamen), in die Behandlungsgruppe mit aufzunehmen. Es ist vorstellbar, daß mitbehandelte "Nicht-Projektpatienten" (ohne Partner), wenn sie registrierten, daß ihre Mitpatienten noch zusätzlich eine weitere Behandlung (Familiengespräche) erfuhren, darauf auch innerlich reagierten. Sie könnten sich als "Patienten zweiter Klasse" gefühlt und in den gemeinsamen 6 Behandlungsbausteinen das Klima der Therapiegruppe verändert haben. In der klinischen Beobachtung durch die Therapeuten war allerdings kein derartiger Verschlechterungseffekt, wohl aber tendenziell dessen Gegenteil feststellbar: Die Projektpatienten der Behandlungsgruppe A waren infolge der Tatsache, daß nur ein Teil der Therapiegruppe Familiengespräche und Angehörigengruppe erhielt, schwieriger zur Teilnahme an diesen Behandlungsbausteinen zu motivieren.

Wie für alle Psychotherapiestudien, so bestand auch in dieser Untersuchung das Problem einer geeigneten Festlegung einer Kontrollgruppe. Eine "Placebo"-Behandlung ist auf dem Sektor der Psychotherapie kaum als Kontrollbedingung realisierbar, weil das entscheidende Kriterium für ein Placebo, die Gabe einer unwirksamen Substanz bei äußerlich identischen Therapiebedingungen (Engel 1986), für die substanzlos in menschlicher Interaktion sich begründende Psychotherapie theoretisch unmöglich ist. Tatsächlich wirken ja bekanntlich unterschiedliche Therapieformen zu einem beträchtlichen Ausmaß unspezifisch über die bloße menschliche Hinwendung zum Patienten. Zur Kontrolle dieses Effektes wurden hier (vgl. Abb. 7) im Therapiearm B zeitgleich zu den familientherapeutischen Sitzungen in A selbsthilfeorientierte Gesprächsgruppen angeboten. Von diesen Gesprächen kann mit hoher Plausibilität vermutet werden, daß sie keine spezifische Wirkung auf die Ehe- oder Familiensituation der Patienten in B entfalteten. Diese Wirkung erhofften wir uns aber genau von den Zusatzbausteinen in A. Für die Patienten wurde also ein "Quasi-Placebo-Kontrollgruppen-Design" realisiert. Auf der Seite der Angehörigen wird (vgl. Abb. 7) eine Behandlungsmaßnahme (Familiengespräche und eine separate Angehörigengruppe) mit einer unbehandelten Kontrollgruppe (Angehörige aus B waren nicht involviert) verglichen.

Diese Strategie erlaubt den Vergleich einer familientherapeutischen Intervention mit einer "Minortherapie" (hier: unbehandelte Angehörige), was der neuartigen Interventionsform bessere Chancen einräumt, ihre gesamte Wirkung (spezifische plus unspezifische Faktoren!) in Kontrast zur unbehandelten Gruppe B zu demonstrieren (vgl. auch Baumann 1986). Dieses doppelte Kontrollgruppendesign erschien als der beste Ausweg aus dem Placebo-Problem (Hippius et al. 1986) in der psychotherapeutischen Evaluationsforschung.

2.3 Stichprobenbeschreibung

Die untersuchte Stichprobe unserer Therapieevaluationsstudie umfaßte 100 Patienten mit Alkoholabhängigkeit gemäß der ICD 9-Kriterien. Dabei waren die Frauen mit einem Anteil von 42% gegenüber dem Anteil an weiblichen Alkoholkranken in der Allgemeinbevölkerung (vgl. Fichter et al. 1986) und in vielen anderen Behandlungsstichproben (vgl. Küfner et al. 1986) deutlich überrepräsentiert. Die Verteilung wichtiger soziodemographischer Merkmale unserer gesamten Stichprobe ergibt sich aus Tabelle 2.

Bemerkenswert ist die hohe Zahl von Arbeitslosen unter den Patienten unserer Stichprobe. Die Quote von 23% Arbeitslosen stimmt fast exakt überein mit der von Küfner et al. (1986) veröffentlichten Zahl von 22,8% Arbeitslosen unter den Alkoholpatienten/-innen für eine größere Zahl von stationären Behandlungseinrichtungen der gesamten Bundesrepublik. Deutlich erhöht ist in unserer Stichprobe die Zahl der Patienten mit einem höherqualifizierten Schulabschluß oder gar mit einem Hochschulstudium. Auch hatten in unserer Stichprobe 28% der Patienten eine gymnasiale Ausbildung (Abitur) abgeschlossen; die entsprechende Zahl in der Untersuchung von Küfner et al. war 8,1%. Der Ort der Therapie (Psychiatrische Universitätsklinik) und das Selektionskriterium einer bestehenden Partnerbeziehung waren also mit einer deutlichen Verzerrung in Richtung auf einen höheren Bildungsabschluß (und damit verbunden auch der Zugehörigkeit zu einer höheren Sozialschicht) der Patienten unserer Studie im Vergleich zum durchschnittlichen "Patientengut" bundesdeutscher alkoholbehandelnder Institutionen verbunden. Diese Tatsache muß bei der Interpretation der Ergebnisse berücksichtigt werden.

Tab. 2. Verteilung soziodemographischer Merkmale der Patienten unserer Studie

Zusatz-baustein	Therapiegruppe mit Zusatzbaustein		Gesamt-gruppe
	Angehörigen-gruppe u. Familiensitzungen (A)	Selbsthilfe-gruppe (B)	
Anzahl	n = 49 (100 %)	n = 51 (100 %)	n = 100 (100 %)
mittleres Alter	37,53 Jahre	38,35 Jahre	37,95 Jahre
SD	8,2 Jahre	8,4 Jahre	8,3 Jahre
Anteil der Frauen	44,9 %	39,2 %	42 %
Anteil der Männer	55,1 %	60,8 %	58 %
Familienstand			
- ledig	34,7 %	20,0 %	27 %
- verheiratet	42,9 %	54,0 %	48 %
- getrennt	2,0 %	8,0 %	5 %
- geschieden	20,4 %	16,0 %	18 %
- verwitwet	0,0 %	2,0 %	1 %
Wohnsituation			
- eigener Haushalt	83,7 %	88,0 %	86 %
- bei Eltern	16,3 %	8,0 %	12 %
- sonstiges	0,0 %	4,0 %	2 %
Berufliche Stellung			
- Selbständige	6 %	4 %	5 %
- Beamte	10 %	10 %	10 %
- Angestellte	32 %	46 %	39 %
- Arbeiter	6 %	6 %	6 %
- Rentner	2 %	0 %	1 %
- Hausfrauen	12 %	4 %	8 %
- in Ausbildung	6 %	0 %	3 %
- Soldat	2 %	6 %	4 %
- Arbeitslos	24 %	22 %	23 %
Schulabschluß			
- Hauptschule ohne Abschluß	4 %	6 %	5 %
- Hauptschule qualifiziert/Berufsschule	40 %	38 %	39 %
- mittlere Reife	30 %	24 %	27 %
- Abitur	24 %	18 %	21 %
- Hochschule	6 %	8 %	7 %

Tab. 3. Alkoholismusrelevante Symptome und Syndrome bei Aufnahme zur stationären Behandlung

Symptom	Anteil bei Männern (n = 58) %	Anteil bei Frauen (n = 42) %	Gesamt (n = 100) %
Unruhe	82,8	83,3	83
Angst	63,8	73,8	68
Eifersuchtsideen	25,9	24,4	25
Erregung unter Alkohol	41,4	47,6	44
Erinnerungslücken	55,2	66,7	60
Krampfanfälle	6,9	9,8	8
Delir	6,9	7,3	7
Halluzinose	1,7	2,4	2
Kontrollverlust	81,0	88,1	84
Korsakow-Syndrom	0,0	0,0	0

Tab. 4. Erlittene Konsequenzen aus Alkoholkonsum (Aufnahme)

Konsequenz	Männer (n = 58)	Frauen (n = 42)	Gesamt (n = 100)
Pflegschaft	3,5 %	9,8 %	6 %
Führerscheinverlust	50,9 %	14,6 %	36 % *)
Arbeitsplatzverlust	40,4 %	31,7 %	37 %
Scheidung	15,8 %	22,0 %	18 %
Suizidversuch	21,1 %	29,3 %	25 %
Delinquenz	42,1 %	10,0 %	29 % *)

*) $p < 0,0005$ (Chi-Quadrat-Test)

18% unserer Patienten arbeiteten vor Aufnahme der Therapie in einem alkoholgefährdeten Beruf, 5% in einem typischen Alkoholberuf. Die Patienten rekrutierten sich hauptsächlich aus dem Großstadtbereich (München). Patienten aus ländlichen Wohnorten (außerhalb Münchens) waren kaum in der Stichprobe vertreten (5%).

Folgende Fakten geben ein Bild von Schweregrad und Dauer des Alkoholproblems der Patienten unserer Stichprobe: 52% der Patienten hatten eine Lebererkrankung erlitten. Eine Polyneuropathie lag bei 14% vor. 10% der Patienten wiesen ein oder mehrere vorangegange Delirien auf. 9% der Patienten waren bereits einmal an einem Ulcus und 14% an einer Pankreatitis erkrankt (Tabelle 3).

Geschlechtsspezifische Unterschiede hinsichtlich der in Tabelle 3 dargestellten Symptome und Syndrome waren nicht feststellbar. Nur 5% der Patienten wiesen zum Zeitpunkt der Aufnahme keine der in Tabelle 3 aufgelisteten Störungen auf. Der Alkoholkonsum hatte bei den Patientinnen und Patienten unserer Stichprobe bis zum Aufnahmezeitpunkt bereits zu beträchtlichen Konsequenzen geführt, deren Häufigkeiten getrennt für Männer und Frauen in Tabelle 4 dargestellt sind. Es zeigten sich somit die erwarteten geschlechtsspezifischen Unterschiede im Verhalten und in der Reaktion des sozialen Umfeldes auf den Alkoholismus. Männer der Stichprobe wiesen häufiger als Frauen juristische Sanktionen auf, während für Frauen tendenziell Scheidungen, Pflegschaften und Suizidversuche häufiger waren. Aspekte der bisherigen Suchtkarriere der Patienten sind in Tabelle 5 getrennt für Patienten der beiden Zusatzbehandlungsbedingungen A und B dargestellt.

Tab. 5. Verteilung von Merkmalen der bisherigen Suchtkarriere

	Patienten mit Zusatzbehandlungsbedingung:		
	Angehörigengruppe u. Familiensitzungen (A) (n = 49)	Förderung der Selbsthilfe (B) (n = 51)	Gesamtgruppe
Dauer der Alkoholabhängigkeit (Jahre)	5,75	6,53	6,15
durchschnittliche Trinkmenge (ml reiner Alkohol/Tag)			
- Männer	278	228	252
- Frauen	184	182	183
durchschnittliche Anzahl von Fällen mit familiärem Alkoholismus	0,37	0,41	0,39
Alkoholismustyp des Patienten (nach Jellinek)			
- Alpha	4 %	2 %	3 %
- Beta	0 %	0 %	0 %
- Gamma	80 %	86 %	83 %
- Delta	10 %	12 %	11 %
- Epsilon	6 %	0 %	3 %

Zur Kontrolle, ob nicht etwa schon von vorneherein Unterschiede zwischen den Patienten der beiden Zusatzbehandlungsbedingungen (A und B) vorlagen, welche dann für den Vergleich der Therapieeffekte Störvariablen gewesen wären, wurden zahlreiche statistische Tests gerechnet. Alle gerechneten und im folgenden aufgelisteten statistischen Ergebnisse waren nicht signifikant. Im einzelnen wurden Varianzanalysen bezüglich folgender Variablen berechnet: durchschnittliche Alkoholmenge täglich vor Therapiebeginn, Anzahl vorbehandelnder Institutionen, Anzahl vorangegangener Entgiftungen, Anzahl vorangegangener Entwöhnungsbehandlungen, Dauer des bisherigen Alkoholverbrauchs, Dauer der bisherigen Alkoholabhängigkeit, Anzahl der vom aufnehmenden Arzt registrierten Symptome, Anzahl der berichteten erlittenen Konsequenzen, Altersverteilung in den Therapiegruppen, alle 9 Psychotizismusskalen des SCL 90-R, alle 12 Persönlichkeitsskalen des FPI, alle 6 Skalen des Unsicherheitsfragebogens, beide Skalen des Camberwell Family Interviews, beide Skalen des Fragebogens "Einstellung (des Angehörigen) zum Patienten" (EzP) und Gesamtwert der Befindlichkeitsskala (BfS); außerdem wurden Chi^2-Tests berechnet bezüglich der Variablen "vorangegangener Besuch von Selbsthilfegruppen" und "Geschlechterverteilung in den Therapiegruppen" sowie ein Mann-Whitney-Test bezüglich möglicher Unterschiede im MALT-Gesamtwert sowie t-Tests bezüglich aller 3 Skalen des Motivationsfragebogens (MOTT) und die Gesamtwerte der Beschwerdenliste. In allen Variablen ergaben sich bei Aufnahme keinerlei Unterschiede zwischen den Patienten, die randomisiert der Zusatzbedingung A bzw. B zugeteilt wurden. Somit waren beide Patientengruppen bei der Aufnahme hinsichtlich der untersuchten Merkmale gleich. Das Ergebnis ist ein Beleg für unsere erfolgreiche Randomisierungsprozedur. Das Problem der wiederholten Testung ist in diesem Zusammenhang nicht durch eine Alpha-Adjustierung zu beantworten, weil ja die Sicherung möglicher Unterschiede unter den günstigsten Bedingungen (ohne Adjustierung des Risikos eines Fehlers erster Art) nicht gelang. *Nicht* zu adjustieren war in diesem Fall die konservativste Schätzmethode.

2.4 Beschreibung der Behandlung

2.4.1 Basistherapieprogramm beider Therapiegruppen

Das Basistherapieprogramm bestand aus insgesamt 6 Bausteinen, welche in einem integrierten Konzept miteinander verbunden waren. In diesem Konzept waren psychodynamische, verhaltenstherapeutische und (für Zusatzbaustein A) systemische familientherapeutische Ansätze miteinander in einem sinnvollen Gesamtkonzept integriert (Abb. 7).

Baustein 1: *Konfliktzentrierte Psychotherapiegruppe* (dreimal wöchentlich à 90 Minuten): In dieser tiefenpsychologisch fundierten, konfliktzentrierten Gruppe wurden das aktuelle Verhalten und emotionales Erleben und Ausdruck sowie verborgene und unbewußte Anteile der Person in gruppendynamischen Prozessen bearbeitet. Im Rahmen der Gruppe wurden Gruppenkohäsion und das Enstehen einer therapeutischen Gemeinschaft von therapeutischer Seite unterstützt. Dies erforderte eine tragfähige Vertrauensgrundlage, basierend auf Offenheit und Ehrlichkeit, aber auch eine ak-

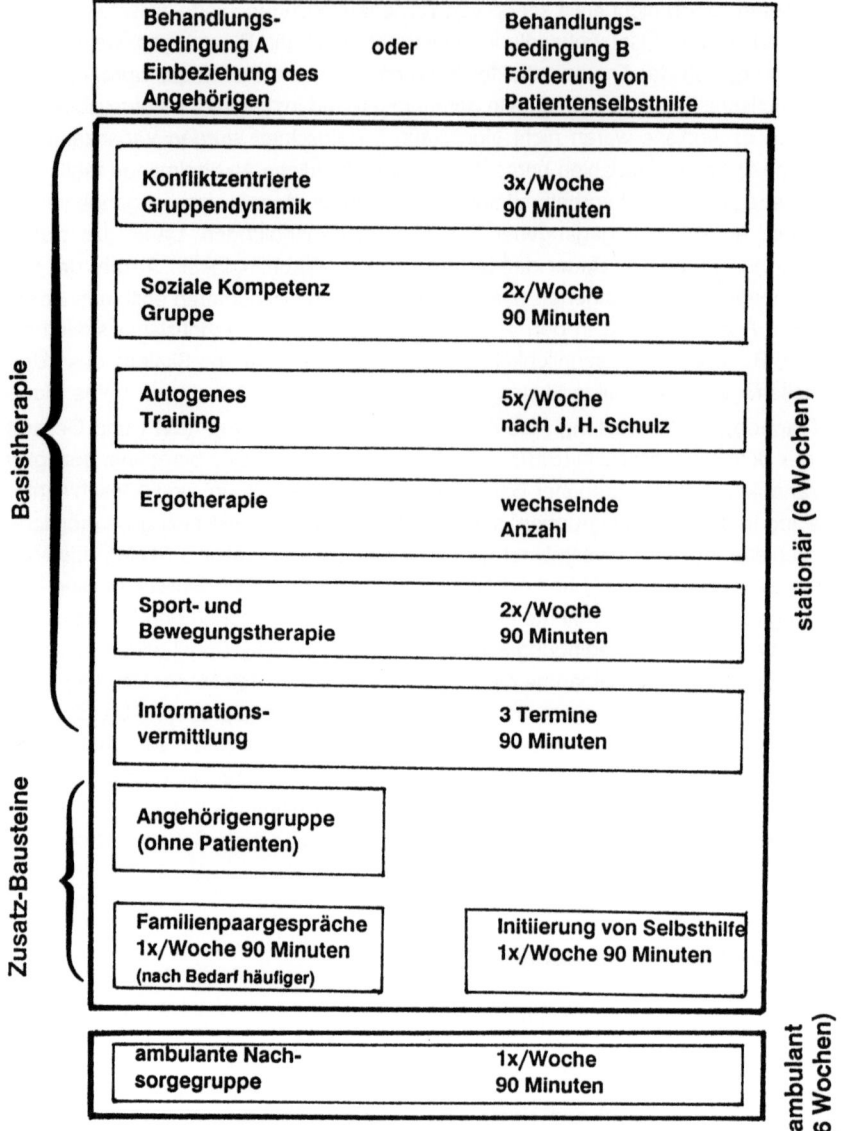

Abb. 7. Einzelne Bausteine für Behandlungsbedingung A und B

tive Auseinandersetzung mit den eigenen und den Problemen anderer. Damit verbunden war die Forderung, eigene Unzulänglichkeiten und Schwächen zulassen zu können, statt diese mit einer Fassade zu überdecken. Die Gruppe diente dazu, wiederkehrende Verhaltensmuster und eigenes selbstzerstörerisches Verhalten zu erkennen und zu verändern. Im Schwerpunkt lag auch die Bearbeitung der Wahrnehmung eigener Emotionen und die Förderung des direkten offenen Ausdruckes verborgener, bis dahin unterdrückter Gefühle. Die Therapeuten dieser Gruppe waren in der Regel die erfahrensten der Station.

Baustein 2: *Gruppentherapie zum Aufbau sozialer Kompetenz* (2 Gruppensitzungen à 90 Minuten wöchentlich): Ziele der Gruppe waren die Verbesserung der zwischenmenschlichen Kommunikation, die Aufnahme und Aufrechterhaltung von Kontakten und die Förderung der eigenen Selbstbehauptung im Sinne einer Durchsetzung zustehender Rechte, das Erlernen des Ausdrucks angemessener Forderungen und der eigenen Bedürfnisse sowie der Bewältigung von Belastungssituationen. Die Teilnahme erforderte die aktive Mitarbeit in Rollenspielübungen. Das Gesamtkonzept dieser Gruppe basierte auf lern- und kommunikationstheoretischen Änderungsprinzipien des Verhaltens wie z.b. Lernen am Erfolg, Lernen am Modell, Lernen durch kognitive Umbewertung und Verlernen von Angst durch bewußte Konfrontation mit Auslösesituationen. Aufbauend auf Ullrich u. Ullrich (1979) wurde ein fester Katalog von Problemsituationen, die sich zum Rollenspiel eignen und für Alkoholabhängige relevant sind, unter Berücksichtigung der speziellen Problemlagen der Patienten jeder einzelnen Gruppe durchgearbeitet. Die Übungen wurden von den Therapeuten skizziert, modellhaft im Rollenspiel vorgestellt und dann von allen Patienten im Rollenspiel durchgearbeitet und anschließend bewertet, gegebenenfalls korrigiert und schließlich sozial verstärkt. Die Patienten erhielten auch "Hausaufgaben" zur Durchführung spezieller Übungen in realen Lebenssituationen. Ein Schwerpunkt dieser Gruppe lag auch (unabhängig vom Partner) im Training kommunikativer Fertigkeiten durch Verbesserung des aktiven Zuhörens, Erhöhung der Frequenz positiver Verstärkung durch den Patienten selbst sowie einer Förderung des direkten und adäquaten Ausdrucks von Gefühlen. Außerdem lernten die Patienten, eigene Bedürfnisse und Wünsche konkreter und in positiver Formulierung zu artikulieren und übten dies im Rollenspiel.

Baustein 3: *Autogenes Training*: Fünfmal wöchentlich nahmen die Patienten an einem Grundkurs im autogenen Training nach J. H. Schulz teil und erlernten die 6 klassischen Formeln der Vorsatzbildung. Ziel war es, durch regelmäßiges Üben in der Gruppe und zweimal täglich außerhalb der Gruppenzeit diese Entspannungstechnik zu erlernen, um damit der eigenen Nervosität, vegetativen Dysregulationen und Schlafstörungen ohne Gebrauch von Suchtmitteln begegnen zu können.

Baustein 4: *Gestaltungstherapie*: In dieser Gruppe wurde mit Material (z.B. Farben, Ton etc.) als Ausdrucksmittel nach vorgegebenen Themen oder in Gruppenarbeit gestalterisch gearbeitet. Dadurch konnten auf nonverbaler Ebene Konflikte und Emotionen ausgelöst werden, die dann teils im Rahmen der gestalterischen Gruppe, teils in der konfliktzentrierten Gruppe therapeutisch bearbeitet wurden.

Baustein 5: *Information (Wissensvermittlung durch Therapeuten)*: Einmal wöchentlich wurden gezielte Informationen über Ursachen und Behandlungsmöglichkeiten von Suchterkrankungen durch einen Therapeuten in Frage- und Antwortsitzungen, in Vortragsform sowie teils mit Hilfe audiovisueller Hilfsmittel durchgeführt. Die Patienten wurden angeregt, Bücher der Stationsbibliothek über Suchterkrankungen zu lesen.

Baustein 6: *Sport- und Bewegungstherapie*: Die Patienten nahmen am morgendlichen Frühsport sowie zweimal wöchentlich an einer 90minütigen Sporttherapiegruppe in der Turnhalle teil. In der Sporttherapiegruppe sollten durch gymnastische Übungen, Lauftraining und sportliche Spiele die körperliche Kondition und die gesundheitliche Stabilität verbessert werden.

Baustein 7: *Ambulante Nachsorge*: An die 6 stationären Therapiebausteine des Basistherapieprogramms wurde eine ambulante Therapiegruppe nach Entlassung aus der Therapie angegliedert. Für 6 Wochen nach Ende der stationären Therapie wurde für die Patienten einer Therapiegruppe einmal wöchentlich abends eine 1 1/2-stündige ambulante Gruppentherapie abgehalten. Dabei war ein Therapeut (Psychologe) zur Leitung der Gruppe anwesend. Diese ambulante Nachsorgegruppe sollte zur Stabilisierung der Abstinenz, aber auch zum Gelingen der Ablösung von der Klinik und zum Zusammenhalt der ehemaligen Therapiegruppe beitragen.

2.4.2 Zusatzbaustein für Behandlungsbedingung A: Angehörigenbetreuung und Familiengespräche

Zusätzlich zu dem Basistherapieprogramm erhielten im Rahmen des Versuchsplanes 49 Patienten den Baustein "Angehörigenbetreuung und Familiengespräche".

1. Angehörigengruppe (ohne Beisein des Patienten)
Während der stationären Behandlung des Patienten wurde den Angehörigen die Teilnahme an einer sechsmaligen, abendlich einmal wöchentlich stattfindenden Angehörigengruppe angeboten. Die Angehörigengruppe wurde von einer Sozialpädagogin (und einer Diplompsychologin bei 2/3 der Sitzungen) geleitet. Ziele der Angehörigengruppe waren: a) die Vermittlung von Informationen über Abhängigkeiten von den Angehörigen; b) die Besprechung der gemeinsamen Probleme zusammen mit anderen Angehörigen, welche das Verständnis für funktionale Zusammenhänge erhöhen und außerdem zur Entlastung bei den Angehörigen beitragen sollten; c) die Änderung eigener Einstellungen und Verhaltensweisen des Angehörigen im Umgang mit den Patienten, besonders auch im Hinblick auf Rollenveränderungen nach Klinikentlassung; d) die gegenseitige Anregung der betroffenen Angehörigen im Sinne eines "Expertentums der Betroffenen" hinsichtlich der Durchführung einzelner konkreter Schritte durch den Angehörigen (z.B. offenes Miteinanderreden, Abbau von Fremdkontrolle, Abstinenz auch beim Angehörigen). Wiederkehrende Themenbereiche in Angehörigengruppen (und von Familien- und Paargesprächen) im Rahmen der Therapie waren:
- Problemleugnung
- Ausübung von Zwang auf den anderen, den ersten Schritt zu tun
- Widerstand des Alkoholabhängigen und/oder des Partners, an der Therapie teilzunehmen
- Ambivalenz hinsichtlich der Partnerschaft
- Umgang mit und Ausdruck von Gefühlen der Bitterkeit, Enttäuschung und Feindseligkeit, Schuldgefühle gegenüber dem Patienten
- Angst vor Rückfällen des Patienten
- Schwierigkeiten, die eigenen Bedürfnisse und - besonders negative - Gefühle zu äußern
- Fragen der Ablösung und des Zurechtkommens ohne Klinik und Therapeut gegen Therapieende.

2. Familien- bzw. paartherapeutische Sitzungen

Bei den familien- und paartherapeutischen Sitzungen war der Patient - anders als in der Angehörigengruppe - zusammen mit einer oder mehreren Hauptbezugspersonen mit anwesend. Das Grundkonzept entsprach dem der systemischen Familientherapie; es wurde ergänzt durch tiefenpsychologische Aspekte zur Offenlegung wiederkehrender Interaktionsmuster sowie durch verhaltens- und kommunikationstherapeutische Übungen. Schwerpunkte der Familiengespräche lagen im Training kommunikativer Fertigkeiten und im Aufbau funktionaler und Abbau dysfunktionaler Interaktionsmuster. Unter Zugrundelegung des "Sender-Empfänger-Modells" der Kommunikation lernten Angehöriger und Patient aktives Zuhören. Außerdem wurde der direkte und konkrete Ausdruck eigener Gefühle gegenüber dem Angehörigen bzw. Patienten durch Rückmeldung positiver Verstärkung und gegebenenfalls in Rollenspielen gefördert (vgl. Fichter 1986).

Soweit sinnvoll und zweckmäßig, wurden "Hausaufgaben" für Übungen mit dem Angehörigen (z.B. für das Wochenende zu Hause) verordnet und bei der nächsten Sitzung besprochen. Außerdem wurde mit therapeutischen Kontrakten zur Explizierung der eigenen Erwartungen an den anderen und Festlegung von Konsequenzen gearbeitet. Ein weiterer Schwerpunkt war bei Paaren der Aufbau gemeinsamer Freizeitaktivitäten. Dieses Thema erschien deshalb wichtig, da mit dem Wegfallen des Trinkens auch neue Freizeitaktivitäten aufgebaut werden müssen. Dies stellt eine Gelegenheit für die Verbesserung der partnerschaftlichen bzw. familiären Beziehungen dar. In vielen Problemfamilien findet sich ein vager, ineffizienter Kommunikationsstil mit häufigen negativen, übergeneralisierenden Kritiken. In den Familiengesprächen wurden Patient und Angehöriger durch Rückmeldung und gegebenenfalls im Rollenspiel dazu gebracht, eigene Bedürfnisse und Wünsche positiver und konkreter zu äußern. So ist eine Äußerung wie "Du sollst mich besser behandeln" zu vage und allgemein, um hilfreich sein zu können. Solche allgemeinen Äußerungen verursachen allenfalls Schuldgefühle und daraus resultierend eine Verteidigungshaltung. Es muß klar formuliert sein, in welcher Situation und wann der Partner sich schlecht behandelt fühlte, und was er vom Patienten in Zukunft konkret anders wünscht.

Zur Verdeutlichung der Relevanz eines therapeutischen Vorgehens, welches die unmittelbare soziale Umwelt mit einbezieht, sei exemplarisch hier der Fall der Frau T. kurz geschildert:

Fallbeschreibung: Frau T.

Frau T. hatte bereits 2 Entzugsbehandlungen hinter sich und war beide Male in Zusammenhang mit familiären Schwierigkeiten rückfällig geworden. Alkoholmißbrauch bestand seit 14 Jahren, Alkoholabhängigkeit seit etwa 8 Jahren. Als Frau T. zur dritten Entgiftung und anschließend zur 6-Wochen-Therapie aufgenommen wurde, war ihr Arbeitsplatz akut gefährdet. Frau T. war depressiv und ihre Ehe bestand nur noch aus Vorwürfen und Gegenvorwürfen. Herrn T's Hauptvorwurf an seine Frau lautete, sie sei willensschwach, trinke nur aus Trotz gegen ihn und sie sei dabei, ihre Familie völlig zu ruinieren. Frau T's Gegenvorwurf lautete, ihr Ehemann kontrolliere sie in unerträglicher Weise und mache ihr ständig Vorhaltungen wegen längst zurückliegender Geschehnisse. Tatsächlich war das Trinken von Frau T. eingebettet in einen schweren Machtkampf der Eheleute, welcher in einer

Art "Räuber- und Gendarm-Spiel" ausgetragen wurde. Frau T. trank stets heimlich und versteckte ihre Alkoholvorräte an allen möglichen Stellen ihres Hauses. Herr T. hatte einen "Riecher für Alkohol" und stöberte selbst die unmöglichsten Verstecke seiner Frau auf, tauschte den Alkohol gegen Tee aus und machte seiner Frau später schwere Vorhaltungen. Frau T. fühlte sich ertappt, aber auch kontrolliert und eingeengt; die in ihrer Wahrnehmung einzige Möglichkeit, sich gegen ihren mißtrauischen, sensitiven Ehemann zu wehren, bestand darin, heimlich weiterzutrinken.

Im Rahmen dieser "Kollusion" war es zu einem schweren Suizidversuch von Frau T. gekommen, bei dem der Ehemann seiner Frau in letzter Minute das Leben rettete. In den Paargesprächen konnte Herr T. das erste Mal ansprechen, wie stark ihn das Verhalten seiner Frau belastet hatte. Eine Reihe von Kränkungen (z.B., daß seine Frau sich nicht für die Rettung ihres Lebens bedankt hatte) wurde angesprochen. Für Frau T. war diese emotionale Seite ihres Ehemannes neu, sie war überrascht, daß ihr Mann sich auch in positiver Weise für sie verantwortlich fühlte. Anfangs wurde allerdings der Machtkampf des Ehepaares auch während der stationären Gruppentherapie fortgesetzt. Herr T. machte dem Klinikpersonal Vorwürfe hinsichtlich der Therapie (Frau T. hatte ursprünglich eine Langzeittherapie geplant, sich wegen der damit verbundenen Trennung von der Familie jedoch für die Teilnahme an der 6-Wochen-Therapie entschieden). Die Angriffe des Ehemannes setzten sich fort und er warf seiner Ehefrau vor, mit den "Asozialen" auf der Station gemeinsame Sache zu machen. Statt diese Therapie zu machen, solle sie besser "Steine klopfen gehen". Nachdem sich in Paargesprächen herausgestellt hatte, daß diese Angriffe an den Rand der Belastbarkeit von Frau T. gingen und Herr T. durch sein Verhalten - trotz seines regelmäßigen Erscheinens zu den Gesprächen und zur Angehörigengruppe - die Therapie seiner Frau gefährdete, was wiederum einen späteren Rückfall wahrscheinlicher machte, konnte der tiefsitzende Haß von Herrn T. auf alle Alkoholiker geklärt werden: Der ältere Bruder von Herrn T. hatte für den im Krieg gefallenen Vater die Vaterposition in der Familie eingenommen und war, obwohl er bereits als junger Erwachsener alkoholabhängig war, von der Mutter ständig bevorzugt worden. Herr T. hatte sich als Kind und Jugendlicher ständig gegen die ihm ungerecht erscheinende Bevorzugung des Bruders gewehrt; er hatte jedoch niemals ausreichende Zuwendung von seiner Mutter erhalten. Seine Beziehung zum Bruder war nach wie vor von tiefer Feindschaft geprägt. Das Suchtverhalten von Frau T., vor allen Dingen ihr zähes Verstecken der Alkoholvorräte, war ein "Muster", wie es Herr T von seinem Bruder kannte. Nachdem diese bisher unerkannte Geschwisterrivalität in den Sitzungen bearbeitet werden konnte, gelang es Herrn T., die Therapie seiner Frau zu akzeptieren, und Sinn und Notwendigkeit anzuerkennen, daß Frau T. ihre Gruppe weiterhin besuchen wollte. Er konnte einsehen, daß dies nicht bedeutete, daß seiner Frau Ehe und Familie wertlos erschienen. Am Ende der 6 Gespräche hatte Frau T. deutlich mehr Eigenständigkeit erlangt, das Paar hatte auch seit Jahren das erste Mal wieder sexuellen Kontakt aufgenommen. Es sei hinzugefügt, daß für Herrn T. in der Angehörigengruppe die Begegnung mit Mitgliedern von Al Anon besonders beeindruckend war, hier erkannte er das erste Mal, daß Ehepartner tatsächlich die Aufrechterhaltung einer Suchterkrankung bewirken bzw. durch ein geändertes Verhalten die Voraussetzungen für eine Besserung des Alkoholproblems des Patienten leisten können.

2.4.3 Zusatzbaustein für Gruppe B: Förderung der Selbsthilfe

Jene Patienten, deren Angehörige nach dem Versuchsplan keine Angehörigengruppe und Familiengespräche erhielten, nahmen einmal wöchentlich für 90 Minuten (also dieselbe zeitliche Dauer wie die Angehörigengruppe) an einer Patientengruppe zur Förderung der Selbsthilfeaktivitäten der Patienten teil. Die Teilnehmer waren dieselben Patienten wie in der laufenden Therapiegruppe. Die Patienten wurden in dieser Gruppe dazu angeregt, Selbsthilfeinitiativen zu entfalten und diese auch nach Klinikentlassung fortzuführen. Dies erschien eine realistische Alternative zu den Bausteinen "Angehörigengruppe und Familiengespräche" zu sein. Es wäre praktisch nicht durchführbar (und ethisch fragwürdig) gewesen, der einen Gruppe einen speziellen Zusatzbaustein (Angehörigengruppe und Familiengespräche) anzubieten und den übrigen Patienten überhaupt nichts Zusätzliches anzubieten. Außerdem entsprach der Zusatzbaustein "Selbsthilfe" auch wesentlichen Erfordernissen der klinischen Praxis. Allerdings hatten auch jene Patienten, die den Zusatzbaustein "Angehörigenbetreuung" erhielten, während der stationären Behandlung Gelegenheit, externe Selbsthilfegruppen im Rahmen der wöchentlichen Informationsveranstaltungen kennenzulernen; der Selbsthilfefokus war jedoch weniger intensiv.

Abschließend sei vermerkt, daß eine vom Versuchsplan her wünschenswerte strikte Trennung zwischen den Zusatztherapiebausteinen im Rahmen einer stationären Komplexbehandlung von Suchtkranken aus ethischen und praktischen Gründen nicht vollständig durchführbar war. Es konnte den Patienten nicht untersagt werden, Aktivitäten in Richtung Selbsthilfe zu entwickeln oder Gespräche mit Angehörigen bei ihrem Arzt zu suchen, auch wenn dies dem gültigen Versuchsplan nicht entsprach. Wenn bei einem Angehörigen oder einem Patienten das dringende Bedürfnis für ein Familiengespräch bestand, auch wenn dies nach Versuchsplan nicht vorgesehen war, konnte dies nicht ohne weiteres versagt werden. Außerdem ist es möglich und durchaus wahrscheinlich, daß sich auch beim Mitarbeiterteam (bestehend aus mehreren Ärzten, Psychologen, Pflegern und Krankenschwestern sowie einer Ergotherapeutin und einer Sozialarbeiterin) Hypothesen und Vorstellungen über wichtige und gegebenenfalls nicht vorenthaltbare Therapiebausteine entwickelten. Damit waren der (aus der Sicht der Versuchsplanung dringend wünschenswerten) strikten Trennung zwischen den beiden Therapiezusatzbausteinen A und B Grenzen gesetzt. Im Rahmen der Therapieevaluationsfragestellung geht es deshalb um die Klärung der Frage, ob ein Mehr oder Weniger des Zusatzbausteins A bzw. B Auswirkungen auf den Verlauf der Symptomatik bei dem Patienten, die Befindlichkeit beim Angehörigen und die Beziehung zwischen Patient und Angehörigem hatte. Die Auswertung erfolgte deshalb nach dem "Intention to Treat"-Prinzip ohne statistische Korrektur eventueller ungeplanter "Fehlbehandlungen". Diese Auswertungsstrategie erhöht im Falle eines Wirkungsnachweises die Generalisierbarkeit der Ergebnisse von den eher optimalen Bedingungen einer kontrollierten klinischen Studie auf die alltägliche psychotherapeutische Behandlungssituation auch außerhalb von forschenden Institutionen.

2.5 Erhebungsinstrumentarium

2.5.1 Psychopathologie

1. John-Hopkins Symptom Check List-Revised (SCL 90-R)

Zielperson: Patient, Angehöriger
Datenquelle: Patient, Angehöriger
Erhebung bei: Aufnahme, Entlassung aus stationärer Therapie, 6-Monats-Katamese, 18-Monats-Katamnese

Die Skala wurde von Derogatis et al. (1973) entwickelt und dient zur Erfassung der Symptomatik auf 9 psychiatrischen Dimensionen. Jedes Item wird auf einer Skala von 0 (= überhaupt nicht) bis 4 (= sehr stark) vom Patienten bzw. vom Angehörigen beantwortet. Die Berechnung der Faktorenwerte erfolgt als Durchschnittsbildung der jeweils zugeordneten Items. Die John-Hopkins Symptom Check List (SCL 90-R) enthält folgende Subskalen: - Somatisierungstendenz des Patienten, - Zwanghaftigkeit, - Unsicherheit im Sozialkontakt, - Depressivität, - Ängstlichkeit, - Aggressivität und Feindseligkeit, - Phobische Angst, - Paranoides Denken und - Psychotizismus. Zusätzlich wurden folgende Indices berechnet: 1. ein "General Symptomatic Index" als arithmetisches Mittel aller Antworten, 2. ein "Positive Symptom Total" als Summe aller Items, auf die überhaupt irgendeine positive Antwort erfolgte, und 3. ein "Positive Symptom Distress Index" als arithmetisches Mittel der angegebenen positiven Beantwortungen.

2. Suchtdokumentationen der Klinik (DOK Sucht)

Zielperson: Patient
Datenquelle: betreuender Arzt oder Diplompsychologe
Erhebung bei: Aufnahme

Die Skala zur Einschätzung durch den behandelnden Therapeuten wurde von Fichter et al. (1983) speziell für die Befunddokumentation auf der Suchtstation der Psychiatrischen Universitätsklinik München entwickelt. Vom betreuenden Arzt bzw. Diplompsychologen wurde die Anamnese der Suchterkrankung, zahlreiche Items auf der Verhaltensebene zur konkreten Ausformung der Sucht sowie Angaben zu Vorbehandlungen, zu weiteren Erkrankungen und zu prognostisch vermutlich bedeutsamen Lebensumständen erfragt und auf einer Skala quantitativ dokumentiert. Die Suchtdokumentation enthielt u. a. auch den Fremdbeurteilungsteil des Münchner Alkoholismus Tests MALT (vgl. unten).

3. Dokumentation von Sozialdaten (DOK-SOZ)

Zielperson: Patient, Angehöriger
Datenquelle: Bezugstherapeut (Arzt oder Diplompsychologe)
Erhebung bei: Aufnahme

Neben verschiedenen Klassifikationen der Zugehörigkeit des Patienten zu einer Sozialschicht wurden hier Ausbildungsstand des Patienten, seine Partnerschaftssituation (incl. möglicher Kinder), seine Wohnsituation und seine berufliche Situation erfragt. Auch die Umstände der Kindheit des Patienten (z.B.: wo aufgewachsen?) wurden erfaßt. Art und Umfang möglicher Vorbehandlungen wurden nicht nur für den Patienten, sondern auch für seine Familienmitglieder abgefragt.

4. Dokumentation bei Ende der ambulanten Nachbetreuung: DOK Entlassung (E)

Zielperson: Patient
Datenquelle: Bezugstherapeut (Arzt oder Diplompsychologe)
Erhebung bei: Ende der ambulanten Nachbetreuung

Zum Zeitpunkt der Entlassung des Patienten aus der ambulanten Nachbehandlung (6 Wochen nach Ende der stationären Therapie) dokumentierte der zuständige Bezugstherapeut des Patienten das bis dahin registrierbare Trinkverhalten, möglichen Arzneimittelkonsum sowie die Teilnahme des Patienten und seines Angehörigen (wo dies jeweils vorgesehen war) an der ambulanten Nachbehandlung.

5. Münchner Alkoholismus Test (MALT)

Zielperson: Patient
Datenquelle: Arzt, Patient
Erhebung bei: Aufnahme

Der Münchner Alkoholismus Test (MALT) wurde in den 70er Jahren von Feuerlein et al. (1979) entwickelt und besteht aus den beiden Teilen: 1. Selbstbeurteilungsskala MALT-S und 2. Fremdbeurteilungsskala MALT-F. Mit dem Test wird der Versuch unternommen, die in der klinischen Praxis wichtige Unterscheidung von Alkoholikern und Nichtalkoholikern zu ermöglichen (vgl. Feuerlein et al. 1979, S. 7). Hierzu werden eine Reihe von Items aus einer umfassenden Liste von Symptomen ausgewählt, die vom National Committee on Alcoholism (NCA) herausgegeben wurde. Statistisches Kriterium für die Auswahl der Items ist einerseits die Sensitivität, Alkoholiker zu identifizieren *und gleichzeitig* die Spezifität, Nichtalkoholiker auszuschließen. Zur besseren Realisierung des Konstruktionszieles enthält der Test einen Fremdbeurteilungsteil MALT-F und einen Selbstbeurteilungsteil MALT-S. Der MALT-F enthält 3 Fragen über rein medizinisch objektivierbare Alkoholfolgekrankheiten (Lebererkrankungen, Polyneuropathie, Delirium tremens), 2 Fragen zum Ausmaß des Alkoholkonsums, die Feststellung eines eventuell foetor alc. durch den Interviewer sowie ein Item zum bisherigen Verhalten der übrigen Familienmitglieder bezüglich eines eventuell vorliegenden

Alkoholproblems. Der Selbstbeurteilungsteil MALT-S erfaßt diagnostisch relevante Bereiche wie Trinkverhalten, psychische und soziale Beeinträchtigungen sowie somatische Störungen. Beispiele für Items sind: "Ich habe manchmal auch dann Alkohol getrunken, wenn es mir von meinem Arzt verboten wurde", "Ich glaube, Alkohol zerstört mein Leben", "In letzter Zeit leide ich häufig an Zittern der Hände". Sowohl Fremdbeurteilungs- wie Selbstbeurteilungsitems werden dichotom kodiert mit "0 = stimmt" und "1 = stimmt nicht". Der Summenscore über alle Items wird gebildet unter einer vierfachen Gewichtung der MALT-F-Daten. Daraus wird eine Zuordnung zu den 3 diagnostischen Klassen "unauffällig", "Verdacht auf Alkoholismus" und "Alkoholismus" möglich. Bis zum heutigen Zeitpunkt existieren weder Normwerte für den MALT noch wurde bislang eine Retest-Reliabilitätsprüfung vorgenommen.

2.5.2 Subjektive Beschwerden und Befindlichkeit

1. Die Beschwerdenliste (BL)

Zielperson: Patient, Angehöriger
Datenquelle: Patient, Angehöriger
Erhebung bei: Aufnahme, Entlassung aus stationärer Behandlung (keine Angehörigenbefragung), Ende der ambulanten Nachbetreuung, 6-Monats-Katamnese, 18-Monats-Katamnese

Die Beschwerdenliste (BL) ist als ein eigenständiger Teil der Münchner Selbstbeurteilungs-Skalen (KSb-S) in den 70er Jahren entstanden und validiert worden (wie BfS). Insgesamt weist sie auch im Vergleich zu anderen deutschsprachigen Beschwerdenlisten zufriedenstellende Testkennwerte auf (vgl. Stieglitz et al. 1980). Mit dem Meßinstrument wird der Versuch unternommen, ausgehend von einer operationalen Definition eine qualitative Abschätzung subjektiver Beeinträchtigung durch (vorwiegend) körperliche und Allgemeinbeschwerden (vgl. v. Zerssen 1976, S. 6) auf der Symptomebene zu erreichen. Insgesamt existieren 2 Parallelformen (B-L und B-L') mit jeweils 24 Items und eine Ergänzungsform B-L°. Entsprechend der Instruktion des Vorspanns "Ich leide unter folgenden Beschwerden" werden 24 verschiedene Symptome genannt, die sich in grobe inhaltliche Bereiche gliedern wie - Allgemeinbeschwerden (z.B. Schwächegefühl und Müdigkeit), - körpernahe Beschwerden (z.B. Schluckbeschwerden, Gelenk- oder Gliederschmerzen) bis hin zu - psychischen Beschwerden (z.B. Angstgefühl, trübe Gedanken, innere Gespanntheit). Für jedes Item ist ein Skalenwert anzugeben, der zwischen "0 = gar nicht" über "1 = kaum" und "2 = mäßig" bis "3 = stark" variieren kann. Über die Summe aller dieser Itemwerte läßt sich schließlich der Gesamtwert des Tests bilden.

Die faktorielle Validität der BL wurde jüngst von Dilling et al. (1984) erneut nachgewiesen. Koloska et al. (1989) konnten die Eindimensionalität auch über Rasch-Skalierung bestätigen. Zentraler Anwendungsbereich ist die Objektivierung und Quantifizierung des subjektiven Befundes für Querschnitt und/oder Längsschnittuntersuchungen. Die beiden Parallelformen B-L und B-L' wurden alternierend dargeboten.

2. Die Befindlichkeitsskala (Bf-S)

Zielperson:	Patient, Angehöriger
Datenquelle:	Patient, Angehöriger
Erhebung bei:	Aufnahme, Entlassung aus stationärer Behandlung, Ende der ambulanten Nachbetreuung, 6-Monats-Katamnese, 18-Monats-Katamnese

Die Befindlichkeitsskala Bf-S bildet einen weiteren Baustein der Münchener Klinischen Selbstbeurteilungsskalen und wurde ebenfalls in den 70er Jahren von v. Zerssen et al. (1976) entwickelt. Sie existiert in 2 Parallelformen, die bei wiederholter Messung alternierend dargeboten werden. Die Skala überprüft die momentane Stimmung, das "Zumutesein" des jeweiligen Probanden. Der vom Testautor extrahierte Generalfaktor führte ihn zu dem Schluß, "Befindlichkeit" als relativ einheitliches psychologisches Konstrukt zu akzeptieren. Als Gradmesser der jeweiligen Befindlichkeit dient ein Summen-Score, der zwar nichts über die Bedingungen von Normabweichungen bzw. zeitlichen Veränderungen der Befindlichkeit aussagt. Es handelt sich aber um einen sehr sensiblen Indikator von Normabweichungen bzw. von Veränderungen der Befindlichkeit als solcher. Die Bf-S eignet sich zur Registrierung von Befindlichkeitsschwankungen im Rahmen psychologischer Untersuchungen sowie zur Verlaufs- wie zur Therapiekontrolle. Es liegen Alters- und Geschlechtsnormen vor.

2.5.3 Persönlichkeitsmerkmale

Freiburger Persönlichkeitsinventar (FPI)

Zielperson:	Patient
Datenquelle:	Patient
Erhebung bei:	Aufnahme, Entlassung aus stationärer Behandlung, Ende der ambulanten Nachbetreuung

Das Freiburger Persönlichkeitsinventar FPI (Fahrenberg et al. 1973) ist ein mehrdimensionaler Persönlichkeitstest, der im klinischen und nichtklinischen Bereich zur Diagnostik wichtiger Eigenschaftsdimensionen beitragen soll. Konstruktionsziel der Testautoren ist die Gewinnung valider operationaler Persönlichkeitsdimensionen nach dem "Trait-Modell". 9 relativ unabhängige, faktoriell validierte Dimensionen wurden erstellt: - Nervosität, - Aggressivität, - Depressivität, - Erregbarkeit, - Geselligkeit, - Gelassenheit, - Dominanzstreben und reaktive Aggressivität, - Gehemmtheit, - Offenheit (Lügenskala). Im Projekt fanden die Halbformen FPI-A und FPI-B mit je 114 Items Anwendung (FPI-B zur stationären Entlassung vorgelegt). Es handelt sich um die zweite Auflage des Tests (Fahrenberg et al., 1973), der zwischenzeitlich stark verändert neu herausgegeben wurde. Die Verwendung der älteren Version rechtfertigt sich aus der so gegebenen Vergleichbarkeit der Werte mit anderen Therapiestudien (z.B. Küfner et al. 1986). Die Verwendung des FPI als Instrument der Erfolgskontrolle bei Alkoholismustherapien ist allgemein anerkannt, nicht aber sein Einsatz als Prognoseinstrument (vgl. Klein 1981).

2.5.4 Partnerschaft, Familienklima und Interaktion

1. Der Partnerschaftsfragebogen (PFB)

Zielperson:	Patient, Angehöriger
Datenquelle:	Patient, Angehöriger
Erhebung bei:	Aufnahme, Ende der ambulanten Nachbetreuung, 6-Monats-Katamnese, 18-Monats-Katamnese

Der Partnerschaftsfragebogen PFB (Hahlweg, 1979) wurde für Verhaltensanalyse und Therapieevaluation entwickelt und in mehreren Untersuchungen kreuzvalidiert. Meßintention ist die quantitative Erfassung wesentlicher Dimensionen interaktiven Handelns in Partnerschaften. Die ausgewählten Items lassen sich 16 unterschiedlichen Bereichen zuordnen: z.B. - gemeinsame Aktivitäten, - Kommunikationsstile, - Strategien der Konfliktlösung, - Ausdruck von Emotionen und - Zärtlichkeit. Die Fragen sind überwiegend nicht für das Individuum selbst formuliert, sondern erfassen das Verhalten des jeweiligen Partners. Der Fragebogen ist somit eher als wechselseitiges Fremd-Rating konzipiert. In den einzelnen Items sind spezifische Verhaltensweisen des Partners beschrieben, die nach der Auftretenshäufigkeit beurteilt werden sollen: "0 = sehr selten/nie", "1 = selten", "2 = oft", "3 = sehr oft". Dimensionale Analysen erbrachten 3 Faktoren, welche in den 3 Skalen - Streitverhalten, - Zärtlichkeit und - Gemeinsamkeit und Kommunikation abgebildet werden. Reliabilitätsstudien der gebildeten Skalen erbrachten durchwegs eine sehr gute interne Konsistenz (Cronbach's Alpha $\geq$,90). Die Normierung des PFB erfolgte nur für Mittelschichtsangehörige mittlerer Altersstufe.

2. Einstellung zum Patienten (EzP) - siehe Anhang

Zielperson:	Partner des Patienten
Datenquelle:	Angehöriger
Erhebung bei:	Aufnahme, Ende der ambulanten Nachbetreuung, 6-Monats-Katamnese, 18-Monats-Katamnese

Bei der Skala "Einstellung zum Patienten" (EzP) handelt es sich um einen aus dem Amerikanischen übersetzten Fragebogen (Kreisman et al. 1979), der in Anlehnung an das Meßkonzept "Expressed Emotion" von Vaughn u. Leff (1976) (vgl. Beschreibung des CFI, nächster Abschnitt) als Selbstbeurteilungsskala entwickelt wurde. Ursprüngliche Meßintention ist die Erfassung einer ablehnenden Haltung von Familienangehörigen gegenüber psychotischen Patienten. Im Bereich der Suchttherapieforschung wurde die Skala bislang noch nicht eingesetzt. Wegen der Übersetzung ins Deutsche und einer Verlängerung der Skala um 11 Items gegenüber der Version von Kreisman et al. sowie wegen einer Vorgabe einer 4-Punkte-Skala (im Original 3-Punkte-Skala) wurde vor der Anwendung der Skala zur Diagnostik von Familienmerkmalen zur Klärung der meßtheoretische Brauchbarkeit der deutschen Übersetzung erst eine Skalierung vorgeschaltet.

3. Camberwell Family Interview (CFI)

Zielperson: Partner des Patienten
Datenquelle: unabhängiger und hinsichtlich Behandlungsbedingung (A versus B) "blinder" Rater
Erhebung bei: Aufnahme

Das Camberwell Family Interview (CFI) wurde von Brown u. Rutter (1966) als reliables Rating-System zur Erfassung familiärer Interaktionsstile entwickelt, zum Einsatz vor allem in der Schizophrenieforschung. Das Ausmaß an negativem Gefühlsausdruck zwischen den Partnern, gemessen mit Hilfe dieses standardisierten Interviews, erwies sich als guter Prädiktor für eine spätere Rückfälligkeit des jeweiligen Patienten. Vaughn u. Leff (1976) wiesen die Brauchbarkeit der von ihnen modifizierten CFI-Skalen auch für die Vorhersage des Krankheitsverlaufes bei Depressiven nach. In der vorliegenden Studie wurde zum ersten Mal die Anwendung des CFI bei Suchtpatienten erprobt. Durch eine in der Handhabung und Beurteilung des CFI geschulte Diplompsychologin wurde mit dem Angehörigen des Patienten ein jeweils ca. 45 Minuten dauerndes Gespräch geführt. Dabei orientierte sich die Interviewerin weniger auf eine standardisierte, stereotype Abfolge bei der Fragestellung, sondern versuchte, für vorgegebene Themenbereiche gültige Antworten und Einschätzungen des Partners von sich und seinem alkoholkranken (Ehe-) Partner sowie ihrer beider Beziehung flexibel zu erfragen. Ausgewertet wurde das Tonbandprotokoll dieses Gespräches von einem zweiten, anderen, ebenfalls geschulten Diplompsychologen, der nach den Grundsätzen einer umfangreichen Schulung die Haltung des Angehörigen auf vorgegebenen Skalen ohne Wissen über die Behandlungsbedingung (A versus B) einschätzte. (Er war nicht Mitglied des therapeutischen Teams.) Dabei bewertete er - mehr noch als den Inhalt dieses Gespräches - seinen Beziehungsaspekt, d. h. er orientierte sich auch an nonverbalen Signalen, um den emotionalen Beigehalt des Gesagten zu erfassen. Der Rater war über die Gruppenzugehörigkeit des jeweiligen Interviewpartners im Rahmen des experimentellen Designs nicht informiert.

In Abweichung zur bisher geübten Praxis der Anwendung des CFI wird hier nicht nur eine Dichotomisierung der Interviewpartner in "High Expressed Emotion" und "Low Expressed Emotion" an (bislang wiederholt gewechselten) Halbierungspunkten vorgenommen. Vielmehr soll mittels cluster- und faktorenanalytischer Verfahren die Dimensionalität des CFI geklärt werden.

2.5.5 Soziale Ängste

Unsicherheitsfragebogen (U-Fb)

Zieperson:	Patient
Datenquelle:	Patient
Erhebung bei:	Aufnahme, Entlassung aus stationärer Behandlung, Ende der ambulanten Nachbetreuung

Der Unsicherheitsfragebogen ist ein Test zur Erfassung von Störungen im Bereich von sozialer Kompetenz und von Sozialängsten. Ursprünglich wurde er zur Therapie-Evaluation des ATP-Programmes von Ullrich u. Ullrich (1979) entwickelt. Die Testkennwerte sind ausreichend bis gut. In umfangreichen Validierungsstudien ergaben sich zahlreiche Validitätshinweise. Dimensionale Analysen lieferten folgende Faktorenstruktur:
- "Fehlschlag- und Kritikangst"
- "Kontaktangst"
- "Fordern können"
- "Nicht-nein-sagen-können"
- "Schuldgefühle"
- "Anständigkeit" (Überangepaßtheit an soziale Konventionen)

Zur Interpretation der Testwerte existieren getrennte Normen nach Geschlecht und Alter.

2.5.6 Therapiemotivation

1. Motivationsfragebogen (MOTT) - siehe Anhang

Zielperson:	Patient
Datenquelle:	Patient
Erhebung bei:	Aufnahme

In Anlehnung an das Konzept der Compliance-Messung (Fragebogen COSS) bei psychiatrischen (!) Patienten (keine Suchtbehandlungen) von Bender u. Haag (1986) wurde den Alkoholpatienten dieser Studie ein 55 Items umfassender Fragebogen vorgelegt. Die Fragen wurden von uns großteils für das Anwendungsgebiet Alkoholismustherapie neu formuliert. Eine Skalierung von unterschiedlichen Aspekten der Therapiemotivation sollte im Rahmen dieser Studie geleistet werden.

2. Experteneinschätzung zur Prognose (PROG)

Zielperson:	Patient
Datenquelle:	alle jeweiligen Therapeuten
Erhebung bei:	Aufnahme, Entlassung aus stationärer Behandlung

Alle 6 Therapeuten einer Behandlungsgruppe gaben jeweils wenige Tage nach der stationären Aufnahme des Patienten und zum Zeitpunkt der Entlassung aus stationärer Behandlung Beurteilungen zu verschiedenen Merkmalen des Patienten auf einer 5-Punkte-Skala ab. Sie trafen dabei, jeder getrennt und unabhängig von den anderen Therapeuten, Aussagen zur Prognose unter spezieller Berücksichtigung folgender Bereiche:
- Ausprägung der Alkoholkrankheit
- Motiviertheit des Patienten und
- Persönlichkeitsstörung beim Patienten

2.5.7 Therapeutisches Klima

Skala zur Einschätzung des therapeutischen Klimas (SEKT) - siehe Anhang

Zielgruppe: Therapiegruppe
Datenquelle: Patient
Erhebung bei: Entlassung aus stationärer Behandlung

Der Fragebogen erfaßt auf 18 Items in einer 4stufigen Skala Dimensionen des therapeutischen Gruppenprozesses. Als Neuentwicklung im Rahmen dieses Projektes bedürfte es zunächst einer Skalierung, die mittels Cluster- und Faktorenanalysen geleistet wurde. Meßintention war die Erfassung des therapeutischen Klimas, wie sie von den Patienten wahrgenommen wurde. Damit sollten mögliche Unterschiede verschiedener Behandlungsbedingungen in der Wahrnehmung der Patienten gesichert werden können.

2.5.8 Katamnesen

1. Interview bei 6-Monats-Katamnese (I-KAT 1) und Interview bei 18-Monats-Katamnese (I-KAT 2)

Zielperson: Patient
Datenquelle: geschulte Interviewer (Mediziner)
Erhebung bei: 6-Monats-Katamnese und 18-Monats-Katamnese

Die Nachuntersuchungen nach 6 Monaten und nach 18 Monaten verliefen in Form eines strukturierten Interviews, das von geschulten Interviewern im persönlichen Kontakt durchgeführt wurde. Die Befragung erstreckte sich neben dem Trinkverhalten auch auf die soziale Situation des ehemaligen Patienten (Partnerschaft, Freundeskreis), sein berufliches Umfeld und auf seine gesundheitliche Lage allgemein. Dabei wurde nach Möglichkeit vermieden, ehemalige Bezugstherapeuten als Interviewer einzusetzen. Die parallel, aber gesondert verlaufende Befragung des Angehörigen des ehemaligen Patienten wurde stets von einem zweiten, nie vom gleichen Interviewer durchgeführt. Die Interviews zu den beiden Katamnesen wurden von unserer Arbeitsgruppe zusammengestellt.

2. *Angehörigen-Interview bei 6-Monats-Katamnese (Ang-Kat 1) und bei 18-Monats-Katamnese (Ang-Kat 2)*

Zielperson: Angehöriger
Datenquelle: geschulter Interviewer
Erhebung bei: 6-Monats-Katamnese und 18-Monats-Katamnese

Die Themenbereiche - Trinkverhalten, - Partnerschaft und - soziale Situation des Patienten wurden zu beiden Katamnese-Zeitpunkten durch eine parallel verlaufende Befragung des Angehörigen erfaßt. Weitere Themenbereiche dieses strukturierten Interviews waren ferner die berufliche, gesundheitliche und psychisch-emotionale Lage des Angehörigen selbst. Die Interviews wurden von unserer Arbeitsgruppe konzipiert und zum Großteil im persönlichen Kontakt durchgeführt.

Eine Übersicht über alle Datenerhebungen dieser Studie im Verlauf der 5 Meßzeitpunkte bietet folgende Tabelle.

Bereich	Zeit	Aufnahme A	Entlassung aus stat. Behandlung E1	Ende ambulanter Behandlung E2	6-Monats-Katamnese K1	18-Monats-Katamnese K2
a) Expertenbeurteilung						
Trinkverhalten		DOK-SOZ	---	DOK-Entlassung	I-KAT-I: Interview Pat.	I-KAT-II: Interview Patient
		DOK-SUCHT	---	Patienten-Interview + Fb	Ang-KAT-I: Interview Angehöriger	Ang-KAT-II: Interview Angehöriger
Familienklima		MALT-F	---	---	---	---
		CFI	---	---	---	---
Prognose		PROG	PROG	---	---	---
b) Fragebogen (nur Patient)						
Persönlichkeit		FPI-A	FPI-B	FPI-A	---	---
Symptomatik		SCL 90	SCL 90	---	SCL 90	SCL 90
		FPI-A	FPI-B	FPI-A	---	---
		UFB	UFB	UFB	---	---
		MALT-S	---	---	---	---
		BfS	BfS'	BfS	BfS	BfS'
		BL	BL'	BL	BL	BL'
Motivation		MOTT	---	---	---	---
therapeutisches Klima		---	SEKT	---	---	---
soziales Umfeld		---	---	Fb-Entlassung	Fb-KAT-I	Fb-KAT-II
c) Fragebogen (Patient u. Partner)						
Familienklima		PFB	---	PFB	PFB	PFB
		PFB	---	PFB	PFB	PFB
d) Fragebogen (nur Partner)						
Partnermerkmale		EzP	---	EzP	EzP	EzP
Symptomatik		SCL 90	---	SCL 90	SCL 90	SCL 90
		BfS	---	BfS'	BfS	BfS'
		BL	---	BL'	BL	BL'

*) Erläuterung zu den Abkürzungen in Tabelle 6: DOK-SOZ = Dokumentation zu Sozialdaten, DOK-SUCHT = Suchtdokumentation der Klinik, DOK-E = Dokumentation bei Ende der ambulanten Nachbetreuung, MOTT = Fragebogen zur Therapiemotivation, PROG = Einschätzung der Therapeuten zur Prognose eines Patienten, MALT-S = Selbstbeurteilungsform des Münchner Alkoholismustestes (MALT), CFI = Camberwell-Family-Interview, SCL 90 = Hopkins-Symptom-Checkliste, BfS/BfS' = Befindlichkeitsskala, U-Fb = Unsicherheitsfragebogen, BL/BL' = Beschwerdenliste, PFB = Partnerschaftsfragebogen, EzP = Fragebogen für Angehörigen über "Einstellung zum Patienten", FPI = Persönlichkeitsfragebogen, SEKT = Fragebogen zum therapeutischen Klima, I-KAT-I und I-KAT-II = strukturiertes Katamnese-Interview bei 6-Monats- bzw. 18-Monats-Katamnese, Fb-KAT-I und Fb-KAT II = Fragebogen für Patienten für 6-Monats- bzw. 18-Monats-Katamnese.

2.6 Skalenkonstruktionen und -adaptionen

In einigen wichtigen Themenstellungen dieser Studie konnte noch nicht auf bewährte Meßinstrumente zurückgegriffen werden. So wurde es notwendig, einer inhaltlichen Auswertung der Bereiche "Therapiemotivation des Patienten", "Bedeutung des familiären Klimas für den Therapieerfolg" und "Bedeutung des therapeutischen Klimas für den Therapieerfolg" erst eine, zumindest fragmentarische Skalenentwicklung oder Skalenadaptation vorzuschalten. Die Ergebnisse dieser Skalierung sind nachfolgend beschrieben.

2.6.1 Adaptation des Camberwell Family Interview (CFI)

Das mit dem Angehörigen bei der Aufnahme geführte spezielle Interview wurde von einem - der Studie gegenüber blinden - besonders ausgebildeten Beurteiler nach den bei Vaughn (1983) beschriebenen 6 Kategorien auf der Basis von Tonbandaufzeichnungen ausgewertet und beurteilt. Die traditionellen Beurteilungsskalen des Camberwell Family Interviews (CFI) sind:
1. "*Critical Comments*" (Häufigkeitsauszählung)
2. "*Hostility*"
3. "*Emotional Overinvolvement*" (EOI)
4. "*Positive Remarks*" (Häufigkeitsauszählung)
5. "*Warmth*" und
6. "*(Marital) Relationship*".

Zusätzlich wurden 3 weitere von uns entwickelte Bereiche, die besonders für Angehörige von Patienten mit Alkoholabhängigkeit als relevant erachtet wurden, beurteilt: "Mißtrauen", "Kontrolle" und "Schuldgefühle". Dabei waren die Beurteilungsanweisungen für diese Kategorien folgendermaßen operationalisiert:

7. *Mißtrauen*
a) Als Ausdruck vergangener Erfahrungen mit heimlichem Trinken des Patienten, Heimlichkeit und mangelnder Motivation des Patienten, z.B. "Er hat mir nie gesagt, was er getrunken hat! Man konnte ihm wirklich nichts mehr glauben! Ich kann mir nicht vorstellen, daß er wirklich aufhören will! ("Motivation") Er hat nur noch gelogen!"
b) Mißtrauen als Ausdruck der mangelnden Hoffnung auf Erfolg bei den bestehenden Charakterschwierigkeiten des Patienten: Patient wird als "charakterschwach", labil gesehen bzw. Mißtrauen als Ausdruck übermäßiger Angst vor Rückfall geht einher mit dem Versuch, den Patienten möglichst wenig zu belasten: "Auf ihn ist kein Verlaß mehr! Ich kann mir nicht vorstellen, daß er seine Charakterschwäche überwindet!" Auch der Tonfall wurde bei der Beurteilung berücksichtigt.

8. *Kontrollierendes Verhalten*
Manche Angehörige von Alkoholabhängigen versuchen, die Krankheit des Patienten in den Griff zu bekommen, indem sie den Patienten direkt (Alkohol wegsperren) oder indirekt ("Ich passe auf, daß er nicht mehr ohne mich weggeht") zu kontrollieren. Das

Kontrollieren ist oft gepaart mit dem eigenen Streben, alles in der Hand zu haben und Macht über den Patienten auszuüben. Bei dieser Kategorie wurden im Vergleich zur Kategorie "Emotional Overinvolvement" des CFI mehr das Verhalten und nicht so sehr "Einstellungen" erfaßt. Beispiele: "Man muß ihm halt alles richten! Er ist ja so ungeschickt, das mache ich schon seit Jahren! Alkohol ist bei uns abgesperrt, den Schlüssel habe ich versteckt! Ich lasse die Kinder nicht mit ihm allein!".

9. Schuldgefühle

Aus der Erfahrung mit Angehörigen von Alkoholabhängigen ist bekannt, daß es kaum Patienten oder Angehörige gibt, die keine Schuldgefühle haben. Dies wird auch häufig von der Umwelt verstärkt durch Äußerungen wie z.b. "Bei der Hexe muß man ja saufen!". Schuldgefühle werden gelegentlich direkt zum Ausdruck gebracht: "Man fragt sich halt, was man falsch gemacht hat!" oder Fragen an den Interviewer: "Was hätte ich anders machen sollen?" oder Versuche der Schuldentlastung: "Ich war im Beruf sehr eingespannt, vielleicht hätte meine Frau mehr Zuwendung gebraucht, aber es ging mit bestem Willen nicht" oder es erfolgen Beteuerungen, was der Angehörige alles versucht hat: "Ich schwöre Ihnen, ich habe alles versucht, ich habe ... gemacht". Oder: "In unserer Familie hat noch nie jemand solche Probleme gehabt, alle sind normal!" oder Eltern sagen: "Wir haben uns so bemüht, alles richtig zu machen, aber man weiß eben nie; wir haben eben manches nicht so gewußt!"

Bei Angehörigen von 71 Patienten konnte ein Camberwell Family Interview (CFI) durchgeführt und aufgezeichnet werden. Die fehlenden Daten bei Angehörigen von 29 Patienten ergeben sich aus dem zeitlich erst später in die Versuchsplanung aufgenommenen Einsatz dieses Meßinstrumentes. Die Schulung des Beurteilers und der Interviewer erforderte eine entsprechende Vorlaufzeit. Somit ist anzunehmen, daß die fehlenden Daten keine systematische Verzerrung der Ergebnisse bedingen konnten. Die Auswertung der aufgezeichneten Bänder erbrachte für die genannten 9 Dimensionen folgende Kennwerte:

Tab. 7. Mittelwerte der eingeschätzten Kategorien des CFI

Kategorie	Mittelwert	Standardabweichung (SD)	n
"Critical Comments"	4,23	3,86	71
"Hostility" (Feindseligkeit)	0,24	0,66	71
"Emotional Overinvolvement"	1,87	1,31	71
"Positive Remarks"	0,76	1,02	71
"Warmth"	2,65	1,07	71
Mißtrauen	1,37	1,11	71
Kontrolle	1,48	1,25	71
Schuld	0,99	1,36	71
"(Marital) Relationship"	3,54	0,99	56 *)

*) Aussagen dazu wurden nur bewertet, wenn sie vom Partner stammten

Skalenbildung
Das bisher in der Literatur zum Camberwell Family Interview dokumentierte Vorgehen sah meistens vor, für die Vorhersage psychotischer Rückfälle eines Patienten das Ausmaß an "Expressed Emotion" hauptsächlich als dichotomisierte Prädiktorvariable zu benutzen (vgl. Hooley 1986; und Vaughn u. Leff 1976). Dabei wurde vornehmlich die Häufigkeitsauszählung der im Interview geäußerten "Critical Comments" benutzt und nach unterschiedlichen Teilungskriterien in die 2 Gruppen von Angehörigen mit "High EE" und "Low EE" unterteilt. Im Gegensatz zu diesem Vorgehen sollte hier auch der Versuch unternommen werden, die gesamte Information der 9 Kategorien zur Vorhersage des Krankheitsverlaufes des Alkoholpatienten zu verwenden, indem kontinuierliche Skalen aus allen beurteilten Aspekten gebildet wurden. Zu diesem Zweck wurde zur Klärung des internen Zusammenhanges der 9 Beurteilungskategorien eine Hauptkomponentenanalyse und eine Clusteranalyse gerechnet. Weil dazu die Spannweite aller Skalen mit Ausnahme der Häufigkeitsauszählung der "Critical Comments" zwischen 0 und 5 lag, wurde auch für diese Skala eine Transformation (unter Erhaltung gleicher Intervallabstände) in diesen Wertebereich durchgeführt.

Die Hauptkomponentenanalyse der 9 Beurteilungsskalen extrahierte 2 interpretierbare Faktoren (1. Faktor: Eigenwert = 3,64; Varianzaufklärung = 40,4%; 2. Faktor: Eigenwert = 1,71; Varianzaufklärung = 19,1%). Unrotiert ergab sich keine klare Einfachstruktur der Faktorladungen für die Beurteilungsskalen des CFI. Folgende Skalen luden hoch auf dem Faktor 1:

- "Critical Comments" (0,72)
- "Hostility" (0,70)
- "Emotional Overinvolvement" (0,56)
- Mißtrauen (0,73)
- Kontrolle (0,57)
- "(Marital) Relationship" (0,75)

Folgende CFI-Skalen zeigten höhere Ladungen auf dem 2. extrahierten Faktor:
- "Positive Remarks" (0,57)
- "Warmth" (0,54)   aber auch
- Kontrolle (0,60)
- "Emotional Overinvolvement" (0,65).

Die Skala "Schuldgefühle" war keinem der beiden Faktoren eindeutig zuzuordnen. Eine hierarchisch-agglomerative Clusteranalyse (Korrelationsmatrix der Items als Ähnlichkeitsmatrix benutzt; Vereinigungskriterium = Average Linkage Within Groups vgl. SPSS 1985) trug zur besseren Interpretation dieses Ergebnisses bei: Die Skala "Schuldgefühle" wurde hier ebenfalls erst sehr spät im vorletzten Vereinigungsschritt einer Clusterstruktur der anderen Kategorien zuordenbar. Auch aus inhaltlich-interpretativen Gründen wurde deshalb darauf verzichtet, "Schuldgefühle" mit in eine zu bildende Dimension aufzunehmen. Die Clusterstruktur der übrigen Skalen ergab eine klare Bündelung in 2 Gruppen, die allerdings nicht gänzlich voneinander unabhängig waren. Diese beiden Gruppen wurden zu Dimensionen zusammengefaßt, die auch eine klare inhaltliche Interpretation erlaubten. Dabei darf nicht übersehen werden, daß wegen der fehlenden Orthogonalität dieser Dimensionen das Vorhandensein einer hohen Ausprägung der einen Dimension noch nicht den Ausschluß hoher Werte der anderen Dimension bedeutet (zur psychologischen Interpretation vgl. 2.6.2).

Dimension 1: Positive Haltung zum Partner (CFI-positiv): Hier wurden die Werte von "Warmth" und "Positive Remarks" als Summenwert zusammengefaßt. Die Korrelation der beiden Kategorien betrug r = 0,38. Cronbach's Alpha lag dementsprechend bei 0,55.

Dimension 2: Negative Haltung zum Partner (CFI-negativ): In diese Dimension flossen die Werte der Beurteilungsskalen "Critical Comments", "Hostility", "(Marital) Relationship", "Mißtrauen", "Kontrolle" und "Emotional Overinvolement" ein. Die Korrelationsmatrix dieser Beurteilungsskalen ist in Tabelle 8 wiedergegeben. Die Dimension wies eine interne Konsistenz von 0,77 auf (gemessen durch Cronbach's Alpha; berechnet nach "Formula Prophecy"; vgl. 2.6.2). Die beiden Dimensionen "CFI-negativ" und "CFI-positiv" korrelierten miteinander mit r = -0,34 . Wegen der unbefriedigenden Kennwerte der Dimension "CFI-positiv" sollte diese nur explorativ verwendet werden.

Als Hinweise auf eine inhaltliche Bewährung des Meßgegenstandes "Negative Haltung zum Partner" können die Korrelationen der Dimension "CFI-negativ" mit verwandten Skalen angesehen werden: "CFI-negativ" korrelierte mit den Werten der Skala "Hostility" aus der psychiatrischen Symptomskala SCL 90 (*Selbst*auskunft des Angehörigen) mit r = 0,50 (n = 62);p < 0,001. Die Korrelation zur gleichen Skala ("Hostility" des SCL 90), wie sie der jeweilige Patient für sich beantwortet hat, lag bei nur r = 0,05 (n = 71). Der Zusammenhang zwischen Fremdbeurteilungen in der Dimension "CFI-negativ" und Selbsteinschätzung mittels des Fragebogens "Einstellung zum Patienten" durch den Angehörigen ("EzP-negativ") (vgl. 2.6.2 im nächsten Abschnitt) lag bei r = 0,36 (n = 64); p < 0,01.

Tab. 8. Korrelationen zwischen einzelnen Beurteilungsskalen des Camberwell Family Interviews (CFI)

	"Critical Comments"	"Hostility"	"Relationship"	Mißtrauen	Kontrolle
- "Critical Comments"	--				
- "Hostility"	0,49	--			
- "(Marital) Relationship"		0,47	0,39	--	
- Mißtrauen	0,39	0,44	0,44	--	
- Kontrolle	0,29	0,24	0,16	0,53	--
- "Emotional Overinvolvement"	0,36	0,31	0,23	0,16	0,51

2.6.2 Skalierung der Skala "Einstellung zum Patienten" (EzP) von seiten des Angehörigen

Kreisman et al. (1979) legten eine Selbsteinschätzungsskala vor, die nach ihrer Ansicht in der Lage ist, das Konzept von "High Expressed Emotion" in familiären Systemen mit wenig Aufwand zuverlässig zu messen. Im Rahmen des hier vorgestellten Projektes wurden alle 11 Items dieser Skala ins Deutsche übersetzt. Zusammen mit 13 zusätzlich formulierten Items wurde der Fragebogen der Hauptbezugsperson jedes Patienten unserer Studie vorgelegt. Jedes Item konnte - abweichend von der von Kreisman et al. vorgegebenen Skala - auf einer 4stufigen Skala (0 = nie bis 3 = sehr oft) beantwortet werden. Die Items enthalten gefühlsmäßige Stellungnahmen des Angehörigen in Bezug auf den Patienten. Der Wortlaut der Items des Fragebogens ist im Anhang wiedergegeben. Die Angehörigen beantworteten den Fragebogen zu 4 Zeitpunkten: Bei Aufnahme des Patienten in die stationäre Behandlung, bei Ende der ambulanten Nachbetreuung, bei der 6-Monats-Katamnese (1) und bei der 18-Monats-Katamnese (2). Zur Skalierung des Fragebogens wurden die Daten vom Zeitpunkt der Aufnahme zur stationären Behandlung verwendet.

2.6.2.1 Faktorenanalyse des gesamten Itempools

Eine Hauptkomponentenanalyse der Korrelationsmatrix aller 24 Items erbrachte (unrotiert) einen ersten Faktor mit einem Eigenwert von 8,20 und einer Varianzaufklärung von 39,1%. Der zweite extrahierte Faktor wies einen Eigenwert von 2,25 auf und leistete eine weitere, nicht unbeträchtliche Varianzaufklärung von 10,8%. Weitere 4 Faktoren blieben in ihrem Eigenwert ebenfalls über dem Minimalkriterium für die Faktoreninterpretation (Eigenwert > 1), doch lagen ihre Varianzbeiträge unter 10%. Bei dem vorliegenden Itempool handelte es sich somit offensichtlich *nicht um eine homogene Skala*, die bereits durch einen ersten Generalfaktor hinreichend beschreibbar wäre. Zur Klärung dieser inhaltlichen Struktur wurde wegen der methodischen und inhaltlichen Probleme, die eine Faktorenanalyse in diesem Zusammenhang aufwirft (vgl. Fischer; Vukovich; Orlik; alle in: Psychologische Beiträge 1966), eine hierarchische Clusteranalyse vorgezogen.

2.6.2.2 Clusteranalyse der Itembeziehungen

Die Interkorrelationsmatrix aller 24 Items wurde zu diesem Zweck als Ähnlichkeitsmatrix aufgefaßt. Dabei sollten negative Korrelationen als Maß für eine noch größere Unähnlichkeit gelten als eine Null-Korrelation. Für dieses Vorgehen waren psychologische Gründe maßgebend: Die Items erfragten unterschiedliche emotionale Haltungen des Angehörigen bezüglich des Patienten. Dabei ist es plausibel, von *gleichzeitig vorhandenen* unterschiedlichen, ambivalenten Gefühlshaltungen auszugehen. Würden negative Korrelationen als "Nähe" zweier Items interpretiert, dann unterstellte man einen Zusammenhang zwischen diesen Items im Sinne eines: "Je mehr Item a) Zustimmung findet, umso größer ist die Ablehnung von Item b)". Psychologisch wahrscheinlicher erschienen jedoch unterschiedliche Gefühle, auch diametral entgegengesetzte Gefühle wie beispielsweise Liebe und Haß, die *gleichzeitig* gegenüber dem Patienten vorlagen. Deshalb erschien es sinnvoller, negative Korrelationen nicht als große Ähnlichkeit von Items zu interpretieren.

Es wurde eine hierarchisch-agglomerative Clusteranalyse nach dem Vereinigungskriterium "Average-Linkage-Within" (zur Begründung vgl. 2.6.3) berechnet. Theoretisch begründet wurde die Vorgabe, ab einem Vereinigungsmaß von < 0,30 (was hier einer mittleren Korrelation innerhalb des neugebildeten Variablenclusters von 0,30 entspricht) keine Cluster mehr zu interpretieren, um möglichst homogene Itembündel zu erhalten. Es zeigte sich allerdings, daß alle 23 Vereinigungsschritte der 24-Item-Matrix dieses Kriterium erfüllten. Die so erreichte hierarchische Cluster-Schachtelung sprach deutlich für eine inhaltliche Zweigliederung des EzP-Fragebogens. Dabei wurden in der Skala 1 ("Positive Einstellung zum Patienten") im EzP folgende Items zusammengefaßt:

Item 1: "Ich empfinde Freude, wenn ich mit ... zusammen bin."
Item 8: "Ich bin stolz auf ihn/sie."
Item 24: "Er/sie macht mich glücklich."
Item 6: "Ich mag ihn/sie sehr gern."
Item 16: "Ich kann mit ihm/ihr recht gut zurecht kommen."
Item 4: "Er/sie spielt eine bedeutende Rolle in meinem Leben."
Item 20: "Ich kann mich auf die Hilfe von ihm/ihr verlassen."
Item 2: "Mit der Zeit wird es einfacher, ihn/sie zu verstehen."
Item 11: "Es macht mir nichts aus, für ihn/sie etwas zu tun."

Die interne Konsistenz dieser Skala wurde mittels der bekannten "Formula Prophecy" von Lord u. Novick (1968, S. 90) überprüft.

Die Interkorrelationen der Items der Skala "Positive Einstellung zum Patienten" sind in Tabelle 9 dargestellt. Cronbach's Alpha erreicht für die Skala "Positive Einstellung zum Patienten" einen Wert von 0,86. Damit zeigte die Skala eine gute interne Konsistenz.

Tab. 9. Korrelationen der Items der EzP-Skala 1 ("Positive Einstellung zum Patienten")

Item Nr.	1	8	24	6	16	4	20	2
1	--							
8	0,68	--						
24	0,63	0,62	--					
6	0,60	0,63	0,55	--				
16	0,62	0,60	0,48	0,39	--			
4	0,48	0,35	0,46	0,57	0,33	--		
20	0,36	0,51	0,48	0,26	0,54	0,18	--	
2	0,44	0,40	0,41	0,24	0,54	0,24	0,36	--
11	0,38	0,20	0,33	0,23	0,43	0,17	0,32	0,31

Die Skala 2: "Negative Einstellung zum Patienten" im EzP enthielt folgende Items:
Item 5: "Ich bin enttäuscht von ihm/ihr".
Item 10: "Er/sie regt mich auf."
Item 9: "Ich bin es leid, in meinem Leben dauernd auf ihn/sie Rücksicht nehmen zu müssen."
Item 14: "Er/sie ist undankbar für all das, was ich für ihn/sie tue."
Item 19: "Er/sie benimmt sich, als ob ich ihm/ihr nichts bedeute."
Item 3: "Es könnte ihm/ihr besser gehen, wenn er/sie nur wollte."
Item 7: "Ich kann von ihm/ihr nicht viel erwarten."
Item 15: "Ich werde zunehmend unsicher im Umgang mit ihm/ihr."
Item 12: "Ich muß mit ihm/ihr umgehen wie mit einem kleinen Kind."
Item 18: "Man kann kaum voraussagen, was er/sie als nächstes anstellen wird."
Item 17: "Es wäre besser, wenn er/sie anderswo wohnen würde."
Item 23: "Ich wünsche, er/sie wäre nie geboren."

Die Korrelationsmatrix der Items dieser Skalen ist in Tabelle 10 dargestellt.

Tab. 10. Korrelationen der Items der EzP-Skala 2 ("Negative Einstellung zum Patienten")

Item Nr.	5	10	9	14	19	3	7	15	12	18	17
5	--										
10	0,80	--									
9	0,71	0,59	--								
14	0,58	0,48	0,54	--							
19	0,60	0,53	0,38	0,61	--						
3	0,55	0,47	0,42	0,38	0,52	--					
7	0,54	0,48	0,41	0,50	0,37	0,41	--				
15	0,50	0,47	0,37	0,31	0,41	0,30	0,43	--			
12	0,50	0,53	0,52	0,39	0,41	0,51	0,43	0,37	--		
18	0,49	0,49	0,58	0,46	0,45	0,41	0,47	0,43	0,63	--	
17	0,43	0,43	0,56	0,35	0,31	0,28	0,38	0,43	0,54	0,50	--
23	0,24	0,33	0,24	0,16	0,32	0,23	0,43	0,23	0,39	0,43	0,40

Cronbach's Alpha für die Skala 2 = 0,90.

Damit lagen die Testkennwerte für interne Konsistenz besser als die der ursprünglichen (kürzeren) amerikanischen Skala. Für diese ("Patient-Rejection-Scale") wurde ein Cronbach's Alpha von 0,78 angegeben (Kreisman et al. 1979). Diese Verbesserung der internen Konsistenz beruhte vermutlich nicht auf einer bloßen Testverlängerung, denn die 24 deutschen Items wurden in 2 getrennten Skalen zusammengefaßt mit n = 10 und n = 14 Items. Vielmehr dürfte die inhaltliche Trennung in 2 verschiedene gefühlsmäßige Haltungen zum Patienten für eine höhere Geschlossenheit des Meßgegenstandes gesorgt haben.

2.6.2.3 Getrennte Faktorenanalysen der beiden Subskalen des EzP-Fragebogens

In Anlehnung an die Argumentation bei Eckes u. Rossbach (1980) wurden nach einer Zusammenfassung der Variablen durch eine Clusteranalyse *innerhalb* der so gewonnenen homogenen Variablencluster erneut Hauptkomponentenanalysen berechnet, die die interne Struktur dieser Cluster testen sollten. Für beide Subskalen ergab sich bei einer unrotierten Hauptkomponentenanalyse jeweils ein deutlicher varianzstarker Faktor. Der 1. Faktor im Konzept "Positive Einstellung zum Patienten" zeigte einen Eigenwert von 4,69 und eine Varianzaufklärung von 46,9%. Der 1. Faktor im Variablenbündel "Negative Einstellung zum Patienten" hatte einen Eigenwert von 6,09 bei einem Varianzbeitrag von 43,5%. Weitere Faktoren brauchten nach dem Kriterium des Scree-Tests (vgl. Gaensslen u. Schubö 1973) nicht mehr interpretiert zu werden. Auch diese Re-Analyse rechtfertigte die inhaltliche Aufgliederung des Fragebogens in 2 getrennte Skalen.

Die beiden Skalen korrelierten untereinander mit r = -0,60. Auch dieses Ergebnis wies darauf hin, daß positive und negative Gefühle nicht unterschiedliche Pole ein und derselben Gefühlsdimension sind, sondern auch einmal als ambivalente Haltung gleichzeitig präsent sein können. Zudem wurde deutlich, daß von beiden Skalen nicht unbedingt redundante Varianzanteile aufgeklärt werden und sich die theoretische Unterscheidung von negativen und positiven Gefühlsinhalten auch empirisch bewährt.

Als Außenbewährung für die Gültigkeit der so gewonnenen Skalen dürfen folgende Ergebnisse gelten: Die Skala "Negative Einstellung zum Patienten" korrelierte mit r = 0,49 mit der Anzahl der "Critical Comments", wie sie als Verhaltensbeobachtung durch einen speziell geschulten Beurteiler im Camberwell Family Interview festgehalten wurde. Diese Korrelation war statistisch signifikant. Dagegen korrelierte die Skala "Positive Haltung des Angehörigen gegenüber dem Patienten" des CFI (vgl. 2.6.1) als Verhaltensmaß nicht bedeutsam mit der Einstellungsskala "EzP-positiv". Selbstauskunft und Verhaltensbeobachtung negativer Gefühle korrelierten somit höher miteinander.

2.6.3 Die Therapiemotivation der Patienten

In jüngster Zeit wurde das Konzept der Therapiemotivation bei Klienten einer psychotherapeutischen Intervention von verschiedenen Seiten kritisiert. So sah Miller (1985) Therapiemotivation als ein theoretisches Konstrukt an, daß meist ex-post-facto von den Therapeuten zur Erklärung eines Mißerfolges der therapeutischen Behandlung benutzt werde: Eine Ursache des Mißerfolges sei dann eine vermeintlich mangelnde Motivation des Patienten gewesen. Dabei wird unter Motivation im Sinne des "Trait-Modelles" der klassischen Testtheorie eine stabile Persönlichkeitseigenschaft verstanden, die zeitüberdauernd auch meßbar sein soll. Aus diesem Modell ableitbar müßten dann allerdings auch Vorhersagen über den Therapieerfolg aufgrund der Motivation des Patienten möglich sein. Miller (1985) stellte diesem "Trait-Modell" der Therapiemotivation ein lerntheoretisches Konzept zur Motivation als situativ bedingte Reaktionsbereitschaft des Individuums auf motivierende Außenreize gegenüber. Dieser Ansatz vermeide die negativen Konsequenzen eines "Labeling"-Prozesses, der bei Feststellung "mangelnder Motivation" zu einer selbsterfüllenden Prophezeiung eines Mißerfolges werden kann.

Im Rahmen unserer Studie wurde auf zweifache Weise versucht, Motivation als "Trait" (durchaus kritisch und modelltestend) zu erfassen: Zum einen beurteilten sämtliche Therapeuten des jeweiligen Patienten dessen "intrinsische Motivation" und seinen "externen Druck" (vgl. 3.4.2). Außerdem wurde den Patienten ein neuentwickelter Fragebogen zur Selbsteinschätzung vorgelegt, der auf 55 Items Aspekte der Motivation des Patienten erfragte (Fragebogen MOTT, siehe Anhang). Die Items dieses Fragebogens wurden in Anlehnung an das Konzept der Compliance-Messung von Bender u. Haag (1986) speziell für die Situation der Therapie bei Alkoholikern neu formuliert. Jedes der 55 Items wurde auf einer Skala von 0 (trifft nicht zu) bis 4 (trifft voll und ganz zu) beantwortet.

Zur Skalierung dieses Fragebogens wurde die Korrelationsmatrix aller 55 Items (Pearson'sche Korrelationen) einer hierarchischen Clusteranalyse unterzogen. Damit sollten - in Abgrenzung zum Verfahren einer Faktorenanalyse (welche psychologisch unrealistisch auffindbare "orthogonale" Dimensionen *hinter* den Daten extrahiert) - durchaus miteinander korrelierende Cluster von Items auffindbar werden, welche unterschiedliche Aspekte des (theoretisch noch wenig ausformulierten) Konzeptes Therapiemotivation beleuchten.

Als Vereinigungskriterium für die Clusterbildung wurde der Algorithmus "Average Linkage Within" des Programmpaketes SPSS-X vorgegeben. Auch wenn dieser Algorithmus nicht exakt so rechnet, wie der Name vermuten läßt, sondern eher als eine Art "an den Binnenkorrelationen bereits gebildeter Cluster gewichtetes Centroid-Verfahren" (vgl. dazu Eckes u. Rossbach 1980) aufzufassen ist, führt er doch zu relativ homogenen Clustern von Variablen, wenn man die Itemkorrelationen als Ähnlichkeitsmaß interpretiert. Wegen Polungsfragen wurden dabei nur die absoluten Werte (Beträge) der Korrelationen verrechnet. Als Abbruchskriterium für die Interpretation so entstehender Cluster wurde ein Vereinigungsmaß von 0,30 (was in etwa einer mittleren Korrelation der Items dieses Variablenclusters von 0,30 entspricht) gewählt. Schwächere Zusammenhänge zwischen Variablen sollten keine Berücksichtigung finden.

Auf dieser Basis fielen von den 55 Items des Fragebogens 38 Items wegen mangelnder inhaltlicher Nähe zu anderen Fragen aus dem Selektionsprozeß heraus. Die verbleibenden 17 Fragen gliederten sich in 3 verschiedene Cluster. Diese Clusterbildung zeigte sich beim Vergleich mit dem Clusterungsergebnis nach anderen Vereinigungskriterien relativ stabil. So wurden mit "Average Linkage Between" nur 3 Items anderen Clustern zugeordnet.

Die erste auf diese Weise entwickelte Subskala 1 ("Compliance und Zuversicht") setzte sich aus folgenden Items zusammen: 1. "Einen Rückfall zu bekommen, ist das schlimmste, was mir passieren kann", 2. "Es macht mir gar nicht soviel aus, einen Rückfall zu bekommen" (wurde zu Skalenwertbildung rekodiert), 3. "Ich vertraue auf das, was der Therapeut empfiehlt, ohne es länger zu hinterfragen", 4. "Über Entstehung, Ausprägungsformen und Risiken meiner Alkoholerkrankung bin ich gut informiert", 5. "Mein Ziel ist es, völlig mit dem Trinken aufzuhören (totale Abstinenz)" und 6. "Später werde ich Alkohol in Maßen und kontrolliert trinken" (zur Skalenwertbildung umgepolt). Cronbach's Alpha für diese Skala betrug 0,76. Die *Korrelationsmatrix* dieser 6 Items wies die in Tabelle 11 wiedergegebenen Werte auf.

Tab. 11. Iteminterkorrelationen der 1. Subskala "Compliance und Zuversicht" der Motivationsskala (MOTT)

Item	2	3	4	5	6
1	-0,38	0,41	0,35	0,52	-0,34
2		-0,29	-0,36	-0,50	0,32
3			0,14	0,30	-0,11
4				0,42	-0,21
5					-0,61

Die Subskala 2 ("Krankheitseinsicht") des Motivationsfragebogens enthielt folgende Items: 1. "In meinem Fall war das Alkoholproblem nicht besonders groß" (negative Polung), 2. "Ich bin körperlich abhängig vom Alkohol", 3. "Ich bin vom Alkohol abhängig", 4. "Ich bin seelisch abhängig vom Alkohol", 5. "Ich glaube, wenn ich wollte, würde ich es auch ganz alleine schaffen, trocken zu bleiben" (negative Polung), 6. "Eine sinnvolle Behandlung muß so angelegt sein, daß sie meine Lebensgewohnheiten nicht wesentlich verändert" (negative Polung) und 7. "Wenn ich später nicht aufpasse, kann leicht ein Rückfall kommen". Cronbach's Alpha der Skala 2 betrug 0,77. In Tabelle 12 sind die Interkorrelationen der Items dieser Skala dargestellt.

Tab. 12. Iteminterkorrelationen der 2. Subskala "Krankheitseinsicht" der Motivationsskala (MOTT)

Item	1	2	3	4	5	6
2	-0,48					
3	-0,43	0,52				
4	-0,29	0,33	0,55			
5	0,31	-0,35	-0,38	-0,49		
6	0,23	-0,19	-0,38	-0,33	0,34	
7	-0,31	0,07	0,29	0,26	-0,30	-0,09

Die Subskala 3 ("fatalistisches Krankheitsmodell") des Motivationsfragebogens enthält die Items: 1. "Meine Alkoholabhängigkeit ist verursacht durch meine Konstitution, körperliche Verfassung", 2. "Meine Alkoholabhängigkeit ist verursacht durch gestörte Funktionsabläufe in meinem Körper", 3. "Meine Alkoholabhängigkeit ist verursacht durch eine körperliche Störung" und 4. "Es gibt nichts, was mich wirklich gesund machen könnte". Cronbach's Alpha zu dieser Skala 3 betrug 0,67. In Tabelle 13 sind die Interkorrelationen der Items dieser Skala dargestellt.

Tab. 13. Interkorrelationen der 3. Subskala "fatalistisches Krankheitsmodell" der Motivationsskala (MOTT)

Item	1	2	3
1	--		
2	0,50	--	
3	0,37	0,42	--
4	0,22	0,34	0,17

Zwei der drei Motivationssubskalen waren voneinander nicht unabhängig, sondern korrelierten in bedeutsamem Ausmaß miteinander: Subskala 1 ("Compliance und Zuversicht") korrelierte mit Subskala 2 ("Krankheitseinsicht") mit r = ,46.

Die Korrelationen zwischen den Selbsteinschätzungsskalen für Therapiemotivation und den Fremdeinschätzungen der Therapeuten für "intrinsische Motivation des Patienten" lagen, wie Tabelle 14 zeigt, niedrig und erreichten keine statistische Signifikanz (p > 0,05).

Tab. 14. Zusammenhang zwischen Selbsteinschätzungen und Fremdbeurteilungen zur Motivation

Fremdeinschätzungen zur intrinsischen Motivation durch Therapeuten, welche folgende Gruppen leiteten:	Selbsteinschätzungen zur Motivation in MOTT-Subskala:		
	1. "Compliance u. Zuversicht"	2. "Krankheitseinsicht"	3. "fatalistisches Krankheitsmodell"
- konfliktzentrierte Gruppe	0,02	-0,11	-0,11
- Gruppe zur sozialen Kompetenz	-0,15	-0,14	0,04

(Produkt-Moment-Korrelationen)

Therapeuten und Patienten stimmten in der Beurteilung der Therapiemotivation nur soweit überein, wie es sich auch per Zufall erwarten ließe. In diesem Zusammenhang war ein statistisch bedeutsamer Zusammenhang (p < 0,001) zwischen den Angaben des Patienten auf der Motivationssubskala 1 "Compliance und Zuversicht" und dem

Selbstbeurteilungsteil des Münchner Alkoholismus Test (MALT). Je ausgeprägter sich ein Patient im MALT als Alkoholiker sah, desto weniger zuversichtlich und kooperativ sah er sich auf der Motivationssubskala 1 (r = -0,33). Ebenfalls negativ korreliert waren die Motivationssubskala 2 ("Krankheitseinsicht") und die MALT-Selbsteinschätzung (r = -0,33) sowie die Motivationsskala 3 ("fatalistisches Krankheitsmodell") und die MALT-Selbsteinschätzung (r = -0,21; p < 0,05). Je mehr Patienten unserer Studie über Symptome ihrer Alkoholabhängigkeit und alkoholismustypische Verhaltensweisen im MALT berichteten, umso geringer waren ihre Werte in den Motivationsskalen. Zudem korrelierte die Motivatiossubskala 3 ("fatalistisches Krankheitsmodell") statistisch bedeutsam mit der aktuellen Befindlichkeit (BfS) mit r = 0,24 (p < 0,05), nicht aber mit der Beschwerdenliste (BL). Diese Tatsache kann als erster Hinweis auf die kurze zeitliche Perspektive und geringe Stabilität der hier gemessenen Aspekte von Motivation aufgefaßt werden.

2.6.4 Skalenentwicklung zur Einschätzung des therapeutischen Klimas (SEKT)

Um differentielle Aspekte unterschiedlicher therapeutischer Bausteine beschreiben zu können, wurden neben Merkmalen des Patienten und seines Angehörigen auch Merkmale der Therapie selbst erfaßt. Zu diesem Zweck wurde den Patienten bei der Entlassung aus der stationären Behandlung ein 18 Items umfassender Fragebogen vorgelegt: die Skala zur Erfassung des Klimas in den Therapiegruppen (SEKT). Die Fragen erfaßten Einschätzungen des Patienten über den durchlaufenen therapeutischen Prozeß, über die Effizienz dieses Prozesses und über Merkmale der Gruppentherapeuten. Die Items wurden jeweils auf einer 4-Punkte-Skala von 0 (= trifft nicht zu) bis 3 (= trifft voll zu) beantwortet. Im Anhang findet sich ein Abdruck des Fragebogenformulares.

Analog zum rechnerischen Vorgehen bei den bisherigen Skalen CFI, MOTT und EzP wurde auch beim SEKT eine Clusteranalyse der Item-Interkorrelationsmatrix gerechnet. Zur genaueren Beschreibung des Algorithmus wird auf die oberen Abschnitte verwiesen. Die hierarchische Clusteranalyse erbrachte 3 verschiedene Itemcluster. Die SEKT-Subskala 1 ("Teamkooperation und Charisma des Therapeutenteams" (SEKT-Team)) enthielt die Items 1. "Die Patienten nehmen engagiert und aktiv am gesamten Therapieprogramm teil", 2. "Die Mitarbeiter verstehen sich untereinander und arbeiten gut zusammen" und 3. "Im therapeutischen Team besteht Gleichberechtigung unabhängig von der Art der Ausbildung und der Funktion". Cronbach's Alpha der SEKT-Subskala ("Team") betrug 0,65. Die Interkorrelationen der Items dieser Skala sind in Tabelle 15 dargestellt.

Tab. 15. Iteminterkorrelationen der Subskala 1 "Teamkooperation und Charisma des Therapeutenteams" zum therapeutischen Klima (SEKT)

Item	1	2
2	0,45	--
3	0,30	0,40

Die SEKT-Subskala 2 ("Veränderung durch emotionale Inhalte, Verhaltenstraining, Kontrolle, Lernen und Üben") enthielt die Items: 1. "Die Bearbeitung von Problemen des täglichen Lebens wird gefördert (z.b. Planung des Tagesablaufs, zukünftige Arbeitsplatzanforderungen)", 2. "Die Patienten werden auf die Zeit nach der Therapie vorbereitet (vorsorgliche Durcharbeitung von Problemen nach der Therapie)", 3. "Es wird Verantwortung auf die Patienten übertragen und ihre Selbständigkeit gefördert", 4. "Offene und spontane Äußerungen von Gefühlen werden gefördert", 5. "Die Patienten werden mit ihren Konflikten und Problemen konfrontiert", 6. "Familienangehörige der Patienten werden in die Therapie einbezogen", 7. "Erwünschte Verhaltensweisen der Patienten werden anerkannt und verstärkt" und 8. "Das Verhalten der Patienten wird durch Mitarbeiter der Einrichtung kontrolliert (z.B. Einhaltung der Hausordnung)". Cronbach's Alpha dieser Skala betrug 0,79. Die Interkorrelationen der Items dieser Skala sind in Tabelle 16 dargestellt.

Tab. 16. Iteminterkorrelationen der Subskala 2 "Veränderungen durch Lernen und Üben" zum therapeutischen Klima (SEKT)

Item	1	2	3	4	5	6	7
2	0,59	--					
3	0,48	0,49	--				
4	0,47	0,35	0,51	--			
5	0,39	0,36	0,38	0,47	--		
6	0,37	0,37	0,32	0,39	0,30	--	
7	0,26	0,19	0,33	0,29	0,03	0,24	--
8	0,27	0,24	0,19	0,12	0,28	0,19	0,11

Die SEKT-Subskala 3 ("Veränderung durch Kognitionen und Einsichtsprozesse") enthielt die Items: 1. "Die Patienten haben ein genaues Verständnis der Therapieziele und Therapiemethoden", 2. "Der Therapieablauf ist klar und durchsichtig", 3. "Der Behandlungsablauf wird genau geplant und organisiert", 4. "Die Patienten verstehen auf der Verstandes- *und* der Gefühlsebene die Motive und den Ablauf ihres Trinkverhaltens", 5. "Die Patienten verstehen auf der Verstandes- *und* der Gefühlsebene die Motive und den Ablauf ihrer anderen problematischen Verhaltensweisen", 6. "Die Weitergabe von Informationen über einen Patienten innerhalb des therapeutischen Teams funktioniert" und 7. "Die Therapeuten haben Vorbildfunktion". Cronbach's Alpha dieser Skala betrug 0,79. Die Interkorrelationen dieser Skala sind in Tabelle 17 wiedergegeben.

Tab. 17. Iteminterkorrelationen der Subskala 3 "Veränderung durch Kognitionen und Einsichten" zum therapeutischen Klima (SEKT)

Item	1	2	3	4	5	6	7
2	0,60	--					
3	0,45	0,52	--				
4	0,51	0,35	0,25	--			
5	0,47	0,41	0,34	0,60	--		
6	0,37	0,35	0,17	0,27	0,19	--	
7	0,42	0,36	0,33	0,11	0,01	0,17	--

Damit können die Subskalen 2 ("Veränderung durch Lernen und Üben") und 3 ("Veränderung durch Kognitionen") zum therapeutischen Klima (SEKT) als befriedigende Konstrukte betrachtet werden. Die Subskala 1 "Teamkooperation" wurde auch wegen ihrer Kürze (Items = 3) nur als exploratives Konzept mit Vorbehalt benutzt. Die Interkorrelationen der 3 Skalen des Fragebogens zum therapeutischen Klima sind in Tabelle 18 dargestellt.

Tab. 18. Wechselseitige Abhängigkeit der Subskalen des Fragebogens zum therapeutischen Klima (SEKT)

	SEKT-Subskala 1: "Teamkooperation"	SEKT-Subskala 2: "Veränderung durch Lernen u. Üben"
Subskala 2: "Lernen u. Üben"	0,29	--
Subskala 3: "Kognition"	0,39	0,64

(Pearson-Korrelationen)

3 Therapieeffizienz und Verlaufsbescheibung

3.1 Beeinflussende Faktoren bei der Datenerhebung und Beteiligungsraten

3.1.1 Erreichbarkeit der Patienten für Interviews und Beteiligungsraten

Das Trinkverhalten der Patienten (und andere Bereiche) wurde in der Regel bei einem persönlichen Interview während der Behandlung vom Therapeuten (Arzt, Psychologe) und bei den Katamnesen von trainierten Interviewern (Mediziner) eingeschätzt. Bei Ende der *ambulanten Behandlung* füllten die Therapeuten eine Dokumentation des Patientenverhaltens während der Zeit stationärer und ambulanter Therapie (DOK-Entlassung) aus. Dabei machten sie Angaben sowohl für die Zeit der 6wöchigen stationären Therapie als auch für die 6wöchige ambulante Nachbehandlung. Bei der *6-Monats-Katamnese* verwandten die Interviewer ein strukturiertes Katamnese-Interview (I-Kat1) und bei der 18-Monats-Katamnese ein analog formuliertes Interview (I-Kat 2); letzteres war inhaltlich fast völlig mit dem I-Kat1 identisch. Für die Interviews konnten im Verlauf die in Tabelle 19 aufgeführten Beteiligungsraten erreicht werden.

Die 5% fehlenden Angaben bei Entlassung aus stationärer Therapie setzen sich zusammen aus 3 Therapieabbrechern und Koordinationsfehlern bei der Erhebung in 2 Fällen. Die 8% Ausfallsdaten bei Ende der ambulanten Therapie enthalten die 3 Therapieabbrecher, Erhebungsfehler bei 2 Patienten und 3 Patienten, die in dem Nachbetreuungszeitraum "abtauchten" und nicht mehr erreicht werden konnten.

16 Patienten konnten bei der 6-Monats-Katamnese nicht interviewt werden. Dabei handelte es sich eher um Männer (n = 11), während nur 5 Frauen nicht erreichbar waren. Ein statistisch bedeutsamer Zusammenhang zwischen Erreichbarkeit und Ge-

Tab. 19. Beteiligungsraten der 100 alkoholabhängigen Patienten der Stichprobe bei persönlichen Interviews (ohne Informationen von Angehörigen). n = %.

	Entlassung aus stationärer Behandlung	Ende der ambulanten Nachbetreuung	6-Monats-Katamnese (1)	18-Monats-Katamnese (2)
interviewt	95	92	84	78
nicht interviewt	5	8	16	22
	100	100	100	100

schlecht bestand nicht (Chi-Quadrat = 0,90; df = 1; p > 0,30). Bei der 6-Monats-Katamnese waren nichtnachuntersuchte Patienten auf die Zusatzbehandlungsbedingungen A und B gleich verteilt (Chi-Quadrat = 1,39; df = 1; p > 0,20).

Bei der 18-Monats-Katamnese konnten von den 16 nichterreichten Patienten der 6-Monats-Katamnese 10 Patienten wiederum nicht persönlich befragt werden. Bei 6 der bei der 6-Monats-Katamnese nichterreichten Patienten konnte bei der 18-Monats-Katamnese ein Interview durchgeführt werden. Die übrigen 12 bei der 18-Monats-Katamnese nichtinterviewten Patienten waren bei der 6-Monats-Katamnese befragt worden. Von dieser letzten Teilgruppe lagen bei 7 Patienten Angaben über einen Rückfall zwischen der 6-Monats-Katamnese und der 18-Monats-Katamnese vor. Diese Angaben stammen aus Interviews zur 6-Monats-Katamnese, die mehr als 4 Wochen gegenüber dem vorgesehenen 6-Monats-Zeitraum verspätet durchgeführt wurden. Angaben über jüngst zurückliegende Rückfälle dieser verspäteten 6-Monats-Katamnesen (die ja nicht mehr zum Zeitraum der 6-Monats-Katamnese zählen können) wurden dem Zeitintervall der 18-Monats-Katamnese zugerechnet.

3.1.2 Beteiligungsrate bei den zusätzlichen Angehörigenbefragungen

Abbildung 8 informiert nicht nur über die Erreichbarkeit der Angehörigen bei den 3 vorgesehenen Befragungen zur Aufnahme, 6-Monats-Katamnese und 18-Monats-Katamnese; es ist aus ihr auch das jeweilige Verhältnis des Angehörigen zum Patienten (ob Partner oder Verwandter) ersichtlich. Die schmalen Säulen spiegeln die Gesamtzahlen des jeweiligen Befragungstermines wider. Die breiten Säulen und Kästchen beschreiben das Wechseln von einer Gruppe zur anderen über die Zeitpunkte hinweg. Insgesamt konnte bei der Aufnahme bei 16% aller Angehörigen kein Interview durchgeführt werden; bei der 6-Monats-Katamnese waren es 18% und bei der 18-Monats-Katamnese 29% aller Angehörigen, die nicht befragt werden konnten.

Zur 6-Monats-Katamnese wurden 13,4% der getätigten Interviews telefonisch durchgeführt, bei 86,6% erfolgte die Befragung im persönlichen Interview. Bei der 18-Monats-Katamnese konnten 70,4% der Interviews mit Angehörigen persönlich und bei 21% telefonisch durchgeführt werden.

Bei der 6-Monats-Katamnese waren nur 18% der Angehörigen nicht erreichbar und es ließ sich kein Zusammenhang zwischen Rückfallstatus des Patienten und Bereitschaft zur Teilnahme am Angehörigeninterview nachweisen (Chi-Quadrat = 1,37; df = 1; p > ,20). Schließt man diejenigen Patienten aus der Berechnung aus, von denen weder vom Patienten selbst noch vom Angehörigen Daten zum Rückfallstatus vorlagen, so erreicht Yule's Q (als Zusammenhangsmaß bei 4-Felder-Tafeln) für die Verknüpfung von Erreichbarkeit des Angehörigen mit Rückfallstatus des Patienten Q = -0,25. Patienten mit unbekanntem Trinkstatus wurden aus diesem Zusammenhangsmaß ausgeschlossen, weil sie (vgl. 3.3.1) per definitionem als rückfällig klassifiziert wurden und ihre Miteinbeziehung den Zusammenhang verzerrt hätte.

Nach einer entsprechenden Korrektur für die 18-Monats-Katamnese erreichte für diesen Zeitpunkt (bei dem 71% der Angehörigen befragt werden konnten) der Zusammenhang zwischen Rückfälligkeit des Patienten und Verweigerung des Interviews (bzw. Unauffindbarkeit) seitens des jeweiligen Angehörigen statistische Bedeutsamkeit

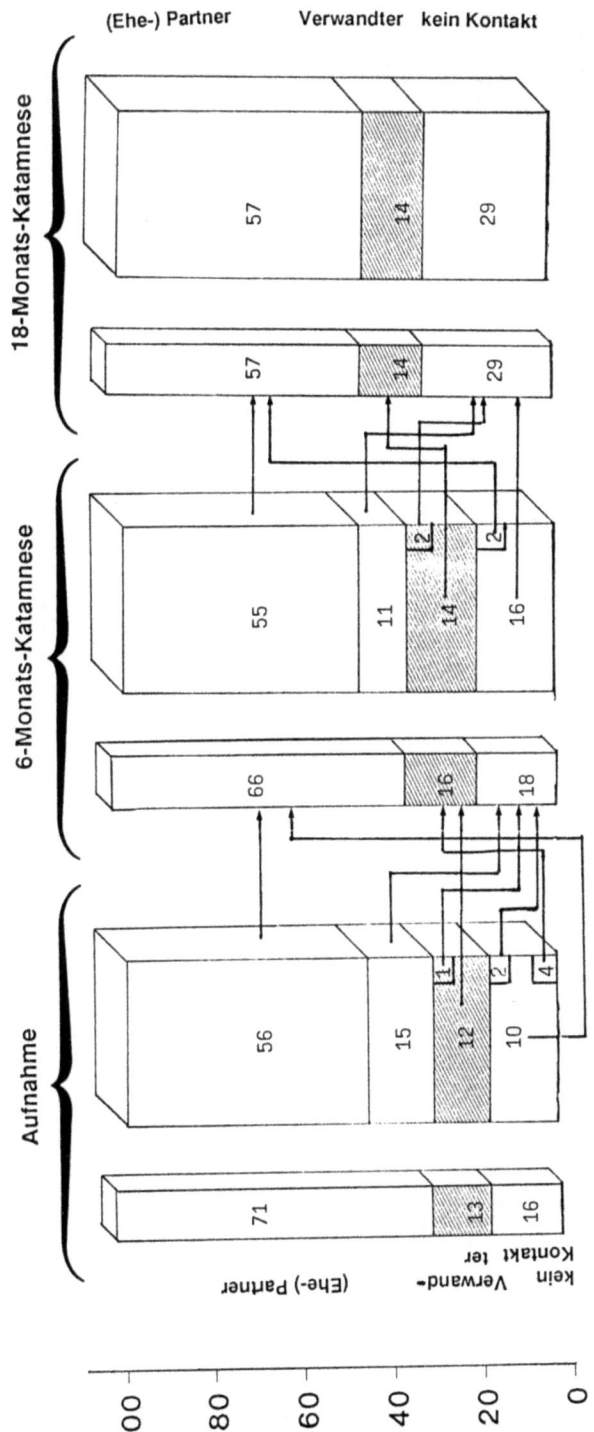

Abb. 8. Zusammensetzung und Beteilungsrate bei der Angehörigenbefragung im zeitlichen Verlauf

(Chi = 5,11; p < 0,05). Zur Effektstärkenabschätzung wurde ein Yule's Q von Q = 0,37 errechnet. Die Wertespanne von Q liegt zwischen -1 und +1. Der Zusammenhang erscheint somit nicht von besonders wesentlicher Bedeutung.

Zu keinem der 3 Befragungszeitpunkte hing die Erreichbarkeit der Angehörigen von der Zugehörigkeit zur experimentellen Behandlungsbedingung A (angehörigenzentriert) oder B (selbsthilfeorientiert) ab. *Die Miteinbeziehung des Angehörigen in die Therapie erhöhte also nicht seine Bereitschaft zur Teilnahme an den Begleituntersuchungen* (Testung über Chi-Quadrat; p (Kat1) > 0,92; p (Kat2) > 0,43).

3.1.3 Gesamte Beteiligungsraten

Die Quellen für die Angaben zum Verlauf der Patienten für 6- und 18-Monats-Katamnese sind in Tabelle 20 dargestellt.

Tab. 20. Quellen der Angaben bei den beiden Katamnesen (Kat)

	6-Monats-katamnese n (= %)	18-Monats-katamnese n (= %)
Niemand	9	10
Angehöriger telefonisch	2	4
Angehöriger persönlich	5	1
Daten von Patient aus 6-Monats-Katamnese	entfällt	2
Nur Patient (persönlich)	9	17
Patient 6-Monats-Katamnese und Angehöriger (telefonisch)	entfällt	3
Patient 6-Monats-Katamnese und Angehöriger (persönlich)	entfällt	2
Patient und Angehöriger telefonisch	0	14
Patient persönlich, Angehöriger telefonisch	9	0
Beide persönlich	66	47
n (= %)	100	100

3.1.4 Rücklauf von Fragebögen

Die Patienten erhielten bei den Nachuntersuchungen in der Regel 6 Fragebögen ausgehändigt. Wenn sie mit Verwandten und nicht mit einem Partner zusammenlebten, erhielten sie nur 4 Fragebögen, da Fragen zur Partnerschaft entfielen. Den Angehörigen wurde im Rahmen der Nachuntersuchung die gleiche Anzahl (6 bzw. 4)

Fragebögen überreicht. Dabei stellte sich im Verlauf der Datenerhebung eine deutliche Diskrepanz zwischen Erreichbarkeit der Patienten/Angehörigen für Interviews und ihrer Bereitschaft zur schriftlichen Beantwortung der Fragebögen heraus. Aus Zeitgründen war es nicht durchführbar, die Beantwortung der Fragebögen in das Nachuntersuchungsinterview mit einzugliedern. Trotz intensiver "Nacherfassung" (telefonische Rückfragen, Neuzusendung der Fragebögen mit schriftlicher Bitte um Beantwortung etc.) erreichte der Fragebogenrücklauf nicht die Beteiligungsrate wie in den Interviews. Diese mangelnde Beteiligung trat sowohl bei den Patienten als auch bei den Angehörigen auf.

Am Beispiel des Rücklaufs der Beschwerdenliste (BL) der Patienten sei illustriert, wie sich die Datenausfälle im Laufe der 5 Meßzeitpunkte entwickelten (vgl. Abbildung 9). Eine Beteiligungsrate von 100% wie bei der Aufnahme der Patienten konnte bereits bei der Entlassung aus der stationären Behandlung nicht mehr erreicht werden. Dies ist auf Therapieabbrecher und auf Koordinationsfehler zurückzuführen. Von Meßzeitpunkt zu Meßzeitpunkt sank die Beteiligungsrate kontinuierlich. Bei der 18-Monats-Katamnese, bei der noch 78% der Patienten in Interviews befragt werden konnten, füllten nur noch 57% der Patienten die Beschwerdenliste (BL) aus.

Es wurde untersucht, ob die Geschlechtszugehörigkeit eines Patienten seine Bereitschaft, Fragebögen auszufüllen, beeinflußt. Zu keinem der 5 Meßzeitpunkte ist jedoch auch nur eine Tendenz in diese Richtung erkennbar. Genausowenig unterscheiden sich die Rücklaufquoten für die Patienten der Behandlungsbedingung A (angehörigenzentriert) und B (selbsthilfeorientierte Gruppe). Bemerkenswerterweise galt dies auch für die Bereitschaft der Angehörigen, Fragebogen zu beantworten: Wie schon bei der Erreichbarkeit für Interviews, so bewirkte auch beim Fragebogenrücklauf die

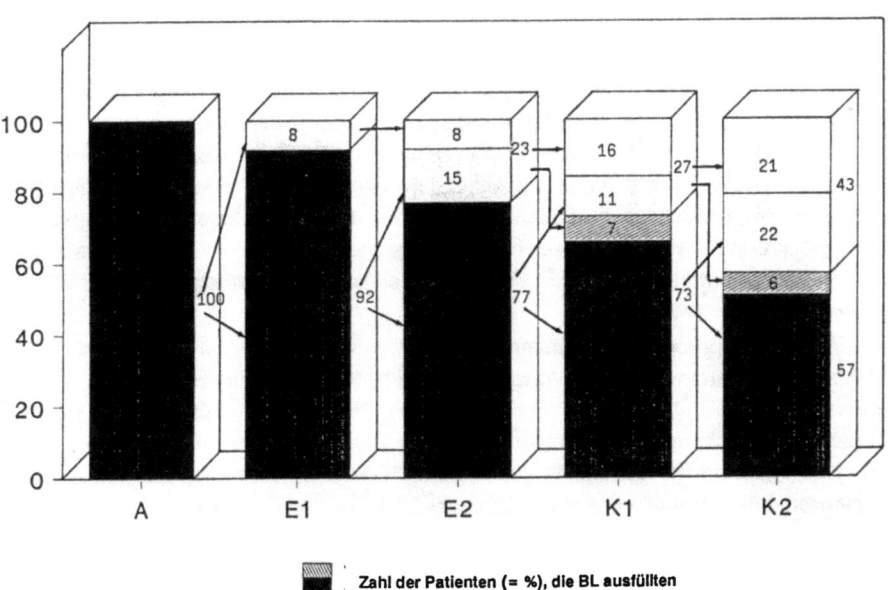

Abb. 9. Fragebogenrücklauf am Beispiel der Beschwerdenliste (BL)

Miteinbeziehung in die Therapie keine Erhöhung der Bereitschaft des Angehörigen, sich an der Evaluation zu beteiligen.

Die Vermutung, daß der Rückfallstatus eines Patienten seine Bereitschaft zur Rücksendung der Fragebögen beeinflusse, konnte nur für den Zeitpunkt der 6-Monats-Katamnese bestätigt werden: Sowohl bei einer Berechnung des entsprechenden Chi-Quadrat-Wertes über alle 100 Patienten (incl. der Nichtinterviewten, denen auch keine Fragebögen ausgehändigt werden konnten) als auch bei Testung auf der Basis der 84 durchgeführten Interviews, blieb dieser Zusammenhang statistisch bedeutsam ($p < 0,0001$ bzw. $p < 0,05$). Dagegen konnte bei der 18-Monats-Katamnese unter den 78 interviewten Patienten kein Zusammenhang zwischen Fragebogenrücklauf und Rückfallstatus beobachtet werden. Auch bezogen auf die Gesamtzahl aller 100 Patienten (wobei den Nichtinterviewten in der Regel keine Fragebögen zugestellt werden konnten!) konnte kein Einfluß der Rückfälligkeit gesichert werden (Chi-Quadrat = 2,96; df = 1; $p > 0,05$).

Offensichtlich nivellierte die von Befragung zu Befragung abnehmende Bereitschaft *aller Patienten*, Fragebögen zu beantworten, die vorher bestehenden Unterschiede. Während zunächst abstinente Patienten häufiger antworteten, verlor sich deren größeres Entgegenkommen im Laufe der Zeit. Diese allgemeine Befragungsmüdigkeit mag durch die hohe Zahl der eingesetzten Meßinstrumente mit verursacht sein.

3.2 Seelische und körperliche Beschwerden und Persönlichkeit

3.2.1 Ergebnisse des Freiburger Persönlichkeitsinventars (FPI)

3.2.1.1 Die Ausgangsbedingungen bei Therapiebeginn

Die Rohwerte für alle Patienten wurden auf allen Skalen des Freiburger Persönlichkeitsinventars (FPI) in Stanine-Werte transformiert (gemäß Fahrenberg et al. 1973). Dabei zeigte unsere Stichprobe alkoholabhängiger Patienten substantielle Abweichungen von der Eichstichprobe. Insbesondere die extremen Werte (Stanine-Werte 1 und 9), die in der Eichstichprobe jeweils nur mit 2% Häufigkeit auftreten, lagen gehäuft vor. In Tabelle 21 sind die Abweichungen dargestellt (Stanine = 1 steht für extrem schwache Ausprägung, Stanine = 9 für extrem starke Ausprägung der jeweiligen Persönlichkeitsdimension.).

Unsere Stichprobe alkoholabhängiger Patienten war durch einen hohen Anteil an Patienten mit extremen Stanine-Werten in den FPI-Skalen "Depressivität" (25%), "Aggressivität" (12%), "emotionale Labilität" (21%), "mangelnde Gelassenheit" (14%), "überstarke Gehemmtheit" (14%) und "erhöhte Offenheit" (12%) charakterisiert. Die Ausprägungen der Persönlichkeitsdimensionen "Nervosität", "Geselligkeit" sowie "Dominanzstreben" unterschieden sich nicht von denen der Eichstichprobe.

Unterschiede in der Ausprägung der Stanine-Werte der FPI-Persönlichkeitsdimensionen zwischen Männern und Frauen konnten auf keiner der FPI-Skalen einschließlich der Skala "Maskulinität" festgestellt werden.

Tab. 21. Extremwerte-Verteilung und mittlere Stanine-Werte der Skalen des Freiburger Persönlichkeitsinventars (FPI) für alkoholabhängige Patienten

Skala	Prozentanteil der Patienten mit Extremwert		mittlere Stanine-Werte für alkoholabhängige Patienten	
	Stanine 1	Stanine 9	M	SD
Nervosität	5 %	4 %	5,7	2,0
Aggressivität	2 %	12 %	5,5	2,1
Depressivität	3 %	25 %	6,9	1,9
Erregbarkeit	1 %	10 %	5,8	1,9
Geselligkeit	2 %	4 %	5,1	2,0
Gelassenheit	14 %	3 %	3,6	2,0
Dominanzstreben	7 %	6 %	4,6	2,0
Gehemmtheit	2 %	14 %	6,0	2,0
Offenheit	1 %	12 %	5,9	1,9
Extraversion	9 %	6 %	4,8	2,2
Emotionale Labilität	2 %	21 %	6,4	1,9
Maskulinität	15 %	4 %	3,9	2,2

M = Mittelwert; SD = Standarddeviation

3.2.1.2 FPI-Werte im Verlauf der Therapie

Im Verlauf der Behandlung zeigten sich von der Aufnahme bis zur Entlassung aus stationärer Behandlung und dem Ende der ambulanten Nachbetreuung deutliche Veränderungen in den FPI-Skalenwerten. Bei t-Testung (für abhängige Stichproben) erreichten 9 von 12 Skalen zum Zeitpunkt der Entlassung aus stationärer Behandlung (E1) im Vergleich zu den Aufnahmewerten signifikante Veränderungen. Unverändert blieben die Werte auf den Skalen "Geselligkeit", "Dominanzstreben" und "Extraversion", in denen sich bereits bei Aufnahme seltener Extremwerte gezeigt hatten. Es wurde eine Alpha-Adjustierung (12 Testungen, Alpha' = 0,009) für multiple Testung vorgenommen. Im Verlauf der *ambulanten Nachbehandlung* (t-Testung für abhängige Stichproben, alpha-adjustiert) ließen sich mit derselben Methode nur für die Skalen "Geselligkeit" und mit Einschränkung für "Extraversion" ($p < 0,05$ ohne Adjustierung) signifikante Veränderungen nachweisen. Die Mittelwerte dieser Skalen veränderten sich zwischen Entlassung aus stationärer Behandlung (E1) und Ende der ambulanten Nachbetreuung (E2) weiter im Sinne sozialer Anpassung. Bei statistischer rigoroser Testung konnten weitere Effekte nicht gesichert werden. Von der Aufnahme bis zum Ende der ambulanten Therapie verbesserten sich (bei Berechnung über alpha-adjustierte t-Tests) die Werte aller FPI-Skalen mit Ausnahme der Skala "Dominanzstreben".

Tab. 22. Ergebnisse der MANOVA's der Skalen des Freiburger Persönlichkeitsinventars (FPI) bei 78 alkoholabhängigen Patienten

FPI-Skala	Haupteffekte		Zeit		Wechsel-
	Geschlecht	Behandlung	A - E1	E1 - E2	wirkung
Nervosität	n.s.	n.s.	*)	*)	Geschlecht x Zeit
Aggressivität	n.s.	n.s.	*)	n.s.	Behandlung x Zeit
Depressivität	n.s.	n.s.	*)	*)	n.s.
Erregbarkeit	n.s.	n.s.	*)	*)	n.s.
Geselligkeit	n.s.	n.s.	n.s.	*)	n.s.
Gelassenheit	n.s.	n.s.	*)	*)	Geschlecht x Zeit
Dominanzstreben	n.s.	n.s.	n.s.	n.s.	n.s.
Gehemmtheit	n.s.	n.s.	*)	*)	n.s.
Offenheit	n.s.	n.s.	*)	n.s.	n.s.
Extraversion	n.s.	n.s.	n.s.	*)	n.s.
Emotionale Labilität	n.s.	n.s.	*)	*)	n.s.
Maskulinität	n.s.	n.s.	*)	*)	n.s.

*) $p < 0,05$; A = Aufnahme; E1 = Entlassung aus stationärer Therapie; E2 = Ende der ambulanten Nachbetreuung

Weil die Skalen des FPI faktorenanalytisch als orthogonal voneinander unabhängige Persönlichkeitsdimensionen konstruiert wurden, erschien es zulässig, die Veränderungen der Skalenwerte für jede Skala einzeln in einem MANOVA-Modell zu überprüfen. Dabei wurden "Geschlecht" und "Behandlungsmethode" (selbsthilfeorientiert vs. angehörigenzentriert) als "Between-Subjects-Faktoren" und die Meßwiederholung (Aufnahme-E1-E2) als "Within-Subjects-Faktor" Zeit in das Modell aufgenommen. Die Ergebnisse dieser multivariaten Varianzanalysen sind in Tabelle 22 dargestellt.

Erwartungsgemäß ließ sich kein differentieller Effekt der Behandlungsmethode (A vs. B) auf den Persönlichkeitsdimensionen des FPI nachweisen: Die Zusatzbehandlungsbedingung A bzw. B zielte nicht auf die Änderung der Persönlichkeit ab. Für die Skala "Aggressivität" erreichte der Wechselwirkungseffekt Behandlung x Zeit Signifikanz. Inhaltlich bedeutet das folgendes: Die Aggressivitätswerte aller Patienten sanken bedeutsam zwischen Aufnahme und Entlassung aus stationärer Therapie. Während sich für unsere gesamte Stichprobe in den 6 Wochen ambulanter Nachbehandlung keine weitere Veränderung der Werte für "Aggressivität" nachweisen ließ, ergaben sich allerdings in der Zeit der ambulanten Nachsorge differentielle Auswirkungen der beiden Zusatzbehandlungsbedingungen A (Einbeziehung der Angehörigen) und B (Förderung der Selbsthilfe). Die Aggressivitätswerte der selbsthilfeorientierten Behandlungsbedingung B stiegen in den 6 Wochen ambulanter Nachsorge wieder an, die der angehörigenzentrierten Gruppe A blieben stabil. Die Veränderungen in den FPI-Skalen erfolgten unabhängig vom Geschlecht des Patienten. Frauen und Männer verringerten ihre Extremwerte (z.B. auf der Skala "Emotionale Labilität") in

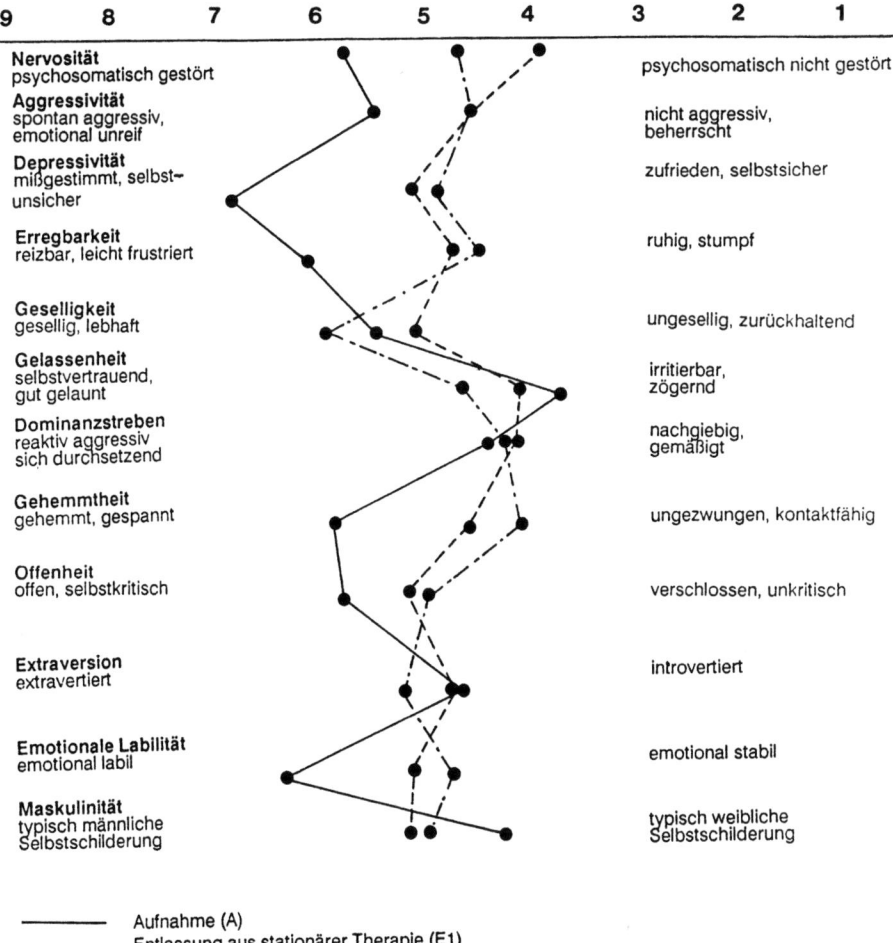

———— Aufnahme (A)
—·—·— Entlassung aus stationärer Therapie (E1)
— — — — Ende der ambulanten Nachbetreuung (E2)

Abb. 10. Mittlere Stanine-Werte für Skalen des Freiburger Persönlichkeitsinventars (FPI) im zeitlichen Verlauf

etwa in gleichem Ausmaß. In 2 Aspekten war der zeitliche Verlauf der Veränderungen im Freiburger Persönlichkeitsinventar allerdings von der Geschlechtszugehörigkeit abhängig: "Nervosität" stieg in der Zeit der ambulanten Nachsorge bei Männern wieder leicht an, während Frauen in dieser Zeit das Ausmaß ihrer "Nervosität" weiter vermindern konnten. Männer zeigten eine Besserung ihrer Werte in der Skala (mangelnde) "Gelassenheit" zu einem früheren Zeitpunkt (in der stationären Therapiephase) als Frauen. Letztere verbesserten ihre Werte in der Skala (mangelnde) "Gelassenheit" in der Zeit der ambulanten Nachbehandlung. Bei Ende der ambulanten Therapie erreichten beide Geschlechter dann in etwa gleich hohe Stanine-Werte in dieser Skala.

Abbildung 10 zeigt die mittleren Stanine-Werte über alle Patienten zu den 3 Zeitpunkten (Aufnahme, Entlassung aus stationärer Therapie und Ende der ambulanten Nachsorge) und beschreibt somit ein Gruppenprofil der vorliegenden Patientenstichprobe im zeitlichen Verlauf.

3.2.2 Ergebnisse im Unsicherheitsfragebogen (U-Fb)

3.2.2.1 Die Ausgangsbedingungen bei Therapiebeginn

Die Werte der Patienten zum Aufnahmezeitpunkt wurden verglichen mit den von den Autoren des U-Fb angegebenen Normwerten. Dabei wurde für jede Skala das Konfidenzintervall berechnet (vgl. Hartung 1986, S. 44 ff). Tabelle 23 informiert über die Ergebnisse dieses Vergleiches zur Normstichprobe (= nicht sozial ängstliche Personen, n = 584).

Tab. 23. Mittelwerte (M) und Standardabweichungen (SD) in Skalen des Unsicherheitsfragebogens (U-Fb) für Normstichprobe und Alkoholabhängige bei Aufnahme in stationäre Behandlung

Skala im U-Fb	Normstichprobe M	SD	Alkoholiker M	SD	Ergebnis
- Fehlschlag- und Kritikangst	27,9	13,1	37,3	18,0	erhöht
- Kontaktangst	24,9	12,0	29,9	15,2	erhöht
- Fordern können	39,0	9,2	38,6	12,4	n.s.
- Nicht-nein-sagen-können	18,6	8,2	25,3	10,1	erhöht
- Schuldgefühle	6,4	4,4	6,8	5,2	n.s.
- Anständigkeit (= soziale Überangepaßtheit)	10,1	5,1	12,8	5,7	erhöht

(alpha-Risiko = 0,05)

Die alkoholabhängigen Patienten unserer Stichprobe zeigten deutlich erhöhte Werte auf den U-Fb-Skalen "Fehlschlag- und Kritikangst", "Kontaktangst", "Nicht-nein-sagen-können" und "Anständigkeit" (= Überangepaßtheit an soziale Konventionen). Keine bedeutsamen Unterschiede ergaben sich für die Skalen "Fordern können" und "Schuldgefühle". Die von den Testautoren genannte Altersabhängigkeit der Skalen "Fehlschlag- und Kritikangst" und "Kontaktangst" ließ sich auch bei den Patienten dieser Studie feststellen: "Fehlschlag- und Kritikangst" korrelierte mit r = -0,32 (p < 0,001) negativ mit dem Alter der Patienten; die "Kontaktangst" nahm mit höherem Alter ebenfalls ab (r = -0,30; p < 0,01).

Bei Auspartialisierung möglicher Alterseffekte ergaben sich Hinweise für geschlechtsspezifische Unterschiede nur bei der Skala "Fordern können" (Mittelwert Männer = 40,8; Mittelwert Frauen = 35,3; F = 3,93; p < 0,05). Dieses Ergebnis bei alkoholabhängigen Patienten entspricht nicht den Ergebnissen der Testautoren, die für die Eichstichprobe geschlechtsspezifische Unterschiede lediglich für "Kontaktangst" berichteten.

3.2.2.2 Effekte der Therapie

Auf allen 6 Skalen des Unsicherheitsfragebogens (U-Fb) zeigten sich signifikante Veränderungen im Verlauf der Behandlung. Bei Berechnung von t-Tests für abhängige Stichproben (Alpha-Adjustierung für 6 Testungen; Alpha' = 0,009 für ein tatsächliches Alpha-Risiko von 5%) zeigten alle Subskalen des Unsicherheitsfragebogens zwischen dem Aufnahmezeitpunkt und der Entlassung aus stationärer Therapie eine signifikante Verbesserung der Werte der Patienten in Richtung auf eine bessere Sozialkompetenz und stärkere soziale Anpassung. "Kritikangst" und "Kontaktangst" nahmen ab, die Fähigkeit "Fordern (zu) können" nahm zu, die Fähigkeit "Nicht-nein-sagen-(zu-)können" nahm ab, "Schuldgefühle" nahmen ab und auch die Übererfüllung sozialer Normen (Skala "Anständigkeit") nahm ab. Diese Veränderungen setzten sich zum Teil während der Zeit der ambulanten Nachbehandlung linear fort: "Schuldgefühle" und die Übererfüllung sozialer Normen ("Anständigkeit") nahmen weiter ab und die Fähigkeit "Fordern (zu) können" nahm (mit etwas größerer Unsicherheit für diese Aussage: nicht korrigiertes Alpha-Risiko = 0,019) weiterhin zu. Die geschilderten Effekte gelten für alle Patienten. Ein differentieller Effekt der beiden unterschiedlichen Zusatz-Therapiebedingungen A und B war von vornherein wenig wahrscheinlich, denn beide Bedingungen unterschieden sich nicht in dem Ausmaß an Selbstsicherheitstraining. Der Therapiebaustein "Training sozialer Kompetenz" (Selbstsicherheitstraining) dürfte für die Veränderungen auf den Subskalen des Unsicherheitsfragebogens im wesentlichen verantwortlich sein.

Zur Überprüfung dieser Annahme und der Aufklärung möglicher geschlechtsspezifischer Auswirkungen des Selbstsicherheitstrainings wurden zusätzlich Varianzanalysen mit den "Between-Subjects"-Faktoren "Geschlecht" und "Therapieart" und einem "Within-Subjects"-Faktor "Zeit" (für die zweifache Meßwiederholung) gerechnet. Die Berechnung erfolgte in SPSS (PC+) mittels der Prozedur "MANOVA", weil nur diese eine derartige Faktorenkombination verarbeitet. Es handelt sich in Tabelle 24 und allen folgenden Berichtsteilen um Varianzanalysen mit *einer* abhängigen Variablen. Lediglich für die Analyse des Partnerschaftsfragebogens PFB (4.1.1) wurden für 2 abhängige, korrelierte Variablen die Angaben von Patient *und* Partner in ein in einem Falle (echtes) multivariates Design integriert. Die Ergebnisse dazu sind in Tabelle 24 dargestellt.

Damit bestätigten die MANOVA-Modelle die Annahme, daß zwischen selbsthilfeorientierter und angehörigenzentrierter Behandlung keine Unterschiede bezüglich der Werte auf Meßinstrumenten der Selbstunsicherheit auftraten. Auf allen Skalen ließ sich ein Effekt der Behandlung über die Zeit festhalten.

Für "Fehlschlag- und Kritikangst", für die Skala "Fordern können" und für die Skala "Nicht-nein-sagen-können" ergaben sich geschlechtsspezifische Unterschiede im Sinne der Rollensterotype unserer Gesellschaft: weibliche Alkoholikerinnen waren im Vergleich zu Männern ängstlicher vor Kritik, konnten Forderungen schlechter als Männer vertreten und es fiel ihnen schwerer, "nein" zu sagen.

Die Fortschritte der Patienten durch die durchlaufene Therapie wurden weder von der Geschlechtszugehörigkeit noch von der Art der angewendeten Zusatzbehandlungsbedingung (selbsthilfe- vs. angehörigenzentriert) moduliert: Wechselwirkungen blieben ohne Signifikanz.

Tab. 24. Ergebnisse der MANOVA's der Subskalen des Unsicherheitsfragebogens (U-Fb) im Verlauf

Skala n = 78	Haupteffekte Behandlungs- bedingung A oder B	Ge- schlecht	Zeit A - E1	E1 - E2	Wechsel- wirkungs- effekte
- Kritikangst	n.s.	*)	*)	*)	n.s.
- Kontakangst	n.s.	n.s.	*)	*)	n.s.
- Fordern können	n.s.	*)	*)	*)	n.s.
- Nicht-nein-sagen	n.s.	*)	*)	*)	n.s.
- Schuldgefühle	n.s.	n.s.	*)	*)	n.s.
- Anständigkeit (= sozi- ale Überangepaßtheit)	n.s.	n.s.	*)	*)	n.s.

*) p < 0,05; n.s. = nicht signifikant

3.2.3 Ergebnisse zur Beschwerdenliste (BL)

3.2.3.1 Werte bei Aufnahme

Die Patienten unserer Untersuchung zeigten zu Beginn der Studie bei der Aufnahme zur stationären Behandlung sehr hohe Werte auf der Beschwerdenliste (BL). Nach den Normwerten (von Zerssen 1976) reicht das 95%-Vertrauensintervall für den Vergleich unserer Patientenstichprobe mit der Eichstichprobe von 12,2 bis 16,4.

Bei den Alkoholabhängigen lagen sowohl Männer als auch Frauen in ihren BL-Werten deutlich höher als die Personen der Eichstichprobe (siehe Tabelle 25). Eine varianzanalytische Testung des Mittelwertunterschiedes zwischen Männern und Frauen war aufgrund der ungleichen Varianzen beider Teilgruppen nicht zulässig (Bartlett-Test: F = 3,7; p = 0,05). Mittels des nonparametrischen U-Tests von Mann-Whitney ließ sich auch für Alkoholabhängige der vom Testautor angegebene Unterschied in

Tab. 25. Mittlere Summenwerte in der Beschwerdenliste bei Alkoholabhängigen zum Zeitpunkt der Aufnahme im Vergleich zu Werten der Eichstichprobe (von Zerssen)

	Patienten mit Alkoholabhängigkeit			Eichstichprobe
	Männer (n = 58)	Frauen (n = 42)	Gesamt (n = 100)	Gesamt
- Mittelwert	21,3	27,3	23,8	14,3
- Standard- abweichung	13,1	17,3	15,2	10,8

Tab. 26. Mittlere Summenwerte in der Beschwerdenliste für Angehörige von Alkoholabhängigen (bei Aufnahme der Patienten) im Vergleich zur Eichstichprobe

	Angehörige von			Eichstichprobe
	Männern (M)	Frauen (F)	Gesamt (M+F)	Gesamt
- Mittelwert	18,6	14,1	16,7	14,3
- Standardabweichung	11,4	10,5	11,2	10,8

den BL-Werten (Frauen erreichten höhere Werte auf der BL) nachweisen [$Z = -1,68$; p (bei einseitiger Testung) $< 0,05$].

Die Beschwerden der Angehörigen der Patienten wurden ebenfalls mit der BL erhoben. Der Vergleich dieser BL-Werte mit denen der Eichstichprobe erfordert eine differenzierte Betrachtung (wie aus Tabelle 26 hervorgeht).

Damit lagen die BL-Werte von Angehörigen von Patientinnen noch im Bereich des Vertrauensintervalls, während die BL-Werte von Angehörigen von männlichen Patienten im Vergleich zur Eichstichprobe abnorm hohe Werte erreichten. Eine varianzanalytische Testung zeigte keine statistische Signifikanz dieses Unterschiedes. Vermutlich war dieser tendenzielle Unterschied beider Gruppen durch die Geschlechterzusammensetzung der Angehörigengruppen bedingt. Hauptbezugsperson für männliche Patienten waren im wesentlichen Frauen; diese weiblichen Angehörigen neigen vermutlich - wie Frauen generell - mehr dazu, Symptome und Beschwerden in einer Selbsteinschätzungsskala wie der BL anzugeben.

3.2.3.2 Ergebnisse zur Beschwerdenliste im Verlauf (Patienten)

Bei der Beschwerdenliste haben - ähnlich wie bei der Befindlichkeitsskala auch - vornehmlich diejenigen Patienten bei den Katamnesen geantwortet, die auch abstinent geblieben waren. Nicht-abstinente Patienten füllten, auch wenn sie persönlich interviewt worden waren, signifikant seltener die beim Interview ausgehändigten Fragebögen aus und sandten sie zurück. Deshalb gilt für die Interpretation dieser Verlaufsergebnisse wie bei den anderen Selbsteinschätzungsskalen: Der hier erfaßte und dargestellte zeitliche Verlauf der Beschwerden muß aufgrund der differentiellen Ausfallquote als Verlauf der Beschwerden bei den eher abstinenten Patienten gesehen werden (vgl. auch Abschnitt 3.1).

Eine Varianzanalyse des Verlaufes der BL-Werte mit Behandlungsmethode und Geschlecht als 2 Gruppenfaktoren und den 5 Meßzeitpunkten als Meßwiederholungsfaktor wurde für 48 Patienten gerechnet: Weder Behandlungsmethode noch Geschlecht erreichten als Haupteffekte statistische Bedeutsamkeit. Der Haupteffekt "Zeit" wurde über Pillai's Trace (approximiertes $F = 5,25$; $df = 4,41$; $p < 0,001$) getestet, weil die Annahme der gleichen Kovarianzmatrizen in den Zellen dieses Versuchsplanes verletzt war (Box's $M = 79,2$; Chi-Quadrat $= 62,8$; $df = 45$; $p < 0,05$). Pillai's Trace ist

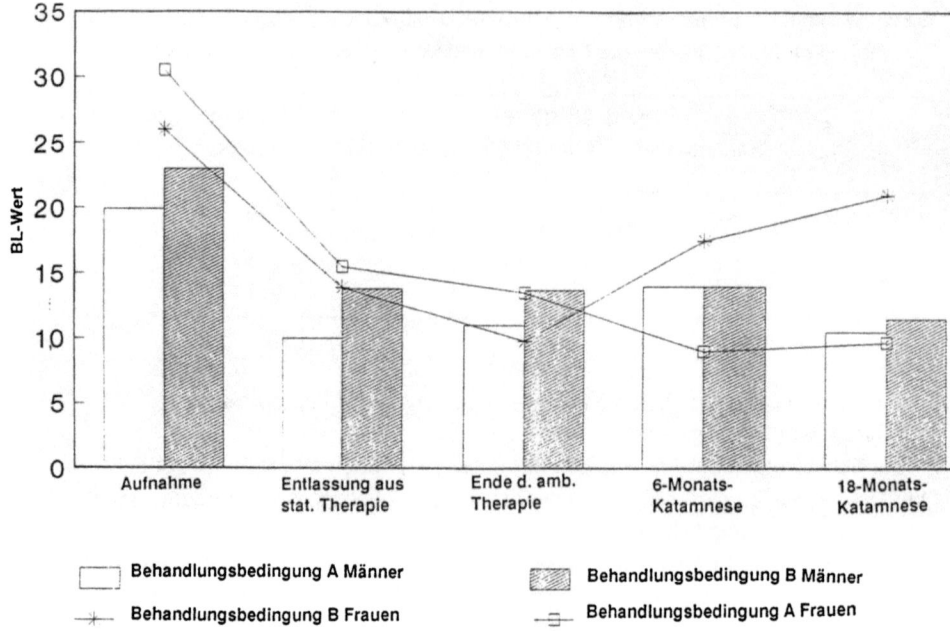

Abb. 11. Verlauf der Werte in der Beschwerdenliste (BL) für Männer und Frauen der Zusatzbehandlungsbedingung A (Einbeziehung Angehöriger) bzw. B (selbsthilfeorientiert)

relativ robust gegen diese Verletzung der Annahmen des MANOVA-Modelles (vgl. Anmerkung in 3.2.2.2). Der Meßwiederholungsfaktor "Zeit" erreichte als einziger Haupteffekt eine statistische Signifikanz. Zusätzlich war bei diesen Analysen ein Wechselwirkungseffekt zweiter Ordnung statistisch bedeutsam und zwar Behandlung x Geschlecht x Zeit (approx. F = 5,25; df = 4,4; p < 0,01). Die visuelle Betrachtung der in Abbildung 11 dargestellten Ergebnisse der BL-Werte im Verlauf läßt diesen Effekt leicht interpretieren. Der Verlauf der BL-Werte der Männer ist in Abbildung 11 als Serie von Säulendiagrammen dargestellt. Die BL-Werte der Patienten der Zusatz-Therapiebedingungen A (angehörigenzentriert) vs. B (selbsthilfeorientiert) nahmen beide im Verlauf in etwa parallel ab und erreichten schon bei Entlassung aus stationärer Therapie ein gegenüber der Ausgangssituation stabil erniedrigtes Niveau. Alkoholikerinnen, deren BL-Scores in Abbildung 11 als Linien aufgezeichnet sind, hatten zum Aufnahmezeitpunkt gegenüber männlichen Alkoholikern erhöhte Werte. Auch bei den Alkoholikerinnen sanken die BL-Werte im Verlauf der stationären Therapie. Dabei bestand zunächst kein Unterschied zwischen den BL-Werten der Patienten der beiden Zusatzbehandlungsbedingungen (A vs. B). Bei den beiden Nachuntersuchungen allerdings stiegen die BL-Werte der Frauen in der selbsthilfeorientierten Behandlungsgruppe B wieder stark an. Somit war mit einer zeitlichen Verzögerung von mehr als einem Jahr die angehörigenzentrierte Behandlung *speziell bei Frauen* bezüglich der geäußerten Beschwerden mit einem besseren Therapieerfolg assoziiert als die selbsthilfeorientierte Behandlung. Es könnte spekuliert werden, daß Frauen auch als Alkoholkranke stärker als Männer von den familialen Strukturen abhängig sind und daher von einer speziellen Inangriffnahme der familiären Problematik längerfristig mehr profitieren, zumindest dann, wenn sie abstinent bleiben.

Berechnet man nur für die ersten 3 Meßzeitpunkte für eine dann gegebene höhere Zahl von Patienten mit vorliegenden Selbsteinschätzungsdaten (n = 77) ein MANOVA-Modell (vgl. Anmerkung in 3.2.2.2), so verdeutlichen sich die in Abbildung 11 erkennbaren Tendenzen. Auf eine genaue statistische Dokumentation dieses Alternativmodelles sei hier aus Platzgründen verzichtet. Der Haupteffekt "Geschlecht" (erhöhte Werte der Frauen) war innerhalb der ersten 3 Meßzeitpunkte und für die Hauptzahl der Patienten bedeutsam. Über die Zeitpunkte "Aufnahme" zu "Entlassung aus stationärer Behandlung" fand ein signifikanter Rückgang der Beschwerden statt. Dieser Rückgang verlief allerdings je nach Geschlecht unterschiedlich (Wechselwirkung Sex x Zeit) und nach Behandlungsmethode (Wechselwirkung Behandlung x Zeit). Männer erreichten schon bei Entlassung aus stationärer Behandlung ihren Punkt niedrigster Beschwerden, Frauen erst 6 Wochen später bei Ende der ambulanten Nachsorge. Anfänglich stärkere Unterschiede zwischen den beiden Zusatzbehandlungsbedingungen (die bei einfacher ANOVA-Testung keine Bedeutung erlangten) schwanden bis zum Ende der ambulanten Nachbetreuung.

Die Aussagen dieses zweiten Modelles können wegen der höheren Fallzahl eher als repräsentativ für die gesamte Stichprobe angesehen werden; sie erstrecken sich allerdings nur über die ersten 3 Meßzeitpunkte bis zum Ende der ambulanten Nachbetreuung.

3.2.3.3 Verlauf der Werte in der Beschwerdenliste bei den Angehörigen

In die möglichen Modelle des Verlaufs der Werte in der Beschwerdenliste bei Angehörigen von alkoholabhängigen Patienten durfte aus Gründen der Interpretierbarkeit keine Geschlechtsvariable als "Grouping-Faktor" aufgenommen werden. Zum einen setzten sich die Angehörigen von Männern und die Angehörigen von Frauen unterschiedlich nach Geschlechtern zusammen, zum zweiten war die Geschlechtszugehörigkeit des Angehörigen selbst schwer zu interpretieren, weil "Mutter *einer* Alkoholkranken" und "Mutter *eines* Alkoholkranken" in die gleiche Kategorie geraten würden wie "*Partnerin* eines Alkoholkranken". Ein dreifacher Faktor "eigenes Geschlecht" und "Geschlecht des Angehörigen" sowie "Rolle zum Angehörigen" scheitert an den extrem ungleichen Zellbesetzungen dieses Versuchsplans. Zudem ergaben sich bei einer Berechnung des zeitlichen Verlaufes der Beschwerdenlistenwerte der Angehörigen keinerlei Hinweise auf Veränderungen über die Zeit. Dies relativiert das Problem des Geschlechtsfaktors.

MANOVA-Modelle (vgl. Anmerkung in 3.2.2.2) über alle Meßzeitpunkte (mit dem Nachteil eines Selektionseffektes zugunsten der Angehörigen von abstinenten Patienten) ergaben ebenso wie Modelle mit allen erreichbaren Angehörigen (bei kürzerer zu betrachtender Zeitstrecke) keinerlei Hinweise auf signifikante Unterschiede oder Veränderungen. Weder die Einbeziehung in die Therapie des Patienten, noch der zeitliche Verlauf erreichten als Einflußgrößen für die angegebenen Beschwerden statistische Bedeutsamkeit.

3.2.4 Ergebnisse zur Befindlichkeitsskala (BfS)

3.2.4.1 Ergebnisse bei Therapiebeginn

Nach den Normwerten des Testautors lagen die Werte der Patienten dieser Stichprobe bei der Aufnahme in die Klinik auf der Befindlichkeitsskala (BfS) deutlich über den Werten der Eichstichprobe. Das 95%-Vertrauensintervall für den Vergleich dieser Alkoholpatienten-Stichprobe mit der Eichstichprobe reichte von 10,4 bis 14,0.

Tab. 27. Mittlere Summenwerte in der Befindlichkeitsskala (BfS) bei Alkoholabhängigen zum Zeitpunkt der Aufnahme im Vergleich zur Eichstichprobe

	Alkoholismuspatienten			Eichstichprobe
	Männer	Frauen	Gesamt	Gesamt
- Mittelwert	15,4	19,1	17,0	12,2
- Standardabweichung	14,0	19,1	14,3	9,3

Wie aus Tabelle 27 hervorgeht, lagen sowohl männliche als auch weibliche Patienten in den BfS-Werten deutlich höher als die Personen der Eichstichprobe. *Geschlechtsspezifische Unterschiede* ließen sich *nicht nachweisen* (F = 1,71; p > 0,10). Dieser Befund divergiert von der Feststellung des Testautors, daß Frauen mit einer akuten Erkrankung ihre aktuelle Befindlichkeit negativer beurteilen als Männer (v. Zerssen 1976, S. 21). In diesem Zusammenhang ist zu bemerken, daß für die Patienten unserer Stichprobe die körperliche Entgiftung mindestens 2 Wochen, in den meisten Fällen noch wesentlich länger, zurücklag. Möglicherweise ist dies von Bedeutung für die Interpretation der BfS-Werte in unserer Stichprobe.

Die Befindlichkeit der Angehörigen dieser Patienten ist ebenfalls deutlich schlechter als die der Eichstichprobe:

Tab. 28. Mittlere Summenwerte in der Befindlichkeitsskala (BfS) bei Angehörigen von Alkoholabhängigen zum Zeitpunkt der Aufnahme im Vergleich zur Eichstichprobe

	Angehörige von			Eichstichprobe
	Männern (M)	Frauen (F)	Gesamt (M+F)	Gesamt
- Mittelwert	17,6	14,2	16,2	12,2
- Standardabweichung	14,3	12,5	13,6	9,3

Die Angehörigen von männlichen Patienten (dies waren zum Großteil weibliche Personen: (Ehe-) Partnerinnen oder Mütter) hatten zum Zeitpunkt der Aufnahme des Patienten in die Klinik deutlich erhöhte Werte in der Befindlichkeitsskala. Diese Tendenz war bei Angehörigen von weiblichen Patienten (eine eher geschlechtsgemischte Gruppe) nicht in gleicher Stärke vorhanden. Eine Varianzanalyse vermochte allerdings keinen Unterschied zwischen diesen beiden Gruppen nachzuweisen (F = 1,35; p > 0,20).

3.2.4.2 Befindlichkeit im Verlauf

Die Beteiligungsrate bei der Erfassung der Befindlichkeit mit der BfS sank wie bei den anderen Selbsteinschätzungsskalen im Verlauf der 5 Befragungszeitpunkte stark ab (vgl. 3.1). Dabei verminderte sich der Rücklauf der BfS sowohl bei der Patienten- als auch bei der Angehörigenbefragung (Tabelle 29).

Tab. 29. Beteiligungsraten (%) für die BfS im Verlauf

Zeitpunkt	Patienten %	Angehörige %
Aufnahme	100	90
6-Monats-Katamnese (1)	73	63
18-Monats-Katamnese (2)	56	55

Bei beiden Katamnesen existierte ein signifikanter Zusammenhang zwischen Trinkstatus des Patienten und Rücklauf des Fragebogens. Der Trinkstatus des Patienten war auch mit dem Fragenbogenrücklauf beim Angehörigen assoziiert. Die entsprechenden Chi-Quadrat-Werte und eine Abschätzung der Effektstärken über den Phi-Koeffizienten zeigt Tabelle 30.

Tab. 30. Zusammenhang von Rücklauf und Trinkstatus des Patienten und Rücklauf der Befindlichkeitsskala (BfS)

Zeitpunkt	Patienten χ^2	Phi-Koeff.	Angehörige χ^2	Phi-Koeff.
6-Monats-Katamnese (1)	16,4***	0,4	7,1**	0,3
18-Monats-Katamnese (2)	3,4*	0,2	3,9**	0,2

* p < 0,10; ** p < 0,05; *** p < 0,001

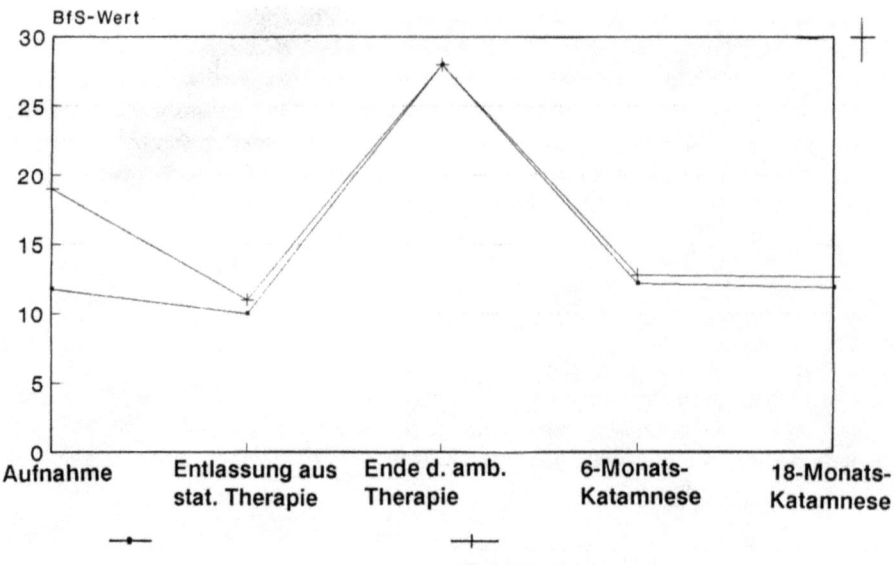

Abb. 12. Werte der Befindlichkeitsskala (BfS) im Verlauf für Patienten der Zusatzbehandlungsbedingung A (Einbeziehung der Angehörigen) und B (selbsthilfeorientiert)

Bei der Betrachtung der BfS-Werte im zeitlichen Verlauf ist zu berücksichtigen, daß in die Ergebnisse vornehmlich die Werte derjenigen Patienten eingehen, die schließlich auch vermehrt abstinent geblieben sind. Somit sind die Verlaufskurven zu interpretieren als Verlauf der Befindlichkeit bei den Patienten mit relativ positivem Verlauf.

Eine multivariate Varianzanalyse im "Repeated-Measurement-Design" (als "Within-Subjects"-Faktor) und mit der unterschiedlichen Zusatzbehandlungsbedingung (Therapiegruppe A = angehörigenzentriert; Gruppe B = selbsthilfeorientiert) als "Between-Subjects-Faktor" lieferte folgendes markante Profil des Verlaufs der Befindlichkeit.

Patienten der Zusatzbehandlungsbedingung A bzw. B unterschieden sich bezüglich ihrer Werte auf der Befindlichkeitsskala nicht. Auf eine multivariate Überprüfung einer Geschlechtsdifferenz wurde aufgrund der Ergebnisse der univariaten Varianzanalyse der Aufnahmewerte verzichtet. Die Befindlichkeit derjenigen Patienten, die bis zur 18-Monats-Katamnese relativ abstinent blieben, verbesserte sich markant zwischen Aufnahme (Mittelwert = 15,2; SD = 12,8) und Entlassung aus stationärer Behandlung (Mittelwert = 10,1; SD = 9,0). In den 6 Wochen nach der Entlassung aus stationärer Therapie verschlechterte sich die Befindlichkeit erheblich (Mittelwert = 28,4; SD = 3,2). Erst bei der 6-Monats-Katamnese (Mittelwert = 12,6; SD = 12,3) sanken die Werte wieder auf den Bereich "normaler" Befindlichkeit. Die 18-Monats-Katamnese (Mittelwert = 12,0; SD = 11,2) unterschied sich dann nicht mehr in den Werten der BfS von der 6-Monats-Katamnese. Der Faktor "Zeit" erreichte über die multivariate Prüfstatistik Pillai's Trace einen approximierten F-Wert von F = 37,1 (df = 4,4; p < 0,001). Die univariaten F-Werte für den Vergleich einzelner Meßzeitpunkte untereinander ergaben für den Vergleich zwischen den Zeitpunkten Entlassung aus stationärer

Therapie (E1) und dem Ende der ambulanten Nachbetreuung (E2) sowie zwischen Ende der ambulanten Nachbetreuung (E2) und der 6-Monats-Katamnese (Kat1) signifikante Veränderungen.

Weil in das Modell über 5 Meßzeitpunkte, bedingt durch die reduzierten Rücklaufquoten bei der 18-Monats-Katamnese, nur 48 Patienten eingingen, wurde in einem zweiten Modell, das nur die ersten 3 Meßzeitpunkte (Aufnahme, Entlassung aus stationärer Therapie und Ende der ambulanten Nachbehandlung) berücksichtigt, eine zweite MANOVA (vgl. Anmerkung in 3.2.2.2) gerechnet. Hier konnten 78 Patienten erfaßt werden. Die Ergebnisse bestätigten die Befindlichkeitsverschlechterung zwischen Ende der stationären und ambulanten Therapie. Pillai's Trace erbrachte ein approximiertes F von F = 147,8 (df = 2,75; p < 0,001) für den Meßwiederholungsfaktor "Zeit". Wechselwirkungen oder differentielle Behandlungseffekte erlangten keine Bedeutung. Jedoch konnten in dieser zweiten MANOVA Veränderungen auch zwischen Aufnahme und Entlassung aus stationärer Behandlung gesichert werden (univariates F = 47,4).

Zusammenfassend gilt also: Die Patienten zeigten in den 6 Wochen stationärer Therapie eine leichte, aber bedeutungsvolle Verbesserung ihrer Befindlichkeit. Nach der Entlassung aus der Klinik während der ambulanten Weiterbehandlung kam es bei der Gesamtgruppe der Patienten (auch bei den später dann *nicht*rückfälligen) zu einem deutlichen "Realitätsschock". Diejenigen Patienten, die weiterhin abstinent blieben, erlebten bis zur 6-Monats-Katamnese eine ganz deutliche Stabilisierung ihrer Befindlichkeit, die dann auch weiterhin stabil anhielt. Über den Verlauf der Befindlichkeit bei den rückfällig gewordenen Patienten kann keine Aussage getroffen werden. Jedoch scheint aufgrund der Angaben zu den beim Rückfall wieder aufgetretenen körperlichen Symptomen (vgl. 3.3.4) eine ähnliche Wiederverbesserung der Befindlichkeitswerte wie bei den Abstinenten wenig wahrscheinlich.

3.2.4.3 Verlauf der Befindlichkeit bei den Angehörigen

Für die Angehörigen der Patienten besteht eine ähnliche Ausfallquote wie bei den Patienten: Bei Angehörigen von rückfälligen Patienten war der Anteil derjenigen, die die BfS ausfüllten, signifikant geringer als bei Angehörigen von nichtrückfälligen Patienten. Bei den Angehörigen der abstinenten Patienten wurde ebenfalls eine MANOVA (vgl. Anmerkung in 3.2.2.2) über 5 Meßzeitpunkte mit dem "Between-Subjects-Faktor" "Zusatzbehandlungsbedingung" gerechnet (n = 39). Bemerkenswerterweise unterschieden sich dabei die Angehörigen, die mit in die Therapie integriert worden sind, im Verlauf ihrer Befindlichkeit in keiner Weise von dem Verlauf bei den Angehörigen ohne Einbeziehung in die Therapie. Um Selektionseffekte auszuschließen, wurde ebenfalls eine zweite MANOVA über die ersten 3 Meßzeitpunkte mit 51 Angehörigen berechnet: Auch hier zeigten sich keinerlei Unterschiede im Verlauf der Befindlichkeit zwischen den Angehörigen der Patienten der Behandlungsbedingung A (Einbeziehung der Angehörigen) und den Angehörigen der Patienten der Behandlungsbedingung B (selbsthilfeorientiert) (approx. F = 1,8; df = 2,48; p > 0,10).

3.2.5 Ergebnisse der Hopkins Symptomskala (SCL 90-R)

Wie schon bei den bisher dargestellten Fragebogenerhebungen, so gilt auch für die Symptom-Check-List: Der Fragebogenrücklauf wurde beeinflußt vom aktuellen Trinkverhalten des Patienten. Abstinente Patienten antworten häufiger als nichtabstinente. Ebenso schicken Angehörige den Fragebogen vermehrt dann zurück, wenn ihr Partner im jeweiligen Untersuchungszeitraum keinen Alkohol konsumiert hat. Dementsprechend wurden die Ergebnisse wiederum als der Symptomverlauf bei denjenigen Patienten, die vermehrt Abstinenz einhalten konnten, interpretiert. Analog zum Vorgehen bei den bisher genannten Fragebögen wurde auch für die SCL für jede Einzelskala ein MANOVA-Modell (vgl. Anmerkung in 3.2.2.2) gerechnet.

Symptomverlauf bei den Patienten (SCL 90-R): Auf allen 9 Skalen der Hopkins Symptom-Check-List war eine signifikante Besserung der Werte über den Zeitverlauf feststellbar. Psychiatrische Symptome, wie sie auf der SCL gemessen werden, nahmen somit bedeutsam ab. Dabei spielte es keine Rolle, an welcher Zusatzbehandlung ein Patient teilgenommen hat. Patienten der Zusatzbehandlungsbedingung A (angehörigenzentriert) und B (selbsthilfeorientiert) unterschieden sich nicht im Sinne eines Haupteffektes "Behandlung". Auch der Haupteffekt "Geschlecht" erreichte keine Signifikanz. Nur auf der SCL 90-Skala "Ängstlichkeit" erreichten Frauen höhere Werte als Männer. Die Testbeschreibung berichtet im Gegensatz dazu ausschließlich für den Psychotizismus-Score von geschlechtsspezifischen Differenzen, die aber in der hier untersuchten Alkoholikerstichprobe keine Relevanz erreichten. Die Ergebnisse der MANOVA's im einzelnen verdeutlicht Tabelle 31.

Es fällt auf, daß der Faktor "Geschlecht" zwar nur einmal auf der Skala "Ängstlichkeit" direkt als Haupteffekt einen Zusammenhang mit der Ausprägung der psychiatrischen Symptomatik zeigte; die auf allen Skalen beobachtbare Abnahme der Symptomatik wurde allerdings in mehreren Skalen von der Geschlechtszugehörigkeit des jeweiligen Patienten beeinflußt. Dies leitet sich aus dem Wechselwirkungseffekt "Sex x Zeit" bei den Skalen "Unsicherheit im Sozialkontakt", "Ängstlichkeit", "Aggressivität", "Phobische Angst" und "Psychotizismus" ab. Die Richtung dieses Einflusses war bei allen diesen 5 Skalen gleich: Frauen zeigten eine ausgeprägtere Verbesserung über die Zeit hinweg, nachdem sie höhere Ausgangswerte aufwiesen. Diese Unterschiede bei der Aufnahme waren allerdings nicht so erheblich, daß sie bei der Betrachtung über den gesamten Zeitraum hinweg (ausgenommen bei der Skala "Ängstlichkeit") als Haupteffekt ins Gewicht gefallen wären. Meistens waren die weiblichen Patienten bereits bei Entlassung aus der stationären Behandlung im Niveau der psychiatrischen Skalenwerte bei jenen der männlichen Patienten angelangt: Dies galt für "Unsicherheit im Sozialkontakt", "Phobische Angst" und "Psychotizismus". Nur bei der Skala "Aggressivität und Feindseligkeit" verlief der Angleichungsprozeß langsamer.

Für die Interpretation der SCL 90-Werte ist allerdings Zurückhaltung angebracht. Geringere Ausgangswerte der Männer rührten auch daher, daß bei ihnen extrem linkssteile Verteilungen der Werte beobachtet wurden. Diese Schiefe der Verteilung war bei den Frauen weniger stark ausgeprägt, so daß als Ergebnis dieser unterschiedlichen Antworttendenzen (Frauen zeigten eine größere Streubreite in ihren Angaben über psychiatrische Symptome) die Voraussetzung der Varianzhomogenität in den Zellen einer MANOVA wiederholt verletzt wurde.

Tab. 31. MANOVA-Ergebnisse der Patienten zu den Skalen der Hopkins Symptom-Check-List (SCL 90-R)

SCL 90-R Skala	Behandlung (A vs. B)	Haupteffekte Geschlecht	A - E1	Zeit E1 - K1	K1 - K2	Wechselwirkungen
- Somatisierung	--	--	*)	--	--	Behandlung x Sex x Zeit
- Zwanghaftigkeit	--	--	*)	*)	*)	Behandlung x Zeit
- Unsicherheit im Sozialkontakt	--	--	*)	*)	*)	Sex x Zeit
- Depressivität	--	--	*)	*)	*)	--
- Ängstlichkeit	--	*)	*)	*)	*)	Sex x Zeit
- Aggressivität	--	--	*)	*)	*)	Sex x Zeit
- Phobische Angst	--	--	*)	--	--	Sex x Zeit
- Paranoides Denken	--	--	*)	*)	*)	--
- Psychotizismus	--	--	*)	*)	*)	Sex x Zeit

*) $p < 0{,}05$; A = Aufnahme; E1 = Ende der stationären Behandlung; K1 = 6-Monats-Katamnese; K2 = 18-Monats-Katamnese

Zusammenfassend zeigte sich, daß der Effekt der Behandlung - besonders bei den im Verlauf abstinenten Patienten - über einen längeren Zeitraum hinweg stabil als Rückgang der psychiatrischen Symptomatik nachgewiesen werden konnte. Unterschiedliche Einflüsse der Zusatzbehandlungsbedingungen (A bzw. B) existierten diesbezüglich nicht. Frauen profitierten bezüglich psychiatrischer Symptomatik mehr von der gesamten Therapie als Männer; möglicherweise lag diesem Ergebnis aber ein anderes Antwortverhalten der weiblichen Patienten zugrunde.

Ergebnisse bei den Angehörigen (SCL 90-R): Bei den Angehörigen konnte durch eine Überprüfung ihrer Antworten im zeitlichen Verlauf keinerlei Veränderung festgestellt werden. Weder Meßwiederholungen noch die Zusatzbehandlungsbedingung (A bzw. B) beeinflußten die Zahl psychiatrischer Symptome, die Angehörige als für sich selbst zutreffend bejahten. Um entscheiden zu können, ob Angehörige von Alkoholikern sich deshalb in ihren SCL 90-Werten nicht veränderten, weil der Effekt der hier angewandten Therapie mit Einbeziehung der Angehörigen (A) zu schwach blieb, oder ob die SCL 90-R-Werte bei Angehörigen deshalb stabil blieben, weil sie von vorneherein nahe an "normalen" Werten lagen, dazu fehlen Normwerte der SCL 90-R speziell für Patienten mit Alkoholismus und deren Angehörige.

In diversen amerikanischen Untersuchungen wurde für die Angehörigen von Alkoholikern ein deutlich erhöhtes Niveau der psychiatrischen Symptomatik festgestellt (Rae 1972; Rae u. Drewery 1972; vgl. Übersicht bei Edwards et al. 1973). Die Messung der "Gestörtheit" der Angehörigen ließ in einigen Studien Vorhersagen über den Therapieverlauf des behandelten alkoholischen Partners zu (Orford et al. 1975). Bei den Patienten unserer Untersuchung war der Trinkstatus zur 6-Monats-Katamnese (1) und zur 18-Monats-Katamnese (2) völlig unabhängig vom Wert, den sein Angehöriger (zum Aufnahmezeitpunkt) auf den SCL 90-Skalen erreichte: Bei einer Überprüfung durch mehrfach angewandte einfache Varianzanalysen unterschieden sich die Werte der Angehörigen auf den SCL 90-R-Symptomskalen zum Aufnahmezeitpunkt nicht, wenn man die Angehörigen zu den Gruppen der später (bei der 6- und 18-Monats-Katamnese) abstinenten und nichtabstinenten Patienten zusammenfaßt: *Die Ausprägung psychiatrischer Symptomatik beim Angehörigen beeinflußte somit den Behandlungserfolg des Patienten nicht.*

Zudem bleibt festzustellen, daß die Angehörigen bedeutsam weniger psychiatrische Symptome für sich selber bejahten, als die alkoholabhängigen Patienten zum selben Zeitpunkt (der Klinikaufnahme). Bei t-Testung für abhängige Gruppen erreichten alle 9 Skalen des SCL 90 statistisch signifikante Mittelwertsunterschiede zwischen der Symptomzahl der Patienten (mehr Symptome) und der ihrer Angehörigen. Dieser Effekt blieb auch bei Alpha-Adjustierung für multiple (9fache) Testung erhalten. Lediglich für die Skala "Somatisierung" konnte der Unterschied nach Alpha-Adjustierung nicht mehr mit der notwendigen Sicherheit festgehalten werden (Mittelwert Patienten = 8,2; Standardabweichung SD = 6,9; Mittelwert Angehörige = 6,4; SD = 5,6; t = -2,13; df = 86; p (einfache Testung, zweiseitige Hypothese) = 0,036).

Der statistische Zusammenhang zwischen dem Ausmaß psychiatrischer *Symptomatik beim Patienten und dem Ausmaß psychiatrischer Symptomatik bei seinem Angehörigen war zum Aufnahmezeitpunkt nur gering.* Die "Signifikanz" einiger Korrelationskoeffizienten nachfolgender Tabelle darf nicht darüber hinwegtäuschen, daß die praktische Relevanz dieser Korrelationen nur klein ist (abschätzbar über r^2 als gemeinsame Varianz). Hervorzuheben ist, daß die Zusammenhänge, soweit sie überhaupt vorliegen, positiv waren: Patienten mit zwanghaften Tendenzen hatten eher zwanghafte Bezugspersonen, depressive Patienten eher depressive und ängstliche Patienten eher ängstliche Bezugspersonen.

Die deutlich höheren Korrelationen zum Zeitpunkt der 6-Monats-Katamnese erklären sich durch den Rückgang der Symptomatik einseitig bei den Patienten bis zu diesem Zeitpunkt (vgl. Zeit-Effekte obiger MANOVA's). Zudem muß ein Selektionseffekt durch den Rückgang der Stichprobengröße angenommen werden. Die Ergebnisse der Korrelationsberechnungen ergaben keine klaren Belege für einige Annahmen der systemischen Familientherapie. Die geringen Korrelationen legen die Interpretation nahe, daß das Vorliegen einer psychiatrischen Symptomatik beim alkoholabhängigen Patienten nur gering oder gar nicht vom Ausmaß psychiatrischer Symptome beim nächsten Angehörigen beeinflußt wurde. Einschränkend muß betont werden, daß mit Hilfe des SCL 90-R-Fragebogens ausschließlich individuelle Symptome erfragt werden.

Tab. 32. Zusammenhang zwischen psychischen Symptomen in der SCL-90 von Patient und dessen Angehörigem

SCL-Skala	Korrelation (Pearson) Patient - Angehöriger bei		
	Aufnahme n = 87	6-Monats-Katamnese n = 56	18-Monats-Katamnese n = 40
- Somatisierung	0,15	0,28 *	-0,08
- Zwanghaftigkeit	0,27 **	0,47 ***	0,16
- Unsicherheit im Sozialkontakt	0,17	0,36 **	0,33 **
- Depressivität	0,21 *	0,51 ***	0,31 *
- Ängstlichkeit	0,20 *	0,45 ***	0,40 **
- Aggressivität und Feindseligkeit	0,23 *	0,38 **	0,31 *
- Phobische Angst	0,19 *	0,56 ***	0,16
- Paranoides Denken	0,20 *	0,38 **	0,16
- Psychotizismus	0,02	0,31 **	0,48 ***

* $p < 0,05$; ** $p < 0,01$; *** $p < 0,001$

3.3 Trinkverhalten

3.3.1 Klassifikation des Rückfallstatus

Analysen zum Trinkverhalten im Verlauf basierten in unserer Studie auf folgenden Daten:

1. Bei den Nachuntersuchungen bei den Patienten wurde das Trinkverhalten und eine eventuell bestehende Rückfälligkeit des Interviewten mit folgender Frage untersucht: "Wann haben Sie das letzte Mal ein alkoholhaltiges Getränk zu sich genommen, auch wenn es nur ganz wenig war?" Wenn der Patient einen Termin nannte, der nach seiner Entlassung aus der Therapie lag, wurden konsekutiv Beginn und Ende aller erinnerbaren Trinkperioden des Patienten abgefragt. Dabei wurde auch ein Kalender über den zu interviewenden Zeitraum zu Hilfe genommen, um Ankerpunkte (z.B. Geburtstage, Ostern) vorzugeben und eine möglichst genaue Datierung der Rückfallsperioden zu erreichen.

2. Bei den davon getrennt von den Nachuntersuchungen bei Patienten verlaufenden Angehörigen-Interviews lautete die entsprechende Frage nach dem Rückfallstatus des Patienten: "Ist Ihr Angehöriger (= Patient) seit Entlassung trocken geblieben?" bzw. bei der 18-Monats-Katamnese: "Hat Ihr Angehöriger (= Patient) im letzten Jahr Alkohol getrunken?". Die terminliche Bestimmung möglicher Rückfallsperioden wurde im

Angehörigeninterview in vergleichsweise gröberem Zeitraster (Monatszeiträumen) als bei den Patienten selbst vorgenommen.

3. Als dritte Informationsquelle diente eine Experteneinschätzung des Interviewers; dabei beurteilte dieser, ob eine Alkoholisierung des Patienten zum Interviewzeitpunkt vorlag sowie die Glaubwürdigkeit des Patienten insgesamt und bezüglich seiner Angaben zum Alkoholkonsum.

4. Außerdem wurden die Patienten im Verlauf der Katamneseinterviews um ihre Zustimmung zu einer Blutentnahme gebeten. Diese Daten konnten allerdings in die in diesem Buch dargestellten Auswertungen nicht eingehen. Allein die Tatsache, daß auch Blutentnahmen zur Überprüfung der mündlich und schriftlich getroffenen Angaben vorgenommen wurden, dürfte allerdings das Antwortverhalten der Patienten bei der 18-Monats-Katamnese im Sinne von größerer Aufrichtigkeit beeinflußt haben. Es war den Patienten klar, daß aus den Blutwerten neben dem Alkoholspiegel auch weitere Parameter, die Hinweise auf chronischen Alkoholkonsum geben können, abgelesen werden können.

Die Daten über mögliche Rückfallsperioden des Patienten nach seiner Selbstaussage wurden nach einer Überprüfung des korrekten Zeitfensters (nur Rückfallsdaten für den jeweiligen Beobachtungszeitraum wurden verwendet) in einer Variable "Abstinenz laut Selbstaussage" dichotomisiert. Diese wurde mit der analog dichotomisierten Variable zur Aussage des Angehörigen zum Trinkstatus des Patienten verglichen. Tabellen 33 und 34 beschreiben die Ergebnisse dieses Vergleiches.

Eine mögliche Verzerrungstendenz in den Angaben der Angehörigen könnte darin bestehen, daß diese wegen einer zerrütteten Beziehung mehr Rückfälle des Patienten angaben, als der Wahrheit entsprach. Es wurde versucht, diese Hypothese anhand der Selbstaussage des Angehörigen, ob er beabsichtige, die Beziehung mit dem Patienten fortzusetzen, zu überprüfen. Dabei zeigten Patienten mit Angehörigen, die zur

Tab. 33. Vergleich der Aussagen von Patient bzw. Angehörigem zur Abstinenz des Patienten bei der *6-Monats-Katamnese* (n = 100)

Auskunft des Angehörigen zur Abstinenz des Patienten	Aussage des *Patienten* zur eigenen Abstinenz			
	abstinent	nicht abstinent	fehlende Angabe	gesamt
abstinent	34	9	2 *)	45
nicht abstinent	7	24	5	36
fehlende Angabe	5	5	9	19
gesamt	46	38	16	100

*) Ein Patient, der zur 6-Monats-Katamnese nicht erreicht werden konnte und dessen Angehöriger seine Abstinenz bekundet hatte, gab zur 18-Monats-Katamnese an, er sei schon im ersten Halbjahr nach der Entlassung rückfällig geworden. Dieser Patient wurde im weiteren als rückfällig gezählt.

Tab. 34. Vergleich der Aussagen von Patient bzw. Angehörigem zur Abstinenz des Patienten bei der *18-Monats-Katamnese* (n = 100)

Auskunft des Angehörigen zur Abstinenz des Patienten	Aussage des *Patienten* zur eigenen Abstinenz			
	abstinent	nicht abstinent	fehlende Angabe	gesamt
abstinent	24	4	2	30
nicht abstinent	4	33	4	41
fehlende Angabe	4	14	11	29
gesamt	32	51	17	100

Trennung entschlossen waren oder zumindest nicht sicher waren, ob sie die Beziehung fortsetzen wollten, keine erhöhten Rückfallquoten bezüglich der nach Angaben des Angehörigen instabilen Beziehungen. Auch die Übereinstimmung zwischen den Angaben von Patient und Angehörigem bezüglich des Trinkverhaltens des Patienten war bei Paaren mit dem Plan einer gemeinsamen Zukunft nicht anders als bei denjenigen, bei denen diese gefährdet erschien.

Der Rückfallstatus wurde nach folgenden Kriterien klassifiziert:
1. Wenn Patient und Angehöriger in ihren Angaben übereinstimmten, wurden beide übereinstimmenden Angaben gewertet.
2. Wenn nur entweder Patient oder Angehöriger einen Rückfall des Patienten berichteten und sich somit beide Partner widersprachen, so wurde der entsprechende Patient als rückfällig klassifiziert.
3. Wenn nur von einem Teil des Paares (Patient oder Angehöriger) Angaben zum Trinkstatus vorlagen, dann wurde diese Auskunft gewertet.
4. Wurde weder Patient noch Angehöriger trotz intensiver Bemühungen bei der ersten bzw. zweiten Katamnese nicht erreicht, dann wurde der Patient als rückfällig klassifiziert. Dabei gingen wir von der Hypothese (die nicht in allen Fällen zutreffen mag) aus, daß sich der Patient durch das Vermeiden der Teilnahme an der Nachuntersuchung der Aufdeckung seiner Rückfälligkeit entzog.

In der überwiegenden Anzahl der Fälle, in denen 4. zutraf, lagen zusätzlich fremdanamnestische Daten von anderen ehemaligen Gruppenmitgliedern vor, die die Klassifikation als "rückfällig" jeweils bestätigten. Ein anschließender Vergleich dieser so gewonnenen Variable "Abstinenz" mit den Beurteilungen der Interviewer erbrachte keine Diskrepanzen und führte somit zu keinen Veränderungen der Beurteilung der Abstinenz im Verlauf. Lediglich in einem Fall (vgl. Anmerkung zu Tabelle 33) wurde der Rückfallstatus (aus anderen Gründen) noch geändert. Auf dieser Basis ergaben sich für die beiden Nachuntersuchungen folgende Abstinenzquoten:

Tab. 35. Raten durchgehender und völliger Abstinenz der Patienten (n = 100)

	6-Monats-Zeitraum	18-Monats-Zeitraum
Abstinenzrate	40 %	30 %

Zur 6-Monats-Katamnese wurden 73,9% aller Aussagen von Patienten, sie seien abstinent geblieben, von den Aussagen ihrer Angehörigen bestätigt. Bei der 18-Monats-Katamnese lag diese Übereinstimmungsrate bei 75%. Widersprochen haben die Angehörigen den Abstinenzbehauptungen des jeweiligen Patienten bei der 6-Monats-Katamnese in 15,2% und bei der 18-Monats-Katamnese in 12,5%. Zeitliche Veränderungen in der Übereinstimmung ließen sich somit nicht erkennen. Bemerkenswert ist die Tatsache, daß positive Abstinenzaussagen über den Patienten von Angehörigen von dem betreffenden Patienten selbst bei der 6-Monats-Katamnese in 20% aller Fälle und bei der 18-Monats-Katamnese in 13% aller betreffenden Fälle in die Richtung der Aussage "Rückfall" hin korrigiert wurde. Angehörige sahen somit häufiger eine Abstinenz beim Patienten gegeben, als es den Selbstauskünften des Patienten entsprach. Durch den Abgleich der Daten zwischen Patient und Angehörigem veränderte sich die absolute Zahl der als abstinent eingeschätzten Patienten nur unwesentlich. Zur 6-Monats-Katamnese lagen von den Patienten in 46%, von den Angehörigen in 45% Abstinenzbehauptungen vor (korrigierte Klassifikation: 40%). Aber nur 34% der Gesamtstichprobe waren übereinstimmend als abstinent bezeichnet worden. Es fanden somit durch den Datenabgleich ganz beträchtliche Verschiebungen bezüglich der Klassifikation des Trinkstatus statt. Die Zahlen für die 18-Monats-Katamnese lagen ganz ähnlich. Patienten gaben in 32% Abstinenz an, Angehörige in 30%, korrigierte Klassifikation = 30% Abstinenz. Aber nur 24% der Stichprobe waren übereinstimmend in beiden Abstinenzangaben als abstinent bezeichnet worden.

3.3.2 Zeitlicher Verlauf der Abstinenz

Nachfolgende Abbildung informiert über den zeitlichen Verlauf der Abstinenzraten über die 4 Meßzeitpunkte (Entlassung aus stationärer Therapie, Ende der ambulanten Nachbetreuung, 6-Monats-Katamnese und 18-Monats-Katamnese). Die Angaben zur Entlassung basieren auf der Beurteilung des betreuenden Einzeltherapeuten bei Ende der stationären bzw. ambulanten Therapie (vgl. 3.2.1).

In Abbildung 13 sind die Abstinenzraten der Patienten über den Verlauf graphisch dargestellt. Die an den dunkel schraffierten Feldern erkennbare Rückfallskurve zeigt eine typische Verlaufsform (vgl. Milkman et al. 1984). In der allerersten Zeit nach der Behandlung war das Rückfallrisiko für die noch abstinente Patientengruppe am größten. Rechnet man die Nichterreichten zu den Rückfälligen (wofür in dieser Untersuchung vieles spricht: nichtrückfällige Antwortverweigerer wurden meist über das Angehörigeninterview richtig klassifiziert; vgl. dazu auch Sobell et al. 1984), dann schnellte die Rate der Rückfälligen in den ersten 6 Wochen nach der Entlassung aus

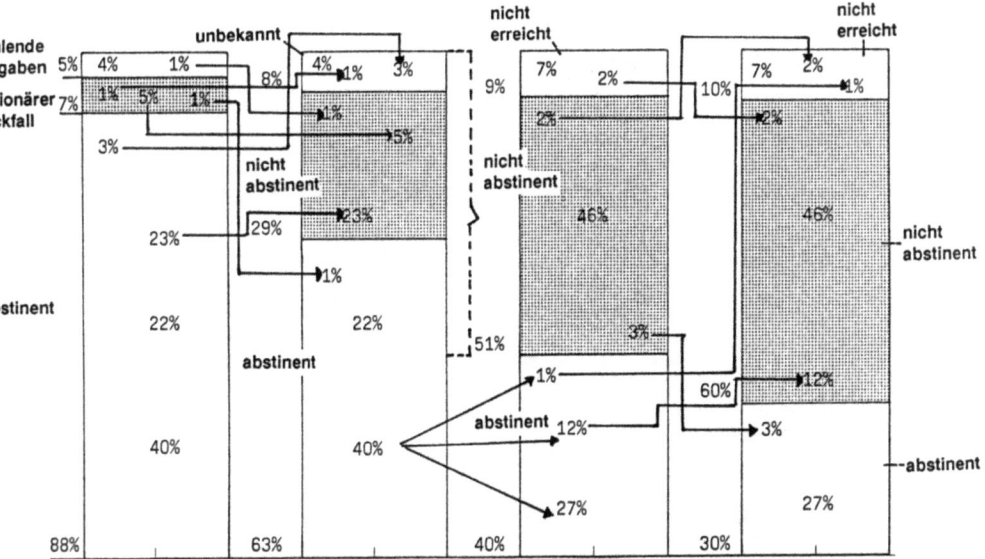

Abb. 13. Alkoholabstinenz im Verlauf bei 100 alkoholabhängigen Patienten

der stationären Behandlung von 12% auf 37% zum Zeitpunkt des Endes der ambulanten Nachbetreuung hoch. 6 Monate später lag die Rate der Rückfälligen dann bereits bei 60%. Im weiteren Verlauf bis zur 18-Monats-Katamnese stieg die kumulative Rückfallrate nur mehr um 10% auf 70%.

Die Pfeile in Abbildung 13 signalisieren jeweils einen Wechsel einer Gruppe von Patienten von einer Klassifikation ihres Trinkstatus zu einer anderen im Zeitverlauf. Dadurch wird erkenntlich, daß der Anteil von wiederholt unauffindbaren Patienten relativ klein gehalten werden konnte. 7% waren weder zur 6-Monats-Katamnese noch zur 18-Monats-Katamnese befragbar. Weiter kann man als bemerkenswertes Ergebnis erkennen, daß es 3% aller Patienten gelang, nach einem Rückfall bis zur 6-Monats-Katamnese im nachfolgenden Jahr abstinent zu leben. In keinem Fall konnte festgestellt werden, daß ein nichtauffindbarer Patient in diesem Zeitraum der Nichterreichbarkeit abstinent gelebt hätte.

Beim Übergang vom Ende der ambulanten Nachbehandlung bis zur 6-Monats-Katamnese wurde aus Gründen der Übersichtlichkeit der Darstellung auf eine detaillierte Zuordnung der rückfälligen und der unbekannten Patientengruppe verzichtet. Es sind global alle diejenigen Patienten unter der gestrichelten Klammer bei der 18-Monats-Katamnese zusammengefaßt, die bei der 6-Monats-Katamnese als "nicht abstinent" (einschließlich der nichterreichten Patienten) klassifiziert worden sind.

Die Zahlen entsprechen bei der 6-Monats-Katamnese sehr genau denjenigen Werten, die zu einer Pilotstudie zu dieser Untersuchung veröffentlicht wurden (Fichter

1983). In dieser Pilotstudie wurden 39,5% der Patienten, die auf der Basis des hier beschriebenen Gesamtbehandlungskonzeptes mit der Zusatzbehandlungsbedingung A (Einbeziehung des wesentlichen Angehörigen) therapiert worden waren, über 6 Monate als völlig abstinent eingestuft.

3.3.3 Vergleich der Zusatzbehandlungsbedingungen A (Einbeziehung Angehöriger) und B (selbsthilfeorientiert) bezüglich Abstinenz im Verlauf

3.3.3.1 Abstinenz im Zeitraum bis Ende der stationären bzw. ambulanten Behandlung

Bei der Entlassung aus der 6wöchigen stationären Phase der Behandlung unterschieden sich Patienten mit der Zusatzbehandlungsbedingung B (selbsthilfeorientiert) von Patienten mit der Zusatzbehandlungsbedingung A (Einbeziehung Angehöriger) hinsichtlich der Anzahl von Alkoholrückfällen während der stationären Behandlung (Alkoholkonsum bei einer der täglichen Ausgangszeiten) statistisch bedeutsam voneinander (Tabelle 36).

Tab. 36. Abstinenzraten im Therapiezeitraum (stationär/ambulant) in Abhängigkeit von der Zusatzbehandlungsbedingung

	6-Wochen Abstinenzrate (stationär)	12-Wochen Abstinenzrate (stationär u. ambulant)
- Zusatzbehandlungsbedingung A (Einbeziehung Angehöriger):	95,9 %	67,3 %
- Zusatzbehandlungsbedingung B (selbsthilfeorientiert):	80,4 %	58,8 %
	Chi-Quadrat = 5,70; df = 1; p < 0,05	Chi-Quadrat = 0,78; df = 1; p > 0,30

Bereits 6 Wochen später, bei Ende der ambulanten Nachbetreuung, war ein Unterschied in der Abstinenzrate zwischen beiden Zusatzbehandlungsbedingungen nicht mehr nachweisbar.

Unter Zuhilfenahme von log-linearen Modellberechnungen wurde der Einfluß von Therapiebedingung und Geschlecht auf den Rückfallstatus bei Entlassung aus stationärer Therapie und Ende der ambulanten Nachbetreuung untersucht. Eine Logit-Analyse für die abhängige Variable "Rückfall während stationärer Behandlung" erbrachte für das Logit-Null-Modell ein Fisher's L-Quadrat von 11,0. Dies bedeutet bei 3 Freiheitsgraden eine Modellunverträglichkeit der empirischen Daten mit p = 0,012. Dies legt es nahe, ein aufwendigeres Modell zu erproben. Der Haupteffekt "Geschlecht" verbessert das Modell nicht genügend: L-Quadrat = 7,0; df = 2; p = 0,30. Beachtet werden muß allerdings, daß wegen der geringen Fallzahl in diesem Modell 2 von 8 geschätzten Zellhäufigkeiten kleiner als n = 5 lagen. Bereits die Einführung eines Haupteffektes "Behandlungsbedingung" führte zu einer guten Modellanpassung. Fisher's L-Quadrat = 4,8. Dieses Ergebnis besagt, daß bei 2 Freiheitsgraden keine signifikante Abweichung der empirischen Daten von den Schätzungen des Modells (p = 0,092) vorlagen. Vorzuziehen blieb allerdings ein aufwendigeres Modell: Haupteffekt für Geschlecht und Haupteffekt für Behandlungsbedingung ohne deren Interaktion. Zum einen erreichte der partielle Chi-Quadrat-Wert für beide Variablen eine Signifikanz von p < 0,05, und zum zweiten war die Modellanpassung des zwei-Haupteffekte-Modells erheblich besser: L-Quadrat = 0,74; p = 0,39. Die Analyse des "Component-L-Quadrat" (Signifikanz eines Informationsverlustes bei Ausscheiden eines Parameters aus dem Modell wurde gemeldet) sprach ebenfalls für eine Modellklasse ohne Wechselwirkungen zwischen den Haupteffekten.

Für die Zeit der stationären Behandlung konnte somit aufgezeigt werden, daß 1. bei Patienten, die die Zusatzbehandlungsbedingung A (Einbeziehung Angehöriger) erhielten, und daß 2. bei Patienten mit weiblichem Geschlecht das Risiko eines Rückfalles während der 6wöchigen stationären Behandlung geringer war.

Die Modellauswahl für die Beschreibung des Rückfalles in der ambulanten Phase der Therapie war klar und unkompliziert. Bereits das Logit-Null-Modell (Annahme der Gleichverteilung der abhängigen Variable "Alkoholkonsum in ambulanter Phase" auf den unabhängigen Variablen "Geschlecht" und "Behandlungsbedingung") lieferte eine sehr gute Modellanpassung: Fisher's L-Quadrat = 4,04; df = 3; p = 0,26. Weder Geschlecht noch Behandlungsbedingung A bzw. B hatten danach eine Auswirkung auf Rückfälle in der ambulanten Phase.

Das Interesse richtete sich daher auf den Übergang von Entlassung aus stationärer Therapie auf das Ende der ambulanten Nachsorge. Innerhalb dieser 6 Wochen nivellierten sich geschlechtsspezifische und behandlungsspezifische Unterschiede. Da mit log-linearen Modellen normalerweise keine Meßwiederholungen testbar sind, wurde der bei Kennedy (1983) vorgeschlagene Umweg über eine eigene Variable "Rückfall bis Entlassung aus stationärer Behandlung" eingeschlagen. Eine logit-Analyse mit "Rückfall bis Entlassung aus stationärer Behandlung", "Geschlecht" und "Behandlungsbedingung" als unabhängige Variablen des ambulanten Alkoholkonsums erbrachte lediglich einen Haupteffekt der bereits bei "Entlassung aus stationärer Therapie vorliegenden Rückfälle". Der Effekt der Therapiebedingung und des Geschlechts erreichte erwartungsgemäß keine Signifikanz und auch Wechselwirkungseffekte brauchten nicht berücksichtigt werden. Fisher's L-Quadrat für das Modell "Haupteffekt Rückfall bis Entlassung aus stationärer Therapie" beträgt 4,0; df = 5; p = 0,55. Informationsverluste bei der fortschreitenden Elimination von Parametern aus dem saturierten Modell (Testung über "Component L-Quadrat") wurden statistisch erst auf der Ebene der Haupteffekte signifikant ("Component L-Quadrat" = 33,1; df = 11; p = 0,0005). Wechselwirkungen von Behandlungsbedingung mit Geschlecht oder Rückfall bis Entlassung aus stationärer Therapie brauchen somit zur Erklärung von Rückfällen in der ambulanten Phase nicht berücksichtigt zu werden.

3.3.3.2 Abstinenz im 6- bzw. 18-Monats-Zeitraum nach Behandlungsende

Bei den beiden Katamnesen ergaben sich - wie aus Tabelle 37 hervorgeht - keinerlei Hinweise mehr auf Unterschiede in der Rückfallsrate im Zusammenhang mit den beiden unterschiedlichen Zusatzbehandlungsbedingungen A (Einbeziehung Angehöriger) und B (selbsthilfeorientiert).

Auch der Faktor "Geschlecht" erreichte bei univariater Testung für beide Katamnesezeitpunkte keine Bedeutung. Um sicherzugehen, daß weder "Zusatzbehandlungsbedingung" noch "Geschlecht" durch Alterseffekte überlagert wurden und ihre mögliche Auswirkung deshalb in der univariaten Analyse nicht erkennbar wurden, berechneten wir zu dieser Fragestellung eine gesonderte Analyse. Dazu bot sich der Zeitpunkt der 6-Monats-Katamnese an, weil zu diesem Zeitpunkt die Relation "Rückfällige" zu "Nicht-Rückfälligen" (60:40) eine größere Anzahl an Faktoren für ein log-lineares Modell zuläßt. Bei einer ungefähren Gleichverteilung der abhängigen Variable sanken die erwarteten Häufigkeiten in den einzelnen Zellen durch Einführung neuer unabhängiger Variablen nicht so schnell unter den interpretierbaren Grenzwert von n = 5.

In einem ersten Schritt wurde ein direkter Effekt des Alters auf den Therapieerfolg durch eine ANOVA überprüft. Die Gruppe der Abstinenten unterschied sich in ihrem mittleren Alter nicht signifikant von der Gruppe der Rückfälligen (F = 1,0; p > 0,05). Anschließend wurde die Variable "Alter" durch "Splitting am Median" dichotomisiert. Die daraufhin berechneten log-linearen Modelle mit den unabhängigen Variablen Alter, Geschlecht und Zusatzbehandlungsbedingung unterstützten nicht die Hypothese möglicher Wechselwirkungen zwischen diesen Variablen: Bereits das logit-Null-Modell (das nur die Randhäufigkeiten von Alter x Sex x Behandlung und die von "Abstinenz bei 6-Monats-Katamnese" zur Parameterabschätzung verwandte und auf irgendwelche Effekte von Alter, Geschlecht oder Zusatzbehandlungsbedingung auf Abstinenz verzichtete) bildete die vorliegenden Ergebnisse sehr gut ab (Fisher's L-Quadrat = 4,8; df = 7; p = 0,68). Ein signifikanter Informationsverlust beim Ausscheiden von Schätzparametern aus dem saturierten Modell trat vor dem Logit-Null-Modell nicht ein.

Tab. 37. Abstinenzrate im Katamnesezeitraum in Abhängigkeit von der Zusatzbehandlungsbedingung

	Abstinenzraten in %	
	6-Monats-Katamnese	18-Monats-Katamnese
- Zusatzbehandlungsbedingung A (Einbeziehung Angehöriger):	39,2 %	28,6 %
- Zusatzbehandlungsbedingung B (selbsthilfeorientiert):	40,8 %	31,4 %
	Chi-Quadrat = 0,03; df = 1; p > 0,85	Chi-Quadrat = 0,09; df = 1; p > 0,75

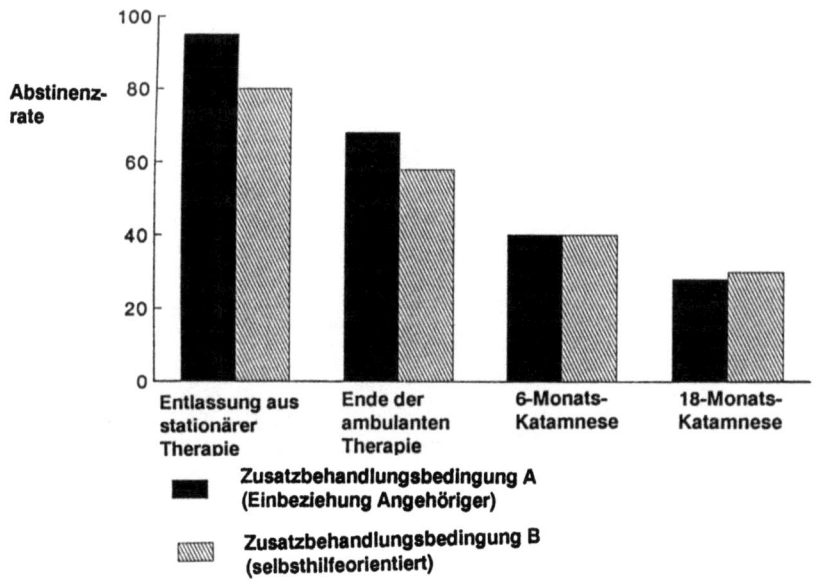

Abb. 14. Verlauf der Abstinenzraten der Patienten mit Zusatzbehandlungsbedingung A (Einbeziehung Angehöriger) und B (selbsthilfeorientiert)

Damit konnte aufgezeigt werden, daß weder Alter, noch Geschlecht, noch die Zusatzbehandlungsbedingung, noch irgendwelche Wechselwirkungen dieser Variablen einen statistisch bedeutsamen Einfluß auf die Abstinenz bei der 6-Monats-Katamnese hatten.
Dieses Ergebnis steht nicht im Einklang mit den Angaben von Küfner et al. (1986, S. 54), die von einem Wechselwirkungseffekt zwischen Einbeziehung der Angehörigen und Geschlecht des Patienten berichten; nur bei Männern erhöhe die Einbeziehung des Angehörigen die Erfolgschancen der Therapie. Die Stichprobe von Küfner et al. war jedoch nicht daraufhin überprüft worden, ob nicht bezüglich der Partnerschaftssituation schon vor der Therapieaufnahme Unterschiede zwischen Männern und Frauen bestanden. Diese Unterschiede scheinen aber aufgrund unterschiedlicher Toleranz von Alkoholismus bei Männern bzw. Frauen zu bestehen (vgl. Stein 1985). Zudem erfolgte bei Küfner et al. die Zuweisung zu den Zusatzbehandlungsbedingungen A (Einbeziehung Angehöriger) und B (keine Einbeziehung Angehöriger) nicht randomisiert. Deshalb dürfte es sich bei dem von Küfner et al. berichteten Ergebnis am ehesten um einen Artefakt handeln.
Bei der Würdigung der vorliegenden Ergebnisse zu den Abstinenzraten bei den beiden Katamnesen muß berücksichtigt werden, daß die statistische "Power" (1 - beta: die Sicherheit, die Gleichheit der Behandlungsgruppen korrekt anzunehmen) nicht allzu hoch liegt: Für die 6-Monats-Katamnese errechnet sich bei alpha = 0,05 und einer Erfolgsrate von 0,40 für die Kontrollgruppe und 0,60 für die Experimentalgruppe (also einer gedachten 20%igen Verbesserung als untere Grenze für Überlegenheit), gegeben n = 50 Patienten in jeder Gruppe, eine "Power" von 1 - beta = 0,44. Erst bei einer Gruppengröße von n = 107 würde die (akzeptable) "Power" von 0,80 erreicht werden.

Für die 18-Monats-Katamnesen liegen die Zahlen für 20% Verbesserung einer Abstinenzrate von p = 0,30 und Gruppengröße n = 50 (alpha = 0,05) bei einer "Power" von 1 - beta = 0,45. Hier würden n = 103 Patienten pro Gruppe benötigt, um Beta auf 0,20 zu senken. Also darf die Nicht-Wirksamkeit der Zusatzbausteine in Therapiearm A in ihrem Effekt auf die Abstinenzraten derzeit nicht mit genügender statistischer Sicherheit behauptet werden (Berechnung nach SYSTAT: DESIGN).

Abbildung 14 veranschaulicht die Abstinenzraten für Patienten der Zusatzbehandlungsbedingung A bzw. B im zeitlichen Verlauf.

3.3.3.3 Einfluß der Zusammensetzung einzelner Therapiegruppen

Aus der klinischen Beobachtung während der therapeutischen Arbeit ergab sich die Arbeitshypothese, daß die Zusammensetzung der einzelnen Therapiegruppen einen beträchtlichen Einfluß auf den therapeutischen Prozeß in der Gruppe hat. Die Ergebnisse der Konstanzer Arbeitsgruppe hatten auch beobachtet, daß sich einzelne Behandlungsgruppen erheblich in ihren Rückfallquoten unterschieden (Cohen, pers. Mitteilung; Watzl 1986). Manche Gruppen "liefen sehr gut", während bei anderen Gruppen Widerstände und unzureichende intrinsische Motivation in mühevoller Arbeit übernommen werden mußten und der therapeutische Prozeß "zäher" lief. An den Rückfalldaten der 6-Monats-Katamnese wurde überprüft, ob sich Hinweise darauf sichern lassen, daß diese klinische Beobachtung eines guten oder schlechten "Therapieklimas" auch ihre Entsprechung im Therapieerfolg (gemessen an den Abstinenzraten bei der 6-Monats-Katamnese) hatte.

Die Grundrate für Rückfälligkeit bis zum Zeitpunkt der 6-Monats-Katamnese betrug für unsere gesamte Patientenstichprobe p = 0,60. Die 16 Therapiegruppen können als 16 Teilstichproben der Gesamtstichprobe aller Patienten betrachtet werden. Anhand der Bernoulli-Verteilung wurde überprüft, ob und wieviele dieser Gruppen von der Wahrscheinlichkeit p = 0,60 für Rückfall abwichen. In allen 16 Gruppen wurde die Wahrscheinlichkeit der jeweils empirisch beobachteten Verteilung mittels einer von Kennedy (1983, S. 22) angegebenen Formel berechnet. Hinweise auf eine bedeutsame Abweichung einzelner Therapiegruppen in ihrem Abstinenzverhalten von der Grundrate p = 0,60 ergaben sich nur für die 4. Behandlungsgruppe (n = 5; 100% Abstinente bei 6-Monats-Katamnese; p = 0,029) und die 9. Behandlungsgruppe (n = 6; 16,7% Abstinente bei 6-Monats-Katamnese; p = 0,046). Berücksichtigt man allerdings die 16fache Testungswiederholung in einer Adjustierung des zugelassenen Alpha-Niveaus, dann konnte diese Hypothese unterschiedlicher Abstinenzraten bei einzelnen Behandlungsgruppen aufgrund unserer Ergebnisse nicht empirisch belegt werden.

3.3.4 Beschreibung der Rückfälle

Rückfällige Patienten wurden bei den Katamnesen nach Symptomen gefragt, die im Zusammenhang mit Rückfällen auftreten können. Ebenso wurden die Angehörigen befragt, ob ihnen das jeweilige Symptom an ihrem Partner bzw. Angehörigen während dessen Trinkperiode(n) aufgefallen sei. Beide Aussagen wurden zu einer Variable ver-

Tab. 38. Rückfallssymptomatik über 6 Monate nach Therapieende bis zur 6-Monats-Katamnese

Symptom	Nennungen Zahl der Patienten	% der Rückfälle	Nennungen Zahl der Angehörigen	% der Rückfälle	Gesamt-Nennungen	% der Rückfälle
Zittern und Schwitzen	14	23,3	20	33,3	28	46,6
Erbrechen	10	16,6	13	21,6	21	35,0
aggressives Verhalten	5	8,3	--	--	--	--
Erinnerungslücken	1	1,6	--	--	--	--
Unruhe, Angstgefühle	14	23,3	16	26,6	26	43,3
Krampfanfälle	1	1,6	1	1,6	2	3,3
Delirien	1	1,6	1	1,6	2	3,3
Eifersuchtsideen	0	0,0	--	--	--	--
morgendliches Trinken	13	21,6	14	23,3	20	33,3

-- Die Angehörigen wurden zu aggressivem Verhalten, Blackouts und Eifersuchtsideen der Patienten bei der 6-Monats-Katamnese nicht befragt.

einigt, um eine genauere Schätzung der aufgetretenen Symptome zu erhalten. Es bleibt aufgrund der relativ geringen Übereinstimmung zwischen Patienten und Angehörigen anzunehmen, daß es sich dabei eher um eine Unterschätzung handelt, zumal nicht-erreichte Patienten und Angehörige keine Angaben über Symptome treffen konnten.

Aus dem Vergleich der beiden Tabellen zur Symptomatik der Rückfälle wird deutlich, daß von der 6-Monats-Katamnese bis zur 18-Monats-Katamnese nicht nur die Zahl der Rückfälle anstieg, sondern auch deren Intensität. Diesen Trend belegten sowohl die Angaben der Patienten wie die der Angehörigen. Darüber hinaus wurde aus dem Vergleich der Werte zu den einzelnen Symptomen deutlich, daß zwischen Patient und

Tab. 39. Rückfallssymptomatik bei der 18-Monats-Katamnese

Symptom	Nennungen Zahl der Patienten	% der Rückfälle	Nennungen Zahl der Partner	% der Rückfälle	Gesamt-Nennungen	% der Rückfälle
Zittern und Schwitzen	22	31,4	22	31,4	35	50,0
Erbrechen	11	15,7	10	14,3	19	27,1
aggressives Verhalten	5	7,1	21	30,0	24	34,3
Erinnerungslücken	10	14,3	21	30,0	26	37,1
Unruhe, Angstgefühle	20	28,6	25	35,7	34	48,6
Krampfanfälle	1	1,4	2	2,8	3	4,3
Delirien	1	1,4	1	1,4	1	1,4
Eifersuchtsideen	3	4,3	9	12,8	11	15,7

Angehörigem ein geringes Maß an Übereinstimmung bezüglich der Beurteilung der Intensität der Rückfälligkeit bestand.

Legte man die Vereinigungsmenge der Angaben von Patient und Angehörigem als untere Schätzgrenze für das tatsächliche Vorliegen von Symptomen zugrunde, so ergaben sich äußerst geringe Prozentsätze für die übereinstimmenden Nennungen des Symptoms.

Aus diesem Grund wurde im Rahmen dieser Arbeit darauf verzichtet, neben den Kategorien "rückfällig" und "abstinent" noch eine weitere Klassifikation "gebessert" einzuführen; es erschien die Datenbasis als zu begrenzt verläßlich, um eine differenziertere, reliable Skalierung zugrundezulegen. Bisherige Therapieevaluationen, die eine solche Kategorie für die Überprüfung der Wirksamkeit einer Therapie einführten (vgl. Armor et al. 1976), haben zum einen nicht darauf Rücksicht genommen, daß es forschungslogisch wenig zwingend ist, einer Therapie mit Abstinenz als Therapieziel ein wie immer geartetes "kontrolliertes Trinken" als Erfolg anzurechnen. Zum zweiten

Tab. 40. Übereinstimmung (in %) zwischen Angaben von Patient und Angehörigem bezüglich Rückfalls-Symptomatik des Patienten über 12 Monate bis zur 18-Monats-Katamnese

	übereinstimmend genannt
Zittern und Schwitzen	25,7 %
Erbrechen	10,5 %
aggressives Verhalten	8,7 %
Erinnerungslücken	20,0 %
Unruhe, Angstgefühle	32,4 %
Krampfanfälle	0,0 %
Delirium	100,0 %
Eifersuchtsideen	10,0 %

vertrauten diese Untersuchungen meist auf die Angaben des untersuchten Patienten zur Intensität seines Trinkverhaltens. Dieses Vertrauen läßt sich aus den Daten unserer Studie heraus nicht rechtfertigen (Tabelle 40).

Die entsprechenden Zahlen für den Beobachtungszeitraum vom 7. bis zum 18. Monat nach der stationären Entlassung (18-Monats-Katamnese) sind in Tabelle 39 dargestellt.

3.4 Zusammenfassende Darstellung zu Therapieeffekten und Verlauf

Unsere Untersuchung befaßte sich mit dem Verlauf psychischer Symptome und des Trinkverhaltens bei einer Stichprobe von 100 Patienten mit Alkoholabhängigkeit, welche zu einem 6wöchigen stationären Entwöhnungsprogramm mit anschließender 6wöchiger Nachbetreuung in der psychiatrischen Universitätsklinik München behandelt wurden. Im Versuchsplan einer Therapieevaluationsstudie wurde etwa die Hälfte der Patienten (n = 49) nach dem Zufallsprinzip der Zusatztherapiebedingung A (Einbeziehung Angehöriger) und die andere Hälfte (n = 51) der Patienten der Zusatztherapiebedingung B (selbsthilfeorientiert) zugeordnet. Alle Patienten erhielten ein aus 7 Bausteinen bestehendes Basistherapieprogramm (konfliktzentrierte Therapiegruppe, Gruppe zum Aufbau sozialer Kompetenz, autogenes Training, Gestaltungsgruppe, Information und Wissensvermittlung, Körpertraining und ambulante Nachsorge). Zusätzlich dazu erhielten Patienten mit der Zusatzbehandlungsbedingung A auch familientherapeutische Sitzungen und den Angehörigen dieser Patienten wurde die Teilnahme an einem Angehörigenseminar ermöglicht. Bei den Patienten der Zusatzbehandlungsbedingung B (selbsthilfeorientiert) wurden stattdessen die Selbsthilfepotentiale aktiviert. In unserer Gesamtstichprobe war der Anteil der Frauen mit 42% vergleichsweise hoch. Die Patienten entstammten im wesentlichen einer mittleren Bildungsschicht und waren überwiegend in einer Großstadt ansässig.

Bei den Patienten handelte es sich um konsekutive Aufnahmen von Alkoholabhängigen, die die Projektkriterien erfüllten und in der Zeit vom Mai 1983 bis Juli 1985 behandelt wurden. Sie hatten an einer turnusmäßig alle 6 Wochen beginnenden, 6wöchigen, stationären Behandlungsgruppe für Alkoholiker mit nachfolgender 6wöchiger Nachbetreuung teilgenommen. Befunderhebungen erfolgten bei Aufnahme, Ende der stationären Therapie, Ende der ambulanten Therapie und 6 Monate und 18 Monate nach Entlassung aus stationärer Therapie.

Die Zielsetzungen der Untersuchung waren:
1. *Deskriptive Analyse des Verlaufes* während und nach der Behandlung in mehreren Querschnitten (Aufnahme, Entlassung aus der stationären Behandlung (E 1), Ende der ambulanten Nachbetreuung (E2), 6-Monats-Katamnese (Kat 1) und 18-Monats-Katamnese (Kat 2)). Bei der Analyse wurden soziodemographische Merkmale, Faktoren der körperlichen und seelischen Gesundheit und das Trinkverhalten berücksichtigt.

    2. Ein weiterer Schwerpunkt lag in der Untersuchung des *Einflusses* von Variablen des *sozialen Umfeldes*. Ergebnisse dazu sind im Kapitel 4 dargestellt. In die Studie waren nur Patienten aufgenommen worden, welche nicht in Isolation lebten, sondern eine Bezugsperson (Partner, Ehepartner, Elternteil) aufwiesen. Diese wurde entsprechend dem Versuchsplan (je nach randomisierter Gruppenzuordnung des Patienten) in die Therapie mit einbezogen. In jedem Falle wurde der Angehörige zu den einzelnen Querschnitten zusätzlich zum Patienten bezüglich des zwischenzeitlichen Verlaufes befragt. Dabei wurde ein besonderer Schwerpunkt auf die Erfassung des *Familienklimas* (Interaktionen in der Beziehung, kommunikative Faktoren) und das Befinden des Angehörigen gelegt.

    3. Entsprechend dem Versuchsplan sollte die Bedeutung des *Zusatzbausteins* "Einbeziehung des wesentlichen Angehörigen in die Therapie" mit der des Zusatzbau-

steins "Förderung der Selbsthilfe" verglichen werden. Nachdem es sich vielerorts in der Therapiepraxis in der Behandlung von Alkoholabhängigen eingebürgert hat, auch die Angehörigen informell oder in speziellen Angehörigenseminaren in die Therapie mit einzubeziehen, sollten die Auswirkungen dieses Vorgehens auf den Verlauf beim Patienten sowie auf die Beziehung zwischen Patient und Angehörigem evaluiert werden. Die therapeutische Praxis der Einbeziehung von Angehörigen in die Therapie geht von der Hypothese aus, daß eine Förderung und Stärkung des sozialen Netzes in der unmittelbaren sozialen Umwelt, in die der Patient aus der Behandlung entlassen wird, zu einem langfristig besseren Behandlungsergebnis beitragen kann.

Darüber hinaus führt eine so einschneidende Maßnahme wie eine stationäre psychiatrische Behandlung zu erheblichen Veränderungen im Verhalten des Patienten. Dabei kann es auch zu Veränderungen in der Beziehung zwischen Patient und Bezugsperson kommen, unabhängig davon, ob die Bezugsperson in die Therapie mit einbezogen wurde oder nicht. Es war ein wesentliches Ziel unserer Untersuchung, diese Veränderungen in der Beziehung zwischen Patient und Bezugsperson zu evaluieren.

4. Ein weiteres Ziel bestand darin, *Risikofaktoren für Rückfälle und Prädiktoren für den weiteren Verlauf* aus verschiedenen Bereichen (Symptomatik von Patient und Angehörigem, Persönlichkeit des Patienten, Art der Zusatzbehandlungsbedingung (A bzw. B), soziodemographische Faktoren, Art der Beziehung zum Angehörigen und eventuell vorliegende Beziehungsstörungen, Variablen des Familienklimas und der Alkoholanamnese) vorherzusagen.

Patientencharakteristika: Das durchschnittliche Alter unserer gesamten Patientengruppe war 37,9 ± 8,3 Jahre. 42% der Patienten waren Frauen, 58% Männer. 48% der Patienten waren verheiratet, 27% ledig, 18% geschieden, 5% getrennt und 1% verwitwet. 86% wohnten in einem eigenen Haushalt, 12% bei den Eltern. Nach der beruflichen Stellung waren 39% Angestellte, 23% arbeitslos, 10% Beamte, 8% Hausfrauen, 6% Arbeiter, 5% Selbständige und 34% hatten einen qualifizierenden Hauptschul- oder Berufsschulabschluß, 27% die Mittlere Reife und 21% die Hochschulreife (Abitur). Die Dauer der Abhängigkeit betrug durchschnittlich 6,1 Jahre, die durchschnittliche Trinkmenge lag für Männer bei 252 ml reinem Alkohol pro Tag, bei Frauen bei 183 ml reinem Alkohol pro Tag. Rund 83% der Abhängigen waren als Gamma-Alkoholiker nach Jellinek eingestuft worden.

In unserer Verlaufsuntersuchung konnte eine, im Vergleich zu vielen anderen Studien bei Alkoholkranken, beachtliche *Beteiligungsrate* erreicht werden. Von den 100 in die Studie aufgenommenen Patienten (= 100%) konnten bei Entlassung aus stationärer Therapie bei 95%, bei Ende der ambulanten Nachbetreuung bei 92%, bei der 6-Monats-Katamnese (Kat 1) bei 84% und bei der 18-Monats-Katamnese (Kat 2) bei 78% der Patienten Daten im Verlauf erhoben werden.

In unserer Studie, die primär stationär durchgeführt wurde, gab es keine Patienten oder Angehörige, welche die mögliche Teilnahme auch der Hauptbezugspersonen an der angebotenen Therapie prinzipiell ablehnten. Der Patient war während der stationären Therapie in eine feste Struktur eingebunden, so daß es hier keine prinzipielle Teilnahmeverweigerungen gab. Die wesentliche Schwelle für den Patienten war die Entscheidung, überhaupt an einer 6wöchigen stationären Therapie in einer Universitätsnervenklinik teilzunehmen. Teilnahmeraten in anderen Alkoholismus-Therapieevaluationsstudien lagen zum großen Teil erheblich niedriger als in unserer Untersuchung. So hatten sich beispielsweise in einer bekannten ambulanten Therapiestudie für männliche Alkoholiker und ihre Partnerinnen von O'Farrell et al. (1986) nur 65,5% der Paare bereit erklärt, an der Therapiestudie teilzunehmen. Darüber hinaus bestanden in dieser Studie auch noch Unterschiede zwischen Teilnehmern und Studienverweigerern. Bei den Therapieverweigerern dieser amerikanischen Studie wiesen die Männer mit Alkoholproblemen mehr alkoholismusbedingte Klinikaufenthalte auf, hatten ein niedrigeres Ausbildungsniveau, schlechtere Partnerbeziehungen (!) und hatten zu einem geringeren Prozentsatz eine Vollzeitarbeitsstelle.

Zur weiteren Validierung unserer Nachuntersuchungsergebnisse wurden auch Blutproben entnommen, deren Ergebnisse aus technisch-organisatorischen Gründen in unseren Bericht jedoch nicht eingehen konnten. O'Farrell u. Maisto (1987) haben kürzlich die Literatur über biologische Faktoren zur Diagnostik und Fallidentifikation von Alkoholikern zusammenfassend dargestellt. Für die Erfassung des Trinkstatus und der jetzigen Symptomatik beim Patienten wurden hier mehrere Informationsquellen verwendet. Für die Berechnung der Abstinenzrate wurde als konservative Schätzung das jeweils ungünstigste Ergebnis zugrundegelegt. Beispielsweise wurde als Gesamtergebnis ein Rückfall angenommen, wenn nur der Angehörige, nicht aber der Patient einen Rückfall des Patienten berichtete. Verschiedene Angaben des Patienten bzw. seines Angehörigen wurden vom ärztlichen/psychologischen Interviewer erfaßt, beurteilt und quantitativ eingeschätzt. In einigen Fällen konnten bei Unklarheiten oder Lücken auch noch Berichte von Mitpatienten einbezogen werden. Nachdem in unserem Versuchsplan insgesamt 5 Meßzeitpunkte vorgesehen waren und zahlreiche Variablen zur Verlaufsbeurteilung zu allen 5 Zeitpunkten erhoben wurden, ist die Frage der Ausfallquoten zu jedem der 5 Zeitpunkte wichtig. Nach dem "Prinzip des schwächsten Gliedes" würde eine hohe Ausfallquote zu einem einzigen Zeitpunkt die Gesamtschau des Verlaufes erheblich beeinträchtigen. Aufgrund mäßiger Rücklaufraten der Selbsteinschätzungsskalen bei den beiden Katamnesen müssen die Verlaufsergebnisse dieser Skalen (z.B. Beschwerdenliste, Befindlichkeitsskala, Partnerschaftsfragebogen) für diesen 5-Punkte-Vergleich des Gesamtverlaufes mit Zurückhaltung interpretiert werden; lediglich für die ersten Querschnitte lag in diesen Selbsteinschätzungsskalen eine hohe Beteiligungsrate vor. Außerdem konnte in unserer Studie, ähnlich wie in der Studie von O'Farrell et al. (1987), gezeigt werden, daß jene Patienten, welche die Selbsteinschätzungsskalen nicht ausfüllten, eine höhere Wahrscheinlichkeit hatten, rückfällig zu sein, als jene Patienten, die die Selbsteinschätzungsskalen ausfüllten.

Im Freiburger Persönlichkeitsinventar (FPI) zeigten sich im Vergleich zur Eichstichprobe hohe Werte für die Skalen "Depressivität", "Mangel an Gelassenheit", "Gehemmtheit" und "emotionale Labilität". Während für die meisten Skalen des FPI signifikante Veränderungen von Aufnahme bis Entlassung aus stationärer Therapie und vom Zeitpunkt der Entlassung aus stationärer Therapie bis zum Ende der ambulanten Nachsorge zu beobachten waren, fand sich kein wesentlicher differentieller Effekt der Zusatzbehandlungsbedingung A (Einbeziehung Angehöriger) und B (selbsthilfeorientiert).

Im Unsicherheitsfragebogen (U-Fb) zeigten die Alkoholiker unserer Stichprobe besonders hohe Werte für die Faktoren "Fehlschlag- und Kritikangst", "Kontaktangst", "Nicht-nein-sagen-können" und "Anständigkeit" (Anpassung an soziale Normen und Erwartungen anderer). Auch für die Skalen des Unsicherheitsfragebogens fand sich kein differentieller Effekt für die Zusatzbehandlungsbedingungen A bzw. B. Allerdings war in nahezu allen Skalen der verwendeten Fragebögen eine signifikante Besserung von Aufnahme bis zur Entlassung aus stationärer Therapie sowie von Entlassung aus stationärer Therapie bis zum Ende der ambulanten Nachbetreuung nachzuweisen.

Die Werte in der Beschwerdenlisten (BL) waren für die alkoholabhängigen Patienten unserer Stichprobe gegenüber der Eichstichprobe stark erhöht. Weibliche Patienten mit Alkoholabhängigkeit zeigten sowohl auf dieser als auch auf den meisten anderen Selbsteinschätzungsskalen höhere Symptomwerte als männliche Alkoholiker. Dies stimmt mit der Literatur über geschlechtsspezifische Symptomangaben in Selbstbeurteilungsskalen (unabgängig von der psychiatrischen Diagnose) überein. Dementsprechend zeigten Angehörige von männlichen Alkoholikern (es handelte sich dabei überwiegend um Frauen) höhere Werte als Angehörige von Alkoholikerinnen. In der Beschwerdenliste (BL) zeigte sich einer der wenigen differentiellen Effekte der Zusatzbehandlungsbedingung (A vs. B). Patienten der Zusatzbehandlungsbedingung A (Einbeziehung Angehöriger) zeigten - insbesondere bei weiblichen Patienten - mit einer zeitlichen Verzögerung von mehr als einem Jahr bezüglich der geäußerten Beschwerden einen signifikant besseren Therapieerfolg als die Patienten der selbsthilfeorientierten Zusatzbehandlungsbedingung (B).

Analog zur Beschwerdenliste waren auch die Werte der Befindlichkeitsskala bei Aufnahme beträchtlich erhöht. Es zeigten sich dieselben geschlechtsspezifischen Ergebnisse für Patienten und Angehörige. Bei beiden Katamnesen fand sich ein signifikanter Zusammenhang zwischen Trinkstatus des Patienten (erfaßt im Interview mit dem Patienten oder Angehörigen) und dem Fragebogenrücklauf (geringerer Rücklauf bei problematischem Trinkstatus). Der Trinkstatus des Patienten beeinflußte negativ auch den Fragebogenrücklauf beim Angehörigen. Die Zusatztbehandlungsbedingung A bzw. B hatte keinen differentiellen Einfluß auf die Ergebnisse der Befindlichkeitsskala im Verlauf. Hervorzuheben ist eine beträchtliche Verschlechterung der Befindlichkeit bei Ende der ambulanten Nachsorge; diese Werte zeigten im weiteren zeitlichen Verlauf eine Tendenz zur Normalisierung. Die Befindlichkeit der Patienten, die bis zur 18-Monats-Katamnese abstinent blieben, verbesserte sich markant zwischen Aufnahme und Entlassung aus stationärer Therapie.

Alle Teilskalen der Hopkins-Symptom-Checklist (SCL 90-R) zeigten eine signifikante Besserung von der Aufnahme bis zur Entlassung aus stationärer Therapie und bezüglich der meisten SCL 90-R-Skalen auch im weiteren Verlauf. Die Zusatzbehandlungsbedingung (A versus B) hatte keinen differentiellen Effekt auf die Ergebnisse im SCL 90-R. Geschlechtsspezifische Unterschiede fanden sich für den SCL-Faktor "Ängstlichkeit". Die SCL 90-R wurde ebenfalls vom Angehörigen bezüglich dessen eigener Symptomatik ausgefüllt. Dies ermöglichte Rückschlüsse auf das Ausmaß psychiatrischer Symptome beim Angehörigen im Verlauf. Unsere Analysen zeigten, daß die Ausprägung der psychiatrischen Symptomatik beim Angehörigen keinen Einfluß auf den Behandlungserfolg und die Abstinenzrate des alkoholabhängigen Patienten hatte. Die SCL 90-R-Skalenwerte der Patienten und Angehörigen jeweils für die eigene Symptomatik zeigten geringe bis mittlere Korrelationen. Die Angehörigen der Patienten wiesen eine deutlich geringere psychiatrische Symptomatik auf als die Patienten.

Watzl u. Rist (1987) beschrieben bei 176 alkoholabhängigen Frauen während eines 3monatigen stationären Behandlungsprogrammes eine erhebliche Verbesserung der psychiatrischen Symptomatik auf allen verwendeten Skalen (Stimmung, körperliche Beschwerden in der Freiburger Beschwerdenliste, Hamburger Depressionsskala). Dabei zeigte sich auch ein Zusammenhang mit der Prognose. Später abstinente Patienten wiesen im Behandlungsverlauf und nach Entlassung ausgeprägtere Verbesserungen auf als rückfällige Patienten. Rounsaville et al. (1987) fanden einen engeren Zusammenhang zwischen dem Vorliegen zusätzlicher psychiatrischer Diagnosen (Komorbidität) bei Alkoholikern mit einer schlechteren Prognose. Dabei war die schlechtere Prognose von *Frauen* gekoppelt mit den zusätzlichen Diagnosen "antisoziale Persönlichkeit" und "Drogenmißbrauch"; bei *Männern* bestand eine Assoziation von schlechter Prognose bezüglich Alkoholismus mit den zusätzlichen Diagnosen "Major Depression", "antisoziale Persönlichkeit" und "Drogenabusus".

Während sich bei der 6-Monats-Katamnese zwischen beruflichem Abstieg und Trinkstatus noch kein bedeutungsvoller Zusammenhang fand, erreichte dieser Zusammenhang bei der 18-Monats-Katamnese statistische Signifikanz.

Bei der Berechnung der Abstinenzraten 1. aus den Angaben der Patienten, 2. aus den Angaben der Angehörigen sowie 3. unter Einbeziehung des Interviewerurteils wurde ein konservatives ("pessimistisches") Vorgehen gewählt. Es wurde ein Rückfall angenommen, wenn auch nur von einer einzigen Seite Alkoholtrinken berichtet wurde. Als Ergebnis dieses Vorgehens zeigte sich bis zur 6-Monats-Katamnese eine kumulative Abstinenzrate von 40%, die im Verlauf der Zeit bis zur 18-Monats-Katamnese weiter auf 30% sank. Lediglich bis zum Zeitpunkt der Entlassung aus der stationären Therapie fand sich für Patienten der Zusatzbehandlungsbedingung A (Einbeziehung Angehöriger) eine etwas höhere Abstinenzrate (95,9%) im Vergleich zu Patienten der selbsthilfeorientierten Zusatzbehandlungsbedingung B (80,4%) (Chi-Quadrat = 5,7; df = 1; $p < 0,05$). Im weiteren Verlauf schwand jedoch dieser differentielle Therapieeffekt. Für die Zeit der stationären Therapie zeigte sich hinsichtlich des Rückfallrisikos ein geschlechtsspezifischer Effekt im Sinne eines verringerten Rückfallrisikos für Frauen. Dieser geschlechtsspezifische Effekt schwand jedoch im weiteren Verlauf. Bei der 6-Monats-Katamnese hatten weder Alter, noch das Geschlecht, noch die Zusatzbehandlungsbedingung (A vs. B), noch die Wechselwirkungen dieser Variablen einen statistisch bedeutsamen Einfluß auf die Abstinenzrate. Bei Ende der ambulanten Nachbehandlung war zwar die etwas höhere Abstinenzrate für die angehörigenzentrierte Zusatzbehandlungsbedingung (A) noch sichtbar, jedoch nicht mehr statistisch signifikant; im weiteren Verlauf verschwand dieser Effekt völlig.

Cohen (persönliche Mitteilung, 1983) und Watzl et al. (1986) fanden sehr unterschiedliche Verläufe bei ihren Therapiegruppen und hatten Überlegungen angestellt, daß die Gruppenzusammensetzung einen entscheidenden Einfluß auf den Therapieerfolg ihrer Mitglieder ausüben könnte. Obwohl 2 unserer 16 Untersuchungsgruppen bedeutsam von den für die Gesamtgruppe aller untersuchten Patienten festgestellten Abstinenzraten abwichen, stützen die Daten eine globale Hypothese von der Wirksamkeit eines Gruppenfaktors bezüglich des Therapieerfolges *nicht*. Immerhin blieben 14 von 16 Gruppen im Rahmen der statistisch zu erwartenden Verteilung von Abstinenz und Rückfall. In Einzelfällen mag es jedoch besondere Ereignisse geben, die eine Gruppe entscheidend aus dem Verlaufsmuster aller anderen herausfallen lassen können. Unterschiede der Effekte der Zusatzbehandlungsbedingung A (Einbeziehung Angehöriger) im Vergleich zur Zusatzbehandlungsbedingung B (selbsthilfezentriertes Vorgehen) waren insgesamt mäßig. Eine wesentliche Erklärung dafür ist vermutlich bereits im Versuchsplan angelegt. Wenn mehr als 90% der Gesamtbehandlung (spezielle Gruppen, Stationsklima, unspezifische Faktoren) für beide Vergleichsgruppen (A und B) gleich war und nur ein kleiner Anteil in Form der Zusatztherapie variiert wurde, so besteht auch nur eine sehr begrenzte Möglichkeit dafür, daß dieser zusätzliche kleine Therapieanteil eine bedeutsame Beeinflussung zeigen kann. Man kann dies als einen Deckeneffekt ("Ceiling Effect") der Therapie bezeichnen. In einer multimodalen Therapie wurde versucht, realistische Veränderungen beim Patienten zu bewirken. Darüber hinausgehende Bemühungen können dann nicht mehr jene Wirkung zeigen, welche sie als einzige Behandlungsmaßnahme möglicherweise gehabt hätten. Außerdem sind praktische und methodische Probleme zu diskutieren, welche dazu beitragen können, daß sich die Effekte der Zusatztherapien verwirkten. Gewisse Auswirkungen der Zusatzvariablen waren nachweisbar (s.o.), verloren sich aber wieder im weiteren Verlauf. Aus ethischen und praktischen Gründen konnten nicht allen Patienten und Angehörigen der Zusatzbehandlungsbedingung B (selbsthilfezentriert) Familiengespräche und Angehörigenberatungen verwehrt werden. Zudem waren auch alle Patienten der Zusatzbehandlungsbedingung A (Einbeziehung Angehöriger) den Ideen und Erfahrungen von Selbsthilfeorganisationen ausgesetzt. Somit ergab sich eine gewisse Vermengung beider Zusatztherapiebedingungen.

Auch der Katamnesezeitraum mag eine Rolle gespielt haben: Pfeiffer et al. (1987) fanden bei einer therapievergleichenden Verlaufsuntersuchung (Verhaltenstherapie, psychoanalytische Therapie, integrativer Therapieansatz) einen egalisierenden Effekt der Therapieauswirkungen mit zunehmendem zeitlichen Abstand von der Therapie. Ein Überblick über neuere nordamerikanische Verlaufsuntersuchungen bei Alkoholikern findet sich bei Fahrenkrug (1987). Nach den Ergebnissen einer 6-Monats-, 1-Jahres-, 2-Jahres- und 4 1/2-Jahres-Katamnese von Jung et al. (1987) nahm aus 491 stationär behandelten Alkoholikern der Anteil rückfälliger Patienten bis 2 Jahre nach der Entlassung zu und blieb dann bis 4 1/2 Jahre nach Entlassung konstant.

Folgerungen bezüglich Rückfall und Verlauf
Bei Ende der stationären Behandlung betrug bei sehr konservativer Definition die Abstinenzrate 88%, bei Ende der nachfolgenden 6wöchigen ambulanten Behandlung 63%, bei der 6-Monats-Katamnese 40% und bei der 18-Monats-Katamnese 30%. Ein direkter Vergleich mit den Ergebnissen anderer Therapie- und Verlaufsuntersuchungen bei Alkoholabhängigen ist nur begrenzt sinnvoll, da jede Studie ihre eigenen Selektionsmerkmale hat. So sind die Ergebnisse unserer Studie aufgrund des Versuchsplanes allenfalls auf Alkoholabhängige, die einen Angehörigen aufweisen, der prinzipiell bereit ist, sich in einer Therapie mit zu engagieren, zu übertragen, da alleinstehende Alkoholabhängige ohne Angehörige in unsere Studie nicht aufgenommen wurden. Im Rand-Report (Armor et al. 1976; Polich et al. 1981) waren nur Männer untersucht worden. Bei der 18-Monats-Katamnese dieser amerikanischen Studie lebten 24% der be-

handelten Patienten wenigstens über eine Zeitraum von 6 Monaten abstinent, 21% der behandelten Patienten waren "Non-Problem-Drinker" und 55% der behandelten Patienten waren Problemtrinker mit Folgeproblemen und/oder Abhängigkeitssymptomatik. Nur 9% der Patienten konnten eine dauerhafte Abstinenz über 4 Jahre nach Therapie aufweisen. In der VDR-Studie (Küfner et al. 1984, 1986 a, b; Küfner u. Feuerlein 1989) betrug bei anderen definitorischen Festlegungen die Abstinenzrate nach 18 Monaten 53%; 63% der Patienten hatten in den vorausgegangenen 6 Monaten angeblich keinen Alkohol getrunken.

4 Soziales Umfeld: Partnerschaft und Familie

Im ersten Kapitel wurde die wesentliche neuere Literatur über den Einfluß des sozialen Umfeldes speziell der Familie und der Partnerschaft auf den Verlauf von Alkoholmißbrauch bzw. -abhängigkeit des Patienten und Auswirkungen von Interventionen in diesem Bereich auf Trinkverhalten und die Partnersituation dargestellt. Die Ergebnisse bezüglich der Wirksamkeit von Einflußnahmen im sozialen Umfeld auf den Verlauf von Alkoholismus waren "gemischt". Das wesentliche Resümee aus der bisherigen Literatur dazu ist, daß die vielerorts praktizierte, mehr oder weniger intensive Einbeziehung von Angehörigen in die Therapie von Alkoholikern empirisch bis dato nicht ausreichend untermauert ist. Die Gründe für diese Zwischenbilanz sind vielfältig. Zum einen liegt nur eine sehr begrenzte Anzahl von kontrollierten Therapieevaluationsstudien über den Einfluß der Einbeziehung von Angehörigen in die Therapie vor. Häufig erhielten Patienten parallel zu familien- oder partnertherapeutischen Sitzungen zusätzliche Behandlungsmaßnahmen (z.B. waren in stationärer Behandlung), so daß die zusätzliche Intervention bezüglich des familiären Umfeldes eine von vielen Interventionen und ihr möglicher Einfluß deshalb getrennt von den anderen Behandlungsbedingungen nicht leicht nachweisbar war. Im folgenden sind die Ergebnisse unserer Untersuchung zu Partnerschaft, Einstellung des Angehörigen zum Patienten und die Bedeutung von Partnerschaft und Haltung des Angehörigen ("Negative Expressed Emotions") auf den Verlauf des Alkoholismus beim Patienten dargestellt und diskutiert.

4.1 Die soziale Situation der Patienten bei den Nachuntersuchungen

Verlauf über 6 Monate
Zum Zeitpunkt der 6-Monats-Katamnese lebten 18 der befragten Patienten (25%) alleine, 30 Patienten (42%) lebten mit einem festen Partner ohne Kinder, 18 Patienten (25%) lebten mit Partner und Kind(ern) und 5 Patienten (7%) lebten bei ihren Eltern. 17 Patienten (24%) wohnten in einem Eigenheim, während 51 Patienten (73%) in Mietwohnungen lebten. Bei 8 der Befragten (12%) war in der Zeit von Entlassung aus stationärer Therapie bis zur 6-Monats-Katamnese ein Wohnungswechsel zu verzeichnen.

Zum Zeitpunkt der 6-Monats-Katamnese waren 9 der befragten Patienten arbeitslos (11%). 60 Patienten (72%) waren berufstätig. 13 Patienten (16%) gaben an, in der Zwischenzeit ihren Arbeitsplatz im Zusammenhang mit dem Thema "Alkohol" gewechselt zu haben. Nach der Einschätzung der Interviewer hatten 6 Patienten (8%) seit der Therapie einen beruflichen Abstieg gezeigt.

10 Patienten (12%) hatten zu keinem einzigen Mitglied der ehemaligen Therapiegruppe bis zur 6-Monats-Katamnese Kontakt gehalten. 44 Patienten (48%) gaben regelmäßige und 30 Patienten (36%) gelegentliche Kontakte zu den alten Gruppenmitgliedern an. Das Ausmaß des Kontaktes zur Gruppe war bei männlichen und weiblichen Patienten gleich.

12 Patienten (14%) gaben an, über keinen Freundeskreis zu verfügen. Männliche und weibliche Patienten unterschieden sich nicht bezüglich des Umfanges des Freundeskreises. *Abstinente Patienten* verfügten nach eigenen Angaben über einen signifikant größeren Freundeskreis als rückfällige Patienten (U-Test; $Z = -2,1$; $p < 0,05$). Die abstinenten Patienten hatten sich mit ihren Freunden auch durchschnittlich *häufiger getroffen* (U-Test; $Z = -2,23$; $p < 0,05$) als die nicht-abstinenten Patienten ihre Freunde trafen. Keinen einzigen Vertrauten zur Besprechung persönlicher Probleme hatten nach eigenen Angaben 9 Patienten (11%). Kontakt zu den Nachbarn hielten 40% der Patienten. Männliche und weibliche Patienten kontaktierten ihre Nachbarn in etwa im gleichen Ausmaß. Nach dem Expertenurteil des Interviewers erschienen die Sozialkontakte bei 22 Patienten (26%) als leicht unangemessen, bei 9 Patienten (11%) als deutlich unangemessen. 35 Patienten (42%) verkehrten nach eigenen Angaben mit mindestens einem alkoholgefährdeten Bekannten.

Ein beruflicher Abstieg vor Aufnahme oder erst im letzten Halbjahr vor der 6-Monats-Katamnese war nicht mit einer erhöhten Rückfallrate verbunden. Ebensowenig bestand eine Beziehung zwischen Arbeitsplatzwechsel (zur Vermeidung einer Alkoholgefährdung) und Trinkstatus bei der Katamnese. Freundeskreis und Vorhandensein eines Vertrauten beeinflußten die 6-Monats-Abstinenzrate nicht bedeutsam. Das Bestehen eines Kontaktes zur ehemaligen Therapiegruppe war nicht mit einer besseren 6-Monats-Abstinenzrate verbunden; auch der Kontakt zu alkoholgefährdeten Bekannten war nicht mit einer Erhöhung der 6-Monats-Rückfallsraten assoziiert. Dagegen beurteilten die Interviewer das Ausmaß der Sozialkontakte der Patienten bei den Abstinenten häufiger (in 74%) als angemessen als bei den Nichtabstinenten (53%) (Chi-Quadrat = 3,97; df = 1; $p < 0,05$).

Hervorzuheben ist das Ergebnis über den Einfluß alkoholgefährdeter Personen im Bekanntenkreis auf die Rückfallrate im gesamten Verlauf: Alkoholgefährdete Bekannte zu haben, mit denen man Umgang pflegt, beeinflußte bis zur 6-Monats-Katamnese die Abstinenzrate nicht nennenswert. Allerdings hatten die bei der 18-Monats-Katamnese abstinenten Patienten bereits im ersten Halbjahr nach ihrer Klinikentlassung nur zu 30% (n = 7) alkoholgefährdete Bekannte, während die zur 18-Monats-Katamnese dann nichtabstinenten Patienten schon für das erste Halbjahr zu 55% mit alkoholgefährdeten Bekannten Umgang hatten (Chi-Quadrat = 3,80; df = 1; p ca. = 0,05). Längerfristig beeinflußte das Vorhandensein eines trinkfreudigen Bekanntenkreises somit das Abstinenzverhalten.

Verlauf über 18 Monate
Für die 18-Monats-Katamnese ergaben sich folgende deskriptive Ergebnisse zum sozialen Umfeld der Patienten: 9 Patienten (16%) lebten bei der 18-Monats-Katamnese alleine, 23 Patienten (42%) lebten zusammen mit einem festen Partner (kinderlos), 19 Patienten (35%) lebten mit Partner und Kind(ern) und 4 Patienten (7%) lebten bei den Eltern. 20 Patienten (36%) wohnten in einer Eigentumswohnung oder im eigenen Haus und 35 (63%) in Mietwohnungen. Einen Wohnungswechsel zwischen den beiden Katamnesen gaben 4 Patienten (8%) an.

Ohne geregelte Beschäftigung waren bei der 18-Monats-Katamnese insgesamt 7 Patienten (9% der Befragten). Einer Berufstätigkeit gingen 60 Patienten (79%) nach. 4 Patienten (5%) hatten bis zur 18-Monats-Katamnese ihren Arbeitsplatz wegen einer möglichen Alkoholgefährdung gewechselt. Für 9 Patienten (14%) konstatierten die Interviewer einen beruflichen Abstieg in dem Jahr seit der 6-Monats-Katamnese.

24 Patienten (31% der Befragten) hatten bis zur 18-Monats-Katamnese keinerlei Kontakt mehr zu den anderen ehemaligen Gruppenmitgliedern der Therapiegruppe. Jeweils 26 Patienten (je 34%) pflegten unregelmäßige bzw. regelmäßige Kontakte zur ehemaligen Therapiegruppe.

9 Patienten (12% der Befragten) gaben bei der 18-Monats-Katamnese an, keinen Freundeskreis zu haben. 9 weitere Patienten (12%) waren nach eigenen Angaben gänzlich ohne Vertrauensperson. Die Interviewer schätzten bei 22 Patienten (29%) die Sozialkontakte als leicht unangemessen, bei 7 Patienten (9%) als deutlich unangemessen ein. 42 Patienten (55%) verkehrten mit einem Bekannten, der nach Angaben des Patienten alkoholgefährdet war.

Während sich bei der 6-Monats-Katamnese noch kein Zusammenhang zwischen beruflichem Abstieg und Trinkstatus aufzeigen ließ, erreichte der Zusammenhang bei der 18-Monats-Katamnese statistische Signifikanz: 96% aller Abstinenten hatten keinen beruflichen Abstieg im Halbjahr vor der zweiten Nachuntersuchung zu verzeichnen; dagegen konnten nur 62% der Nichtabstinenten (n = 26) im gleichen Zeitraum einen beruflichen Abstieg vermeiden (Chi-Quadrat = 9,90; df = 2; p < 0,01). 88% der nichtberufstätigen Patienten waren im 18-Monats-Zeitraum rückfällig.

Vorhandensein eines Freundeskreises, Kontakt zur ehemaligen Therapiegruppe, Vorhandensein eines Vertrauten sowie Wechsel des Arbeitsplatzes waren nicht mit einer Erhöhung oder Erniedrigung der Rückfallsraten bei der 18-Monats-Katamnese verbunden. Dies entsprach den Ergebnissen zur 6-Monats-Katamnese.

Während die Interviewer bei der 6-Monats-Katamnese noch von einer häufigeren Unangemessenheit der Sozialkontakte bei den Rückfälligen berichteten, verflüchtigte sich dieser Zusammenhang für die 18-Monats-Katamnese.

Die beiden Zusatzbehandlungsbedingungen A (Einbeziehung des Angehörigen) und B (Förderung von Selbsthilfe) hatten eine unterschiedliche Auswirkung auf das Ausmaß an Sozialkontakten der Patienten.

4.2 Ergebnisse des Partnerschaftsfragebogens (PFB)

4.2.1 Die Ausgangsbedingungen

Der Partnerschaftsfragebogen (PFB) wurde vom Testautor an Probanden aus der Mittelschicht (n = 360) normiert, deren Ehen/Partnerschaften operational durch Außenkriterien als "glücklich" definiert worden waren (vgl. Hahlweg 1979). Dabei ergaben sich für den Vergleich der Alkoholiker unserer Studie mit der Eichstichprobe folgende 95%-Vertrauensintervalle (Eichstichprobe):

Gesamtwert PFB	von 62,6	bis 67,2
Skala Streitverhalten	von 4,8	bis 6,6
Skala Zärtlichkeit	von 18,5	bis 20,7
Skala Kommunikation	von 20,2	bis 22,0

Zum Zeitpunkt der stationären Aufnahme lagen die Alkoholiker unserer Studie mit ihrem Mittelwert und dessen Vertrauensbereich bezüglich jeder der Skalen außerhalb des Konfidenz-Intervalles der Eichstichprobe.

	Mittelwert	SD	% Rang	Konfidenzintervall von	bis
Gesamtwert PFB	54,6	16,5	ca. 16	51,32	57,92
Skala Streitverhalten	10,7	6,4	ca. 16	10,58	10,84
Skala Zärtlichkeit	17,2	7,6	ca. 33	17,04	17,33
Skala Kommunikation	18,1	6,1	ca. 25	18,02	18,26

Die Prozentränge der Skalen drücken aus, wieviel Prozent der Probanden der Eichstichprobe noch schlechtere Werte auf den Skalen erreichten als die hier vorgelegten Mittelwerte für eine Stichprobe von Alkoholikern.

Die Angehörigen der Alkoholiker hatten auf den Partnerschaftsskalen folgende Mittelwerte:

	Mittelwert	SD
Gesamtwert PFB	51,0	17,3
Skala Streitverhalten	10,9	6,8
Skala Zärtlichkeit	15,7	7,5
Skala Kommunikation	16,2	6,8

Damit gaben die Angehörigen der Alkoholiker noch extremere mittlere Werte auf den Partnerschaftsskalen an als ihre alkoholkranken Partner. Sämtliche mittlere Werte lagen ebenfalls außerhalb der Vertrauensintervalle für die Eichstichprobe. Für die untersuchten Paare gilt also: Gegenüber den Vorstellungen der bürgerlichen Mittelschicht von einer glücklichen Partnerschaft besitzen sie ein ausgeprägteres Streitverhalten, es herrscht weniger Zärtlichkeit zwischen den Partnern (laut deren Selbstauskunft) und es wird offensichtlich weniger konstruktiv miteinander kommuniziert. Die Partner der Patienten beschrieben diese Defizite noch deutlicher und extremer als die alkoholkranken Patienten.

Dieses Ergebnis deutet auf die Wichtigkeit hin, Verbesserung der Partnerschaftsbeziehungen als ein Teilziel in ein Behandlungskonzept für Alkoholiker mit aufzunehmen, wenn man die mittelschichtsspezifischen Vorstellungen einer glücklichen Partnerschaft als Basis zugrundelegt.

Die Unterschiede in der Einschätzung der Partnerschaft zwischen Patient und Partner wurden durch t-Testung für abhängige Stichproben überprüft. Der klinische Eindruck einer extremeren Beschreibung des Zustandes der Partnerschaft durch den nicht hospitalisierten Teil des Paares bestätigte sich: Auf den Skalen "Zärtlichkeit" ($t = -2,04$; $df = 74$; $p < 0,05$), "Kommunikation" ($t = -3,35$; $df = 74$; $p < 0,001$) und "Gesamtwert des Partnerschaftsfragebogens" (PFB) ließen sich die Mittelwertsdifferenzen als statistisch bedeutsam sichern ($t = -2,91$; $p < 0,01$).

4.2.2 Die Effekte der Therapie

Wie bei den Ergebnissen der obengenannten Fragebögen, war auch für den Partnerschaftsfragebogen (PFB) eine differentielle Rücklaufquote zu verzeichnen: Diejenigen Paare, deren behandeltem Partner es gelungen war, abstinent zu bleiben, zeigten im PFB eine höhe Rücklaufquote als Paare mit einem rückfälligen Patienten. Unsere Ergebnisse zum Verlauf dieser Fragebogenwerte sind somit bezüglich "trockener" Paare verzerrt.

Insgesamt wurden 9 MANOVA-Modelle gerechnet. Je ein Modell untersuchte die 4 Skalenwerte des Partnerschaftsfragebogens (Gesamtwert, Streitverhalten, Zärtlichkeit, Kommunikation) jeweils getrennt für Patienten und Angehörige. Keines der 8 Modelle konnte Unterschiede zwischen den Zusatzbehandlungsbedingungen A (= Einbeziehung Angehöriger) und B (= selbsthilfeorientiert) aufzeigen. Bei allen Berechnungen stellte sich eine signifikante Veränderung der Skalenwerte über die Zeit heraus. Ein neuntes MANOVA-Modell untersuchte für den PFB-Gesamtwert als abhängige Variable den Einfluß der Zusatzbehandlungsbedingung (A vs. B) als "Between-Subjects-Faktor" und von Zeit (= Meßwiederholungsfaktor) und Paar (Patient oder Partner) als "Within-Subjects-Faktoren".

Als wesentlichstes Ergebnis dieser multivariaten Verlaufsanalyse zeigte sich eine deutliche Verschlechterung der partnerschaftlichen Situation bei den erfaßten Paaren.

Tab. 41. Zusammenhang zwischen Rücklauf des Partnerschaftsfragebogens (PFB) und der Abstinenz des Patienten

Einschätzung der Partnerschaft durch:	Zeitintervall seit Entlassung	Signifikanz Chi-Quadrat	Effektstärke Phi-Koeffizient
Patient	6 Monate	$p < 0,005$	0,29
Partner	6 Monate	$p < 0,05$	0,25
Patient	18 Monate	$p < 0,05$	0,23
Partner	18 Monate	n.s.	0,14

n.s. = nicht signifikant

Diese Verschlechterungstendenz trat sowohl bei den Paaren mit Einschluß des Partners in die Therapie (A) als auch bei den Paaren der Vergleichsgruppe (B) auf. Die Einbeziehung von Angehörigen in die Therapie in dem Ausmaß und bei dem sonstigen Therapieangebot, wie sie in dem hier beschriebenen experimentellen Versuchsplan vorgelegen hat, vermochte sich nicht in der Wirkung auf wichtige Dimensionen der Partnerschaft von einer selbsthilfeorientierten Therapie zu unterscheiden, bei der sich die Behandlung allein auf den Patienten erstreckte. Allenfalls auf der Skala "Kommunikation" waren solche Vorteile einer Einbeziehung des Partners kurzfristig (bis zum Ende der ambulanten Nachbetreuung!) erkennbar.

Weitere Effekte sollten wegen der begrenzten Fallzahl (nur 33 Paare konnten in den Modellen verrechnet werden) nicht interpretiert werden, zumal teilweise Probleme mit den Voraussetzungen einer multivariaten Varianzanalyse in den vorliegenden Daten auftraten.

Tab. 42. Ergebnisse der MANOVA's für einzelne Skalen des Partnerschaftsfragebogens (PFB)

PFB-Skala	Faktor Zusatzbehandlungsbedingung A vs B	Zeit Aufnahme bis Ende der ambulanten Behandlung	Zeit 6-Mo. Kat.	Zeit 18-Mo. Kat.	Paar	Wechselwirkung
1. Beurteilung durch Patient						
Gesamtwert	n.s.	*)	n.s.	*)	--	1)
Streitverhalten	n.s.	n.s.	n.s.	*)	--	n.s.
Zärtlichkeit	n.s.	*)	n.s.	*)	--	n.s.
Kommunikation	n.s.	*)	n.s.	*)	--	2)
2. Beurteilung durch Partner						
Gesamtwert	n.s.	*)	n.s.	*)	--	n.s.
Streitverhalten	n.s.	*)	n.s.	*)	--	n.s.
Zärtlichkeit	n.s.	n.s.	n.s.	*)	--	n.s.
Kommunikation	n.s.	n.s.	n.s.	*)	--	n.s.
3. Beurteilung durch Paar						
Gesamtwert	n.s.	*)	n.s.	*)	*)	3)

*) $p < 0.05$ (alpha-adjustiert für dreifach-Testung "Zeit")
1) Wechselwirkung Behandlung x Zeit (mögliche Unterschiede des Effektes der Behandlungsbedingung (A vs. B) verringerten sich bis zum Ende der ambulanten Behandlung; Wirkung der Skala "Kommunikation".)
2) Wechselwirkung Behandlung x Zeit (Effekt der Behandlungsbedingung A nahm zum Ende der ambulanten Therapie zu, der Effekt der Behandlungsbedingung B leicht ab.)
3) Wechselwirkung Zeit x Paar (Paardifferenzen in der Beschreibung des Zustandes der Partnerschaft ebneten sich über alle 3 Wiederholungen hin ein.)

In den folgenden Abbildungen wurde auf eine nach Behandlungsbedingung A und B getrennte Darstellung verzichtet, weil hier keine bedeutsamen Unterschiede auftraten. In allen Abbildungen kann insbesondere von der 6-Monats-Katamnese zur 18-Monats-Katamnese die deutliche Verschlechterung der partnerschaftlichen Beziehung bei den untersuchten Paaren abgelesen werden. Die zunehmende Übereinstimmung zwischen Patient und Partner über den Zustand der gegenseitigen Beziehung erfolgt am negativen Pol der Beziehungseinschätzung.

Diese paradox erscheinenden Ergebnisse können möglicherweise darauf zurückgeführt werden, daß - aus der Sichtweise der systemischen Familientherapie - ein ehemals durch den Alkoholismus im Gleichgewicht gehaltenes System durch die Effekte der durchlaufenen Therapie in seiner Homöostase gestört wurde. Eine Veränderung beim als "krank" identifizierten Partner (= Patient) kann die Stabilität einer Beziehung gefährden, so daß der gesunde Partner trotz oder gerade weil er in diese Veränderung hineinbezogen wird, die Beziehung nur als schlechter - weil verändert - erleben kann. Der behandelte Patient wiederum registrierte die Reaktion seines Partners auf seine Veränderungen als Verschlechterung seiner Partnerbeziehung. Nach dieser systemischen Interpretation würden die Ergebnisse im PFB eine Veränderung in der Partnerschaft reflektieren, die allerdings von beiden Partnern subjektiv als Verschlechterung erlebt wurde. Unklar bleibt bei diesen Ergebnissen, welche Veränderungen im Verhalten des Partners oder des Paares die Störung der Homöostase bewirkten. Möglicherweise wurde die Homöostase des Systems durch individuelle Verhaltensänderungen des Alkoholikers als Folge der Behandlung verursacht.

Mögliche Zusammenhänge zwischen Trinkverhalten des Patienten und der "Klimaverschlechterung" bei den Paaren wurden überprüft: Weder konnte das Trinkverhalten (abstinent versus nicht-abstinent) zur 6-Monats-Katamnese, noch dasjenige zur 18-Monats-Katamnese als bedeutungsvolle Gruppierungsvariable für Unterschiede im PFB-Gesamtwert gesichert werden. Eine Verschlechterung der Partnerbeziehungen nach der Therapie erlebten 1. sowohl "trockene" als auch "nasse" Paare und 2. sowohl Paare der Behandlungsbedingung A (Einbeziehung des Angörigen) als auch Paare der Behandlungsbedingung B (selbsthilfeorientiert). Es liegt die Vermutung nahe, daß der Effekt der Verschlechterung der Partnerbeziehung durch Behandlungsmaßnahmen verursacht wurde, die beide Therapiegruppen A und B aufwiesen. Eine Möglichkeit wäre, daß der Patient im Selbstsicherheitstraining Durchsetzungsverhaltensweisen und "Nein-Sagen" lernte und sich dies nach Entlassung auf die Paarbeziehung auswirkte.

Eine eindeutige Prüfung dieser Hypothese ist im Rahmen unserer Studie nicht möglich, da die Stabilität der Effekte des Selbstsicherheitstrainings als eine Teilkomponente der gesamten Behandlung nicht bekannt ist. Bei beiden Katamnesen wurde der Unsicherheitsfragebogen nicht mehr verwendet. Hinweise ergeben sich allerdings aus dem Vergleich der Unsicherheitswerte des Patienten zum Zeitpunkt des Endes der ambulanten Therapie (letzter Meßzeitpunkt des U-Fb) mit dem PFB-Gesamtwert, wie er zur 6-Monats- und zur 18-Monats-Katamnese sowohl beim Patienten als auch bei dessen Angehörigem erhoben wurde. Zur 6-Monats-Katamnese ließen sich die PFB-Gesamt-Werte sowohl des Patienten (multiples $R = 0,58$; $F = 4,01$; $p (F) < 0,01$) als auch die seines Angehörigen (multiples $R = 0,49$; $F = 2,39$; $p (F) < 0,05$) sinnvoll aus der "Unsicherheit" bei der Entlassung aus der ambulanten Behandlung vorhersagen.

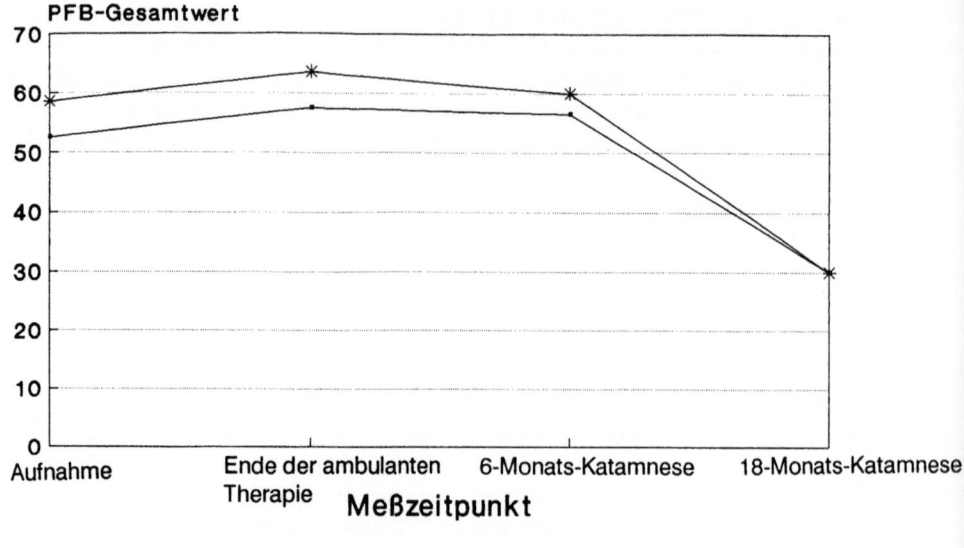

Abb. 15. Verlauf der Werte der Gesamtskala des Partnerschaftsfragebogens (PFB)

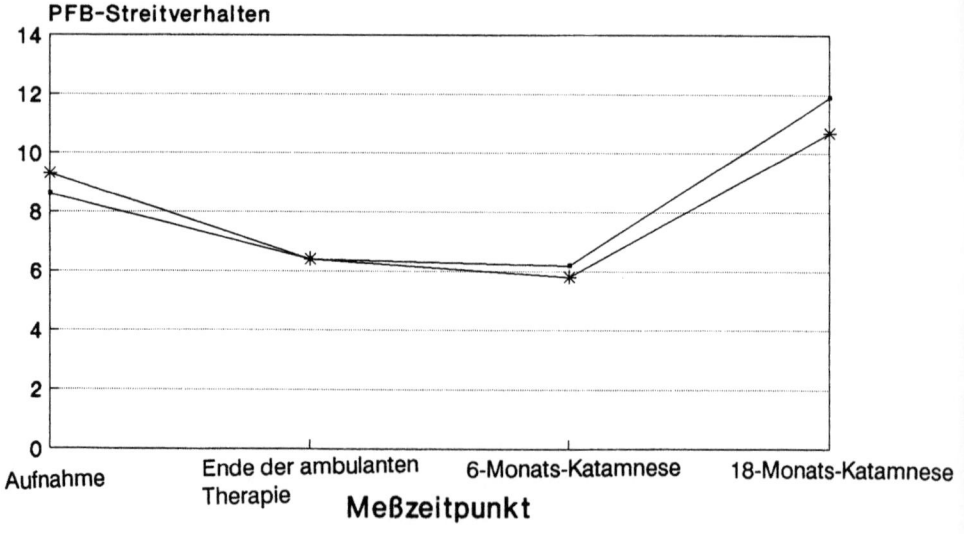

Abb. 16. Verlauf der Werte der Skala "Streitverhalten" des Partnerschaftsfragebogens (PFB)

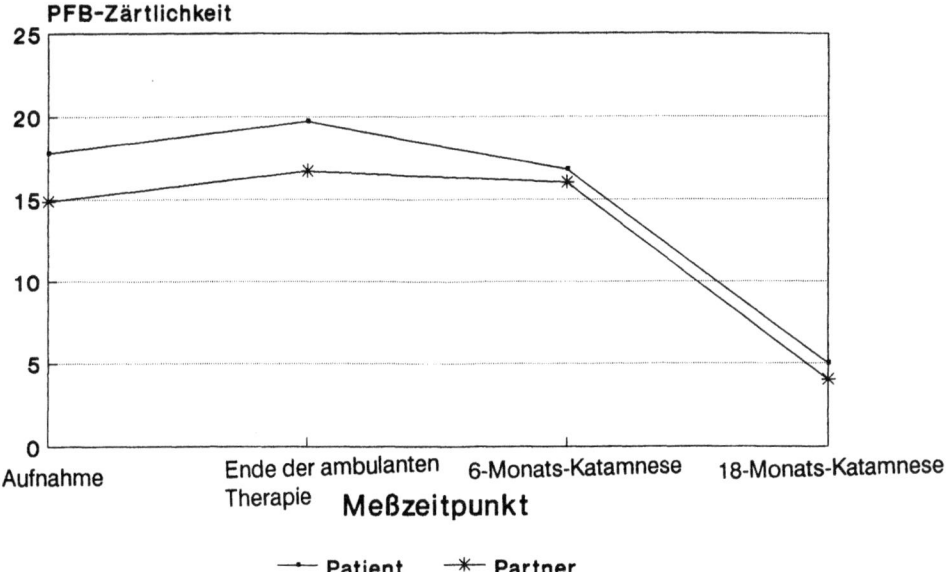

Abb. 17. Verlauf der Werte der Skala "Zärtlichkeit" des Partnerschaftsfragebogens (PFB)

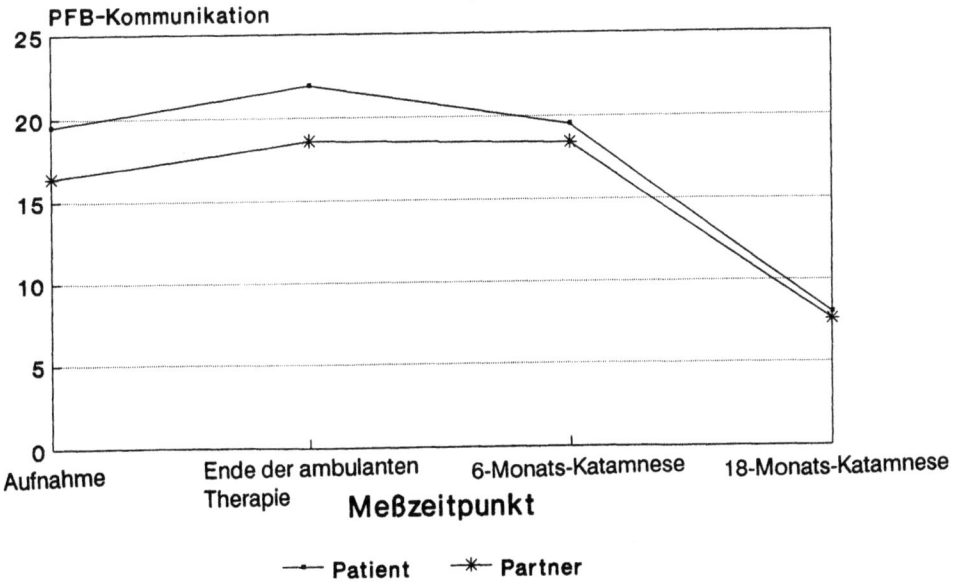

Abb. 18. Verlauf der Werte der Skala "Kommunikation" des Partnerschaftsfragebogens (PFB)

Dabei spielten die Skalen des U-Fragebogens "Fehlschlag- und Kritikangst", "Kontaktangst" und "Fordern können" die entscheidende Rolle. Das Partnerschaftsklima bei der 18-Monats-Katamnese war allerdings unabhängig von den Selbstsicherheitswerten (U-Fb) des Patienten bei Ende der ambulanten Nachsorge.

Zusammenfassend lagen die mittleren Skalenwerte für den Partnerschaftsfragebogen (PFB) für die alkoholabhängigen Patienten unserer Stichprobe außerhalb des 95%-Vertrauensintervalles der Gesamtskala und der 3 Subskalen (Streitverhalten, Zärtlichkeit und Kommunikation). Noch negativer schätzten die Angehörigen die Partnerschaft ein. Allein dieses Ergebnis läßt die Verbesserung der Partnerschaftsbeziehungen als ein sinnvolles Teilziel in der Behandlung von Alkoholikern sehen. Hinsichtlich der Ergebnisse im Partnschaftsfragebogen zeigte sich kein differentieller Effekt der Zusatzbehandlungsbedingung A vs. B. Als herausragendes Ergebnis mehrerer multivariater Analysen fand sich eine deutliche Verschlechterung der partnerschaftlichen Situation bei den untersuchten Paaren. Diese Verschlechterung trat sowohl bei den Paaren der Zusatzbehandlungsbedingung A (Einbeziehung Angehöriger) als auch bei den Paaren jener Patienten mit selbsthilfeorientierter Zusatzbehandlung auf. Lediglich bei der Skala "Kommunikation" wurden die Veränderungen über die Zeit von der Einbeziehung des Angehörigen kurzfristig beeinflußt (bis zur Entlassung aus der ambulanten Nachsorge). Anscheinend beeinträchtigte eine (generelle) therapiebedingte Veränderung beim Patienten die Stabilität einer Beziehung erheblich, so daß der gesunde Partner die Beziehung zum Patienten als verschlechtert erlebte.

4.3 Das Famlienklima im zeitlichen Verlauf

Mehrere neuere Studien (Falloon et al. 1985; Leff u. Vaughn 1985; Hogarty et al. 1986; Jenkens et al. 1986; Nuechterlein et al. 1986; Mintz et al. 1987) zeigten, daß Einstellungen und Haltungen von Familienmitgliedern gegenüber schizophrenen Patienten wesentliche prädiktive Bedeutung für den kurzfristigen weiteren Verlauf hatten. In diesen Studien zum Verlauf der Schizophrenie wurde das "Camberwell Family Interview" (CFI), das auf dem "High Expressed Emotions"-Konzept (EE) basiert (vgl. Vaughn u. Leff 1976 a), verwendet. In diesen Studien war meist ein Schwellenwert von 6 "Critical Comments" während des Interviews oder ein Wert von 4 oder 5 für die Skala "Emotional Overinvolvement" (EOI) festgelegt worden (Vaughn et al. 1984), um Angehörige mit "High EE" von denen mit "Low EE" zu unterscheiden. Andere Studien (Parker 1983) versuchten, das Familienklima über Fragebögen, die vom Patienten oder Angehörigen ausgefüllt wurden, zu erfassen, und auf dieser Basis Verlaufsprädiktionen für Schizophrenie zu erstellen.

Für den Verlauf bei Alkoholismus wurden von mehreren Autoren (O'Farrell u. Cutter 1979; Kaufman u. Pattison 1982; Moos u. Moos 1984) Variablen wie Familienstruktur, Familiendisharmonie und Probleme in der Partnerschaft als relevant angesehen. Deshalb liegt es nahe, die Hauptbezugsperson(en) von Alkoholikern systematisch in die Behandlung mit einzubeziehen und damit den weiteren Verlauf günstig zu beeinflussen. Viel wurde dazu theoretisiert, doch gibt es nur eine sehr begrenzte Anzahl empirischer Untersuchungen, deren Ergebnisse im Einleitungskapitel referiert wurden. Diese Studien zeigten unterschiedliche Ergebnisse. Bis dato wurde noch keine Untersuchung bei Alkoholikern unter Verwendung des Camberwell Family Interviews publiziert. Dies überrascht, nachdem sowohl für depressive Patienten (Vaughn u. Leff 1976 b; Hooley 1986 und Hooley et al. 1986) und für Schizophrene die prädiktive Bedeutung des Konstrukts "High Expressed Emotion" für den weiteren Verlauf aufgezeigt wurde. Im Bereich der Schizophrenieforschung wurden auf der Basis dieser Ergebnisse erfolgreiche Rückfallpräventionsstudien durchgeführt (Leff et al. 1989; Leff et al. 1990).

Unsere Untersuchung bei Alkoholikern hatte bezüglich des Themenbereichs Partnerinteraktion und Familienklima folgende Zielsetzung: 1. Analyse des Konstrukts "High Expressed Emotion" unter Verwendung des Camberwell Family Interviews bei Hauptbezugspersonen von Alkoholikern bei Beginn einer intensiven Therapie, 2. Analyse der prädiktiven Bedeutung des Konstruktes "High Expressed Emotion" über einen Verlaufszeitraum von 18 Monaten und 3. Vergleich der Ergebnisse bezüglich "High Expressed Emotion" bei Hauptbezugspersonen von Alkoholikern und anderen Variablen bezüglich Familienklima und Partnerschaft.

Die Verwendung des Camberwell Family Interviews (CFI) stellt ein aufwendiges Verfahren dar. Das Interview muß von trainierten Personen in vorgeschriebener Weise durchgeführt werden und die Beurteilung erfolgt auf mehreren Dimensionen auf der Basis von (Ton-) Bandaufzeichnungen durch eine Person, die ein umfassendes, spezielles Training dazu absolviert haben muß. Da dieser Aufwand die Verwendbarkeit des Camberwell Family Interviews einschränkt, wurde versucht, einfachere Instrumente zur Erfassung desselben Konstruktes ("High Expressed Emotion") zu entwickeln. Ein derartiges Instrument stellt die "Patient Rejection Scale" von Kreisman et al. (1979) dar, deren 11 Items wir übersetzten und mit weiteren, für Alkoholiker relevanten Items ergänzten und daraus die Skala "Einstellung (des Angehörigen) zum Patienten" entwickelten.

4.3.1 Einstellung des Angehörigen zum Patienten (EzP)

Das Familienklima in den Partner- bzw. Elternbeziehungen der hier untersuchten Patienten wurde in seinem zeitlichen Verlauf durch wiederholte Messung mittels des Fragebogens "Einstellung des Patienten" (EzP) erfaßt. Weil die beiden von uns mittels einer Clusteranalyse gebildeten Subskalen dieses Tests (positive vs. negative Einstellung des Angehörigen zum Patienten) miteinander korrelierten, wurden sie beide als abhängige Variablen in das Modell einer multivariaten Varianzanalyse aufgenommen. Unabhängige Faktoren des gerechneten Modelles waren "Geschlecht" (des Patienten) und "Zusatzbehandlungsbedingung" (Angehörigeneinbezug vs. Selbsthilfeorientierung) als "Between-Subjects-Factors" sowie eine 4fache Meßwiederholung (Aufnahme, Ende der ambulanten Therapie, 6-Monats-Katamnese und 18-Monats-Katamnese) als "Within-Subjects-Factor".

Die unterschiedliche Behandlung mit oder ohne Einbeziehung des Angehörigen zeitigte bei diesen keinen nachweisbaren Effekt auf die Einstellung zum Partner (approx. $F = 0{,}18$; $df = 2{,}31$; n.s.). Das Geschlecht des Patienten verursachte in der Gesamtbetrachtung des Modelles ebenfalls keinen direkten Effekt in der Beurteilung durch den Angehörigen (approx. $F = 0{,}44$; $df = 2{,}31$; n.s.). Auch wirkten die Therapiegruppen A oder B nicht unterschiedlich auf die Angehörigen je nach Geschlecht des Partners (Wechselwirkung Behandlung x Geschlecht nicht signifikant). Dagegen veränderten sich die Einstellungen zum Partner bedeutsam im Verlauf der 4 Messungen (approx. F = 711,5; p < 0,001); und zwar verbesserten sich die Einstellungen zugunsten des Patienten. Dabei zeigte sich, daß tendenziell Männer von der Verbesserung des Klimas gegenüber ihren Angehörigen mehr profitieren als Frauen (Wechselwirkung Geschlecht x Zeit; approx. F = 2,29; df = 6,27; p = 0,064). Univariate F-Testung dieses Effektes wies vor allem auf die Skala "negative Einstellung" und auf die Einstellungsänderungen zur 18-Monats-Katamnese als wichtige Determinanten dieses Wechselwirkungseffektes. Weitere Effekte erreichen keine Bedeutung. Abbildung 19 veranschaulicht die Situation für die Werte der Skala "negative Einstellung".

Während der Unterschied zwischen den Behandlungsmaßnahmen A und B den gesamten zeitlichen Verlauf über ohne wesentliche Bedeutung blieb, kristallisierte sich bei der 18-Monats-Katamnese ein deutlicher geschlechtsabhängiger Unterschied in der Beurteilung der Patienten heraus. Während Männer nach der Teilnahme an der Therapie stabil eine Minderung der Kritik durch ihre Angehörigen erlebten, gewärtigten Frauen mit zunehmendem Abstand von der Therapie wieder Kritik seitens ihrer Angehörigen etwa im gleichen Ausmaß wie vor der Therapie. Die Verbesserung des Familienklimas (bezogen auf die Einstellungsmessung) blieb für sie nur vorübergehend.

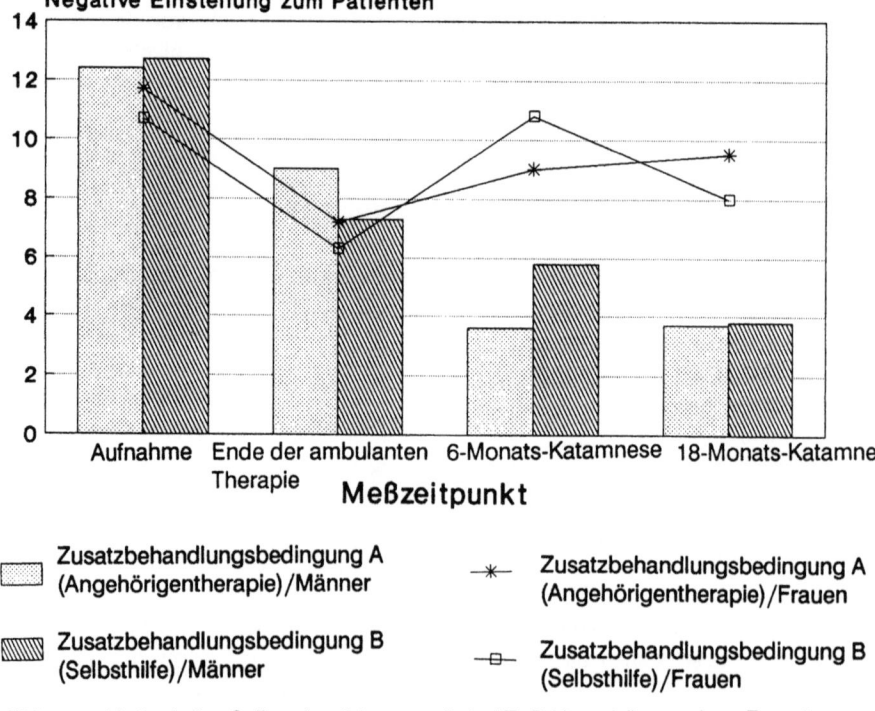

Abb. 19. Verlauf der Selbsteinschätzungsskala "EzP-Negativ" aus dem Fragebogen zur "Einstellung zum Patienten" (EzP)

4.3.2 Das Ausmaß der über den Patienten geäußerten negativen Gefühle ("Expressed Emotion") des Angehörigen im Camberwell Family Interview (CFI) und Zusammenhänge mit dem gesamten Familienklima

Bei Angehörigen von 71 unserer Patienten wurde das "Camberwell Family Interview" (CFI) nach dem Konzept von Vaughn u. Leff (1976) durchgeführt und damit das Ausmaß der (negativen) "Expressed Emotions" des Angehörigen als Indikator des Familienklimas erfaßt, auf Tonband aufgezeichnet und von einem unabhängigen und dem Untersuchungsplan gegenüber "blinden" Diplompsychologen eingeschätzt. Im Zusammenhang mit der Skalierung der Ergebnisse des "Camberwell Family Interviews" wurden bereits im Methodenteil dieses Buches unter Validitätsgesichtspunkten Aspekte des Zusammenhangs von "Expressed Emotion" mit anderen Maßen der Partnerschaft und des Familienklimas diskutiert. Im folgenden wird erörtert, inwieweit "Expressed Emotion" als Operationalisierung des gesamten Familienklimas Gültigkeit beanspruchen kann und welche Zusammenhänge dieses Familienklimas sich mit persönlichen Merkmalen des Patienten sowie seines Angehörigen innerhalb unserer Behandlungsstichprobe feststellen lassen.

"Expressed Emotion" beim Angehörigen eines Patienten kann aus zwei unterschiedlichen Blickwinkeln betrachtet werden: 1. "Expressed Emotion" kann als eine emotionale Reaktion des Angehörigen auf Verhaltensweisen und Charakteristika des Patienten gesehen werden, 2. kann "Expressed Emotion" ein mehr oder weniger stabiles Charakteristikum des Angehörigen darstellen, welches sich zumindest teilweise unabhängig von Merkmalen und Verhaltensweisen des Patienten als Bedingungsfaktor auf das Familienklima auswirkt. Ergebnisse zum Familienklima sind im folgenden für jede dieser beiden Betrachtungsweisen getrennt dargestellt und diskutiert.

4.3.2.1 Patientenmerkmale als Bedingungsfaktoren für den Ausdruck negativer Emotionen "Expressed Emotion" durch den Angehörigen

Von den 71 untersuchten Hauptbezugspersonen von 71 Patienten wiesen 31 einen weiblichen und 40 einen männlichen Alkoholiker auf. Auf der Skala "CFI-Negativ" erreichten die Angehörigen von Patientinnen durchschnittlich 10,8 Punkte, während die Angehörigen von männlichen Patienten durchschnittlich nur 8,5 Punkte durchschnittlich aufwiesen. Dieser Unterschied war varianzanalytisch bedeutungsvoll ($F = 3,95$; $df = 1,69$; $p < 0,05$). Das Ergebnis stimmt mit dem oben geschilderten Verlauf der Werte im Einstellungsfragebogen zum Patienten (EzP), in dem ebenfalls für weibliche Patienten erhöhte Werte der Kritik seitens ihrer Angehörigen festgestellt wurden, überein. Während in der Selbstauskunft der Bezugsperson (EzP) dieses härtere Urteil gegenüber weiblichen Alkoholikern erst zu den Katamnesen nachweisbar wurde, konnten die entsprechenden Unterschiede in der unabhängigen Verhaltensbeurteilung durch einen Experten im CFI bereits bei der Aufnahme der Patienten in die Therapie nachgewiesen werden. In diesem Zusammenhang sei darauf hingewiesen, daß sich die geringere Toleranz von Alkoholproblemen gegenüber weiblichen Patienten unserer Stichprobe *nicht* in einer unterschiedlichen Abstinenzrate im Verlauf niederschlug.

Diese war für Alkoholikerinnen weder besser noch schlechter als für männliche Patienten.

Es wurde versucht, die "CFI-Negativ"-Werte der jeweiligen Hauptbezugsperson durch objektive Merkmale des Patienten mittels einer multiplen Regressionsgleichung vorherzusagen. Aufnahme in das mathematische Modell fanden dabei folgende Merkmale:
- Anzahl der vor der Therapie erfahrenen negativen Konsequenzen des Trinkens
- Anzahl der vorbehandelnden Institutionen
- Anzahl der bei Aufnahme vorliegenden Symptome
- durchschnittliche konsumierte Alkoholmenge pro Tag vor Behandlungsbeginn
- Dauer von Alkoholabhängigkeit und -mißbrauch in Jahren
- Selbstunsicherheit des Patienten im Unsicherheitsfragebogen (U-Fb)
- Persönlichkeitsmerkmale des Patienten (FPI - Skalen)
- Therapiemotivation (MOTT-Skalen) des Patienten bei Behandlungsbeginn

Eine simultane Aufnahme aller dieser Prädiktoren in das Gleichungsmodell ergab keine statistisch bedeutsame Vorhersage des "CFI-Negativ"-Wertes des Angehörigen ($F = 1,19$; $df = 19,50$; $p > 0,30$). Bei einer schrittweisen Berechnung der Regressionsgleichung unter sukzessivem Einschluß der Prädiktorvariablen erreichte lediglich die Skala "Aggressivität" des FPI Bedeutung als möglicher Bedingungsfaktor für das beim Angehörigen vorliegende Ausmaß an negativer Haltung gegenüber dem Patienten. Der Zusammenhang war mit $r = 0,26$ allerdings nicht besonders eng. Alle anderen Merkmale des Patienten blieben statistisch gesehen ohne Bedeutung bezüglich des Ausdrucks negativer Emotionen ("Expressed Emotion") beim Angehörigen. Insbesondere konnte kein Zusammenhang der Psychopathologie des Patienten, gemessen mit der SCL-90, mit dem "CFI-Negativ"-Wert des Angehörigen festgestellt werden. Die Werte der Patienten in der SCL-90-Skala "Aggressivität und Feindseligkeit" zeigten eine Nullkorrelation mit der Skala "CFI-Negativ" ($r = 0,05$).

4.3.2.2 Angehörigenmerkmale als Bedingungsfaktoren für den Ausdruck negativer Emotionen "Expressed Emotion" des Angehörigen hinsichtlich des Patienten

In einem methodisch analogen Vorgehen wurde für die Skala "CFI-Negativ" eine Regressionsgleichung mit Prädiktoren gerechnet, die Merkmale des Angehörigen abbildeten. Dabei fanden folgende Skalen Aufnahme in das Modell:
- Ausmaß der vom Angehörigen in der Beschwerdenliste (BL) geäußerten Beschwerden
- positive und negative Einstellung des Angehörigen zum Patienten (EzP)
- Sicht der Partnerschaft durch den Angehörigen im PFB
- Ausmaß der Psychopathologie beim Angehörigen (9 Skalen des SCL 90-R)

Bei schrittweiser Aufnahme der Prädiktoren in die Regressionsgleichung ergab sich folgendes Modell: die Skala "Aggressivität und Feindseligkeit" der SCL-90 (partielle Korrelation = 0,43; $t = 3,84$; $p < 0,001$), die Skala "Negative Einstellung zum Patienten" des EzP (partielle Korrelation = 0,34; $t = 3,03$; $p < 0,01$) und die Skala "Kommunikation" des Partnerschaftsfragebogens (partielle Korrelation = 0,28; t = 2,45; p < 0,05) ergaben ein multiples R von 0,62 für die Werte in der Skala "CFI-Negativ". Diese 3 Prädiktoren erlaubten (Adjusted R-Square) eine Vorhersage von 35% der Varianz der beim Angehörigen über die Skala "CFI-Negativ" erfaßten negativen Haltung gegenüber dem Patienten.

Andere Kennzeichen des Angehörigen wie "psychiatrische Gestörtheit" oder "Demoralisation" (operationalisiert über den BL-Score; vgl. Rehm et al. 1988) blieben ohne Bedeutung.

4.3.2.3 Einbettung von "Expressed Emotion" in das Familienklima

Der Ausprägungsgrad negativer "Expressed Emotion" bei den Angehörigen der Patienten unserer Stichprobe schien wenig mit konkreten gegenwärtigen Verhaltensweisen des Patienten, mit Persönlichkeitsmerkmalen des Patienten, noch mit der Therapiemotivation des Patienten zusammenzuhängen. Einige Merkmale des Angehörigen selbst hingen in unserer Analyse enger mit der Kriteriumsvariable (negative) "Expressed Emotion" bei dem Angehörigen zusammen. Wir versuchten, die Auswirkungen dieser Emotionen gegenüber dem Patienten auf den Verlauf der Partnerschaft zu analysieren, soweit ein Partner vorhanden war. Korrelationsstatistische Analysen der Skala "CFI-Negativ" mit den Partnerschaftswerten, wie sie Patient *und* Angehöriger jeweils zu den verschiedenen Meßzeitpunkten angegeben haben, wurden berechnet. Nachfolgende Tabelle 43 informiert über die Ergebnisse.

Während das vom Angehörigen selbst in der Partnerschaft empfundene "Streitverhalten" zum Beginn der Therapie in statistisch bedeutsamem Zusammenhang zu seinem geäußerten negativen Verhalten stand, erreichten alle anderen Partnerschafts-Einschätzungen des Angehörigen (auch "Streitverhalten" zu allen späteren Zeitpunkten) keinen signifikanten Zusammenhang mit dem Ausmaß an (negativer) "Expressed Emotion" beim Angehörigen.

Die Wirkungen von erhöhten (negativen) "Expressed Emotions" in der Partnerschaft waren auch deutlich an den Einschätzungen erkennbar, die der von diesem Verhalten betroffene Patient auf dem Partnerschaftsfragebogen mitteilte. Sowohl bei der stationären Aufnahme als auch bei Ende der ambulanten Nachbetreuung und bei der 6-Monats-Katamnese ergaben sich bedeutsame Korrelationen der Partnerschaftseinschätzung des Patienten mit den Werten der Skala "CFI-Negativ" bei seinem Angehörigen. Daß gleiche Korrelationen bei der 18-Monats-Katamnese nicht mehr nachweisbar sind, dürfte wohl ein Selektionseffekt sein, da die untersuchte Stichprobe mit Partner auf n = 33 schwand. Somit empfand der Patient eine Auswirkung der Verhaltensweisen seines Partners im Sinne einer Klimaverschlechterung je nach Ausmaß der negativen Gefühlsäußerungen. Die Patienten nahmen diese Klimaverschlechterung längerfristig wahr.

Demgegenüber empfanden die Angehörigen die Auswirkungen ihres Verhaltens als nicht entscheidend für ihre Partnerschaftsbeziehung, schon gar nicht über einen längeren Zeitraum hin als das Klima beeinflussend. Für die Angehörigen entstand der Eindruck, ihre eigene Einstellung und ihr Verhalten dem Patienten gegenüber hinge vor allem von dessen (Trink-) Verhalten ab. Diese These ließ sich über folgende Analysen empirisch unterstützen.

Tab. 43: Zusammenhänge zwischen der Skala des "Camberwell Family Interviews" "CFI-Negativ" mit anderen im Partnerschaftsfragebogen (PFB) erfaßten Bereichen der Partnerschaft

Meßzeitpunkt	Skala des Partnerschafts-fragebogens (PFB)	Korrelation "CFI-Negativ" mit PFB-Wert beim Angehörigen	Patienten
		n = 53	n = 59
Aufnahme	Streitverhalten	0,37 **	0,48 ***
	Zärtlichkeit	--	-0,22 *
	Kommunikation	--	-0,24 *
	Gesamt-Score	--	-0,37 **
		n = 40	n = 49
ambulante Entlassung	Streitverhalten	--	0,32 *
	Zärtlichkeit	--	-0,25 *
	Kommunikation	--	--
	Gesamt-Score	--	-0,28 *
		n = 37	n = 39
6-Monats-Katamnese	Streitverhalten	--	0,28 *
	Zärtlichkeit	--	-0,37 **
	Kommunikation	--	-0,33 *
	Gesamt-Score	--	-0,39 **
		n = 30	n = 33
18-Monats-Katamnese	Streitverhalten	--	--
	Zärtlichkeit	--	--
	Kommunikation	--	--
	Gesamt-Score	--	--

-- n.s.; * $p < 0,05$; ** $p < 0,01$; *** $p < 0,001$

Bei der Aufnahme bestand zwischen der Skala des Fragebogens "Einstellung zum Patienten" durch den Angehörigen "EzP-Negativ" und der Fremdbeurteilung des Verhaltens des Angehörigen in der Skala "CFI-Negativ" eine Korrelation von r = 0,35 (p < 0,01). Für die zu späteren Zeitpunkten von den Angehörigen in Selbstauskunft geäußerten Einstellungen zum Patienten ("EzP-Negativ" zum Zeitpunkt der Beendigung der ambulanten Therapie, zur 6- und zur 18-Monats-Katamnese) bestanden *keine* statistisch bedeutsamen Korrelationen mehr zu der Experteneinschätzung des Angehörigen auf der Skala "CFI-Negativ" bei der Aufnahme. Vielmehr bestand für den Angehörigen eine bei beiden Katamnesen statistisch signifikante Abhängigkeit seiner Einstellung zum Patienten ("EzP-Negativ") von dessen Trinkverhalten (6-Monats-Katamnese: $F = 11,7$; $df = 1,63$; $p = 0,001$; 18-Monats-Katamnese: U-Test; $Z = -3,41$; $p < 0,001$). Der Verlauf der Partnerschaft erschien den Angehörigen dementsprechend eher eine Funktion des Trinkverhaltens des Patienten zu sein, denn ein Resultat des Ausdrucks ihrer eigenen Emotionen. Dementsprechend bestand bei den Angehörigen auch keine einzige bedeutsame Korrelation zwischen ihrem expertenbeurteilten "CFI-Negativ"-Wert und späteren Angaben zur Partnerschaft auf dem Partnerschaftsfragebogen (PFB).

Die in einem früheren Abschnitt dieses Buches beschriebene Angleichung der Einschätzung des Familienklimas zwischen Angehörigem und Patient zu den Katamnesen beinhaltet vermutlich eine Einigung dahingehend, daß nunmehr beide Partner das Klima als schlecht einschätzten. Die Attributionen dazu, *warum* sich das Klima verschlechterte, waren beim Angehörigen anders als beim Patienten. Der Patient empfand deutliche Zusammenhänge zu dem früheren (und eventuell auch bestehenden) emotionalen Verhalten seines Angehörigen, während der Angehörige diesen Zusammenhang mit dem Klima in der Partnerschaft nicht herzustellen vermochte und das Trinkverhalten des Patienten verantwortlich machte. Gegenseitige Schuldzuweisungen scheinen die Interaktionen bei Paaren mit einem Alkoholiker in beträchtlichem Ausmaß zu steuern; sie sind aber nicht spezifisch für Paare mit einem Alkoholiker.

4.4 Folgerungen zum sozialen Umfeld

Hinsichtlich Trinkverhalten und Abstinenz über einen 6- und 18-Monats-Zeitraum nach Therapieende fand sich in unserer Untersuchung kein Unterschied der Effekte der Zusatzbehandlungsbedingung A (Einbeziehung Angehöriger) und der Zusatzbehandlungsbedingung B (Förderung der Selbsthilfe). Bei der Interpretation dieses Ergebnisses ist ein möglicher Beta-Fehler zu diskutieren. Obgleich mit $n = 100$ die Gesamtzahl der von uns untersuchten Patienten für eine Therapieevaluationsstudie beträchtlich war, hätte die zu untersuchende Gruppenstärke mehr als doppelt so groß sein müssen, um eine angemessene statistische "Power" (1 - Beta) für die beiden Katamneseschwerpunkte erreichen zu können. Aus den Ergebnissen kann jedoch geschlossen werden, daß ein möglicher kurzzeitiger oder langzeitiger Effekt der Einbeziehung Angehöriger zumindest nicht so stark war, daß er bei der untersuchten Patientenzahl und bei der verwendeten Vergleichsgruppe (Förderung der Selbsthilfe) deutlich hätte aufgezeigt werden können.

Die Ergebnisse unserer Untersuchung bezüglich des zusätzlichen Effektes der Einbeziehung Angehöriger in die Therapie fällt auch nicht aus dem Rahmen der bis dato zu dieser Thematik - besonders in neuerer Zeit - von anderen veröffentlichten Ergebnisse von Therapieevaluationsstudien. Während der "Comprehensive Community Reinforcement Approach" von Azrin (1976) und Azrin et al. (1982) eine deutliche Überlegenheit eines breiteren, Arbeitsplatz, Familie, soziale Situation und Freizeit einbeziehenden Ansatzes gegenüber Kontrollgruppen aufwies, waren die Ergebnisse paartherapeutischer Interventionen von McCrady et al. (1982, 1986) keineswegs klar zugunsten einer Paartherapie ausgefallen. McCrady diskutierte eine mögliche Heterogenität der untersuchten Stichprobe als einen möglichen Grund für dieses negative Ergebnis ihrer Therapieevaluationsstudie. Auch in der Untersuchung von Monti et al. (1990) fand sich für ein Training kommunikativer Fertigkeiten auf verhaltenstherapeutischer Basis mit Einbeziehung von Familienangehörigen kein Unterschied hinsichtlich Abstinenz oder Latenzzeit bis zum Rückfall im Vergleich zu einer Gruppe, die nur ein Training kommunikativer Fertigkeiten in Gruppen erhielt, sowie auch im Vergleich zu einer weiteren kognitiv-verhaltenstherapeutisch behandelten Gruppe. Die Ergebnisse von O'Farrell et al. (1985 a, b) zeigten zwar kurzfristig einige signifikant positive Auswirkungen verhaltenstherapeutischer Paartherapie im Vergleich zu interaktioneller Paartherapie und einer Kontrollgruppe mit ambulanter Basistherapie. Bei der 18-Monats-Katamnese war allerdings kein Unterschied bezüglich des Trinkverhaltens zwischen der verhaltenstherapeutisch und der interaktionellen Paartherapie mehr festzustellen. Eine hohe Ausfallquote (44%) beim Einverständnis zur Teilnahme an der Studie zu Beginn schränkt die Interpretation dieser Ergebnisse von O'Farrell et al. durch Selektionsfaktoren ein.

In unserer Studie fanden sich allerdings einige interessante differentielle Effekte zwischen der Zusatzbehandlungsbedingung A und B. Im Verlauf der stationären und ambulanten Therapiephase war die Abstinenzrate bei Patienten der Behandlungsbedingung A (Einbeziehung der Angehörigen) im Trend etwas höher als bei Patienten der Behandlungsbedingung B (Förderung der Selbsthilfe); dieser Trend verflüchtigte sich allerdings im weiteren Verlauf über 18 Monate. Im 6-Monats-Zeitraum nach Entlassung suchten Patienten der Zusatzbehandlungsbedingung A (Einbeziehung der Angehörigen) signifikant häufiger ambulante Hilfe als Patienten der Zusatzbehandlungsbedingung B. Im gesamten 18-Monats-Katamnesezeitraum mußten Patienten der Zusatzbehandlungsbedingung B (Förderung der Selbsthilfe) signifikant häufiger (3,7 vs. 0,1 Wochen) einer stationären Suchtbehandlungsmaßnahme zugeführt werden als Patienten der Zusatzbehandlungsbedingung A (Einbeziehung Angehöriger). Sehr wichtig ist unser Befund einer deutlichen Verschlechterung der partnerschaftlichen Situation im Verlauf der Therapie sowohl bei der angehörigenzentrierten (A) als auch bei der selbsthilfeorientierten (B) Zusatzbehandlungsbedingung. Im Rahmen der Therapie wurde von den alkoholabhängigen Patienten eine zunehmende Verantwortungsübernahme gefordert und sie lernten, Konflikten nicht aus dem Wege zu gehen, sondern sie wahrzunehmen, Lösungen zu suchen und diese umzusetzen. Wahrnehmung und Ausdruck von Emotionen wurde gefördert und die sozialen Fertigkeiten für diffizilere soziale Situationen wurden in verhaltenstherapeutischen Übungen bearbeitet. Die beobachtete, vorübergehende Verschlechterung in der partnerschaftlichen Situation im Verlauf der Therapie ist als Folge der therapeutischen Interventionen beim Patienten zu sehen. Aus unseren Ergebnissen ist nicht ableitbar, welche Teilkomponente der Therapie zur vorübergehenden Verschlechterung des partnerschaftlichen Klimas im Verlauf der Therapie besonders beigetragen hat. Plausibel wäre hier ein Einfluß des Trainings sozialer Fertigkeiten. Eine künftig intensivere Vorbereitung von Patient und Angehörigem auf diese Auswirkungen einer Therapie könnte die familiäre Reintegration des Patienten verbessern und unnötige Reibungen vermindern helfen.

Bemerkenswert sind auch die Ergebnisse unserer Untersuchung zur Prädiktion des Verlaufs auf der Basis des Camberwell Family Interviews. Während bei den üblichen univariaten Auswirkungen keine Prädiktoren auf der Basis einzelner Dimensionen des Camberwell Family Interviews (Haltung des Angehörigen zum Patienten) herausgearbeitet werden konnten, zeigten Ergebnisse eines Cox-Regressionsmodelles, daß die Anzahl der "Critical Comments" des Angehörigen im Camberwell Familiy Interview bei Aufnahme einen signifikanten Prädiktor bezüglich der "Survival Time" bis zum Rückfall darstellt.

4.5 Prädiktoren der Verlaufsergebnisse auf der Basis von Merkmalen des familiären und sozialen Umfeldes

4.5.1 Ergebnisse univariater Auswertungen

In einem aufwendigen Meßverfahren wurde in unserer Studie versucht, den Interaktionsstil des Paares mit einem Alkoholiker reliabel zu erfassen und in seiner Auswirkung auf den Krankheitsverlauf abzuschätzen. Das "Camberwell Family Interview" (CFI) mit dem Angehörigen als bei Schizophrenie bewährtes Fremdbeurteilungsverfahren und die Selbstbeurteilungsskala des Angehörigen "Einstellung zum Patienten" (EzP) erfaßten ähnliche, aber nicht identische Dimensionen der Einstellungen und konkreten Verhaltensweisen der Angehörigen zum jeweiligen Patienten (siehe Methodenkapitel). Die Merkmale "Positive bzw. negative Haltung gegenüber dem Patienten" des CFI stellen entscheidende Dimensionen des Verhaltens der Angehörigen in Reaktion auf die Alkoholismussymptomatik der Patienten dar.

Die Abschätzung eines Rückfalles in psychotische Erkrankungen mit Hilfe des CFI war bislang für schizophrene (vgl. Brown et al. 1972; Vaughn u. Leff 1976) und depressive (vgl. Vaughn u. Leff 1976; Hooley 1986) Erkrankungen nachgewiesen worden. Im Rahmen unserer Studie wurde das CFI erstmalig auf seine Nützlichkeit als Prädiktor für den Verlauf bei Alkoholismus überprüft. Es zeigte sich, daß verbal oder nonverbal geäußerte negative Einstellungen zum Patienten durch den Angehörigen, erfaßt im EzP-Fragebogen, sowie das Ausmaß an positiven Haltungen in den ersten Analysen zum CFI ohne wesentliche Bedeutung für den Verlauf der Erkrankung blieb. Für die Skala "CFI-Negativ" ergab sich bezüglich der bei der 6-Monats-Katamnese abstinenten bzw. nichtabstinenten Patienten eine (statistisch nichtsignifikante) Mittelwertsdifferenz in der Beurteilung ihrer Angehörigen von 9,37 zu 9,63 ($F = 0,05$; $df = 1,69$; $p > 0,80$). Für die 18-Monats-Katamnese lagen die Werte bei 10,0 für die später abstinenten und 9,3 für die später nicht-abstinenten Patienten ($F = 0,37$; $p > 0,50$). Die Zahlen für die CFI-Skala "CFI-Positiv" lagen ähnlich und werden hier wegen der begrenzten Zuverlässigkeit dieser Skala nicht weiter dokumentiert.

Obwohl durch die vorab geleistete Skalierung des CFI (siehe Methodenteil dieses Buches) ein Verfahren gewählt worden war, das für die Prädiktion des späteren Therapieerfolges eine hohe Sensibilität beanspruchen kann, soll aus Gründen der Vergleichbarkeit auch das bisher in der Literatur über "Expressed Emotion" gewählte Vorgehen (für eine Übersicht siehe Olbrich, 1983) für eine Verlaufsprädiktion dargestellt werden. Durchschnittlich fanden sich bei den Angehörigen der Alkoholiker unserer Studie $4,23 \pm 3,9$ (SD) "Critical Comments" im Camberwell Family Interview mit der Hauptbezugsperson.

Vaughn u. Leff (1976) wählten eine Dichotomisierung ihrer Patienten in "High Expressed Emotion"-Patienten (High EE) und "Low Expressed Emotion"-Patienten anhand der vom Angehörigen im Interview geäußerten "Critical Comments". Sie legten die Schwelle für ein hohes Ausmaß an negativen Emotionen gegenüber dem Patienten (High EE) bei zwei oder mehr "Critical Comments" bei depressiven Patienten. Nach dieser Unterteilung würden 85,9% (n = 61) unserer untersuchten Angehörigen von Alkoholismuspatienten unter "High EE" einzuordnen sein. Nur 14,1% (n = 10) fielen unter "Low EE". Wegen der ungleichen Randhäufigkeiten und der damit einhergehenden Abnahme der "statistischen Power" eines Chi-Quadrat-Tests ist für diesen Index keine Vorhersagekraft für einen späteren Rückfall zu erwarten. Dementsprechend war das Chi-Quadrat für die 6-Monats-Katamnese = 0,71; $p > 0,39$ (Kreuztabellierung mit dem Abstinenzverhalten) und das Chi-Quadrat für die 18-Monats-Katamnese = 0,25; $p > 0,59$ (Yates-korrigiert).

Wird die Dichotomisierungsschwelle (wie bei Vaughn u. Leff, 1976, für schizophrene Patienten beschrieben) bei der Anzahl von 7 oder mehr "Critical Comments" während des Interviews beim Angehörigen gelegt, so ergeben sich bei den Angehörigen unserer Alkoholismuspatienten ungleiche Verteilungen. Danach wären 81,7% (n = 58) unserer Patienten in die Gruppe "Low EE" und 18,3% (n = 13) in die Gruppe "High EE" einzuordnen.

Da der (für dichotome Variablen geeignete) Chi-Quadrat-Test seine größte Sensibilität der Effektsicherung bei in etwa gleichen Marginalen erreicht, wurde für unsere Patienten auch eine Aufteilung der beiden Gruppen analog zum Vorgehen bei Brown et al. (1972) vorgenommen. Dabei wurde nicht nur die Zahl der "Critical Comments" als Schwelle (sie liegt in diesem Falle bei 7 oder mehr "Critical Comments") berücksichtigt, sondern auch noch das Ausmaß an "Emotional Overinvolvement" sowie an "Feindseligkeit" ("Hostility") des Angehörigen in Bezug auf den Patienten. Dabei haben wir uns für unsere Patienten für eine Schwelle dieser beiden Zusatzbedingungen entschieden, die jeweils das obere Drittel der Angehörigen erfaßt: "Hostility" > 0 und "Emotional Overinvolvement" $\geq$ 3. Zu den 13 Angehörigen, die über die Anzahl der "Critical Comments" als "High EE" gewertet werden, kamen über diese beiden Zusatzbedingungen noch weitere 17 Angehörige in die Gruppe "High EE", so daß für diesen "Overall-Index" 42,3% der Angehörigen (n = 30) als "High EE" und 57,7% als "Low EE" klassifiziert wurden. Eine Kreuztabellierung dieser Variablen mit dem Trinkstatus bei der 6- und bei der 18-Monats-Katamnese ergab allerdings keinen statistisch bedeutsamen Zusammenhang (Chi-Quadrat für 6-Monats-Katamnese = 0,42; $p > 0,50$; Chi-Quadrat für 18-Monats-Katamnese = 1,37; $p > 0,20$).

Hooley et al. (1986) haben als erste die Anzahl der innerhalb der ersten Stunde des CFI geäußerten "Critical Comments" als intervallskalierte Variable als abhängige Variable einer t-Testung verwendet und die Mittelwerte der Gruppen der später rückfälligen mit den nicht-rückfälligen Patienten verglichen. Bei rückfälligen depressiven Patienten äußerten deren Angehörige beim Aufnahmegespräch signifikant mehr "Critical Comments" im Camberwell Family Interview als die Angehörigen der nicht-rückfälligen Patienten. Ein gleiches Vorgehen, unter ausschließlicher Verwendung der Anzahl geäußerter "Critical Comments" als kontinuierlicher abhängiger Variable, verbietet sich in unserer Studie, weil die Varianzen beider Gruppen inhomogen sind (Bartlett-Test F = 10,2; $p = 0,001$; Gruppierung nach Abstinenz zur 6-Monats-Katamnese). Der deshalb durchgeführte U-Test erbrachte ein Z von -1,53 und vermochte keine Unterschiede zu sichern. Auch zur 18-Monats-Katamnese erbrachte dasselbe Vorgehen keine prognostische Bedeutung der Anzahl geäußerter "Critical Comments" für den Rückfall des Patienten.

Das Ergebnis dieser Auswertungen zum CFI, daß "Expressed Emotion" nichts Wesentliches zur Vorhersage des späteren Trinkstatus bei den Katamnesen beitrug, deckt sich mit Ergebnissen über die Prädiktion der Selbsteinschätzung der Angehörigen im Einstellungsfragebogen (EzP). Die Mittelwerte auf den Skalen "Positive Einstellung im EzP" und "Negative Einstellung im EzP" unterschieden nicht zwischen den später Abstinenten und Nichtabstinenten. Die Ergebnisse im einzelnen waren wie folgt:

Tab. 44. Zusammenhänge zwischen der Einstellung des Angehörigen zum Patienten im Fragebogen "Einstellung zum Patienten" (EzP) mit der Abstinenz des Patienten im weiteren Verlauf

Skala bei stationärer Aufnahme	Gruppe	Mittelwert (SD)	F-Wert	Sign. F
EzP Subskala "Positive Einstellung"	6-Mo.-Kat. abstinent	18,41 (4,9)	2,60	> 0,10
	6-Mo.-Kat. nicht abstinent	16,46 (5,9)		
EzP Subskala "Negative Einstellung"	6-Mo.-Kat. abstinent	11,16 (7,4)	1,93	> 0,10
	6-Mo.-Kat. nicht abstinent	13,54 (8,1)		
EzP Subskala "Positive Einstellung"	18-Mo.-Kat. abstinent	17,85 (5,1)	0,33	> 0,50
	18-Mo.-Kat. nicht abstinent	17,09 (5,8)		
EzP Subskala "Negative Einstellung"	18-Mo.-Kat. abstinent	11,69 (7,3)	0,38	> 0,50
	18-Mo.-Kat. nicht abstinent	12,84 (8,1)		

Bei diesen Ergebnissen dürfte es sich eher nicht um eine Folge einer inadäquaten Erfassung relevanter Bereiche bei der Partnerschaft handeln. Dies wird deutlich beim Vergleich mit der varianzanalytischen Überprüfung der Aufnahmedaten aus dem Partnerschaftsfragebogen (PFB). Weder die Gesamtskalenwerte der Patienten noch ihrer Partner unterschieden sich bei einer Gruppierung nach dem Trinkverhalten des Patienten weder zur 6-Monats-Katamnese noch zur 18-Monats-Katamnese. Der Partnerschaftsfragebogen ermöglichte keine nennenswerte Prognose des späteren Trinkverhaltens des Patienten.

Auch andere Merkmale des Angehörigen trugen für sich alleine nichts Wesentliches zur Vorhersage des Therapieerfolges eines Patienten bei. Bei 18 einfachen Varianzanalysen der 9 Symptomskalen der Symptom-Check-List SCL 90-R fanden sich keine Hinweise auf Unterschiede in der Zahl der vom Angehörigen geäußerten psychiatrischen Symptome, je nachdem ob der alkoholische Partner später rückfällig wurde oder abstinent blieb. Allein durch Zufallsfehler wäre bei einem solchen methodischen Vorgehen ein "signifikantes" Ergebnis nicht unwahrscheinlich gewesen.

4.5.2 Ergebnisse eines Cox-Regressionsmodelles

Abweichend von den oben dargestellten Auswertungen zur Verlaufsprädiktion verwandten wir im Rahmen eines Cox-Regressionsmodelles eine andere Zielvariable: die "Survival Time" bis zum Rückfall (in Wochen). Nachdem ein Teil der Patienten bis zum Ende des Beobachtungszeitraumes durchgehend abstinent war, stellen bei Verwendung des Cox-Modelles die "Failure Times" dieser Patienten zensierte Daten dar. Aus diesem Grund war die Verwendung der üblichen Regressionsverfahren hier nicht angebracht und wir verwendeten deshalb in der weiteren Analyse der Verlaufsdaten die semi-parametrische Cox-Regression im Sinne eines proportionalen "Hazard"-Modells (vgl. Kalbfleisch u. Prentice 1980). Die "Hazard Function" beschreibt das "Risiko", daß ein Patient zu einem gegebenen Zeitpunkt rückfällig wird, wenn er oder sie in der vorausgegangenen Zeit der Beobachtungsstrecke trocken (alkoholabstinent) war. Die "Survivor Function" (Risiko = exp (-Hazard Function (t)) wurde nicht-parametrisch auf der Basis der Kaplan-Meier Methode geschätzt. Mögliche Prädiktoren werden im Cox-Modell dahingehend analysiert, inwieweit sie diese Funktion modifizieren. Bei Verwendung dieses Cox-Regressionsmodells erwies sich die Anzahl der "Critical Comments" der Angehörigen im Camberwell Family Interview bei Aufnahme als signifikanter Prädiktor bezüglich der "Survival Time" bis zum Rückfall. Keine prädiktive Bedeutung kam bei Verwendung des Cox-Modells den folgenden Variablen zu: "Einstellung (des Angehörigen) zum Patienten" (EzP), erfaßt bei Aufnahme, Art der Zusatztherapiebedingung (A (Einbeziehung des Angehörigen) versus B (Förderung der Selbsthilfe)), Geschlecht und andere in Tabelle 7 aufgelistete Beurteilungsmodi des Camberwell Familiy Interviews.

Das sparsamste Cox-Modell zeigte eine log-likelihood von -109,7, eine Koeffizientenschätzung für den einzigen Prädiktor "Critical Comments" im Camberwell Family Interview von 0,095 und einen t-Wert von 2,29. Das relative Risiko (exp (Koeffizient)) für die Anzahl der "Critical Comments" betrug somit 1,096; dieses Ergebnis bedeutet, daß jeder zusätzliche "Critical Comment" der Hauptbezugsperson im Camberwell Family Interview das Rückfallrisiko für den betreffenden Patienten um nahezu 10% erhöht. Ein "signifikanter Prädiktor" im Cox-Modell besagt, daß ein gegebener Zeitverlauf für Rückfall beschleunigt oder gebremst wird (Abb. 20). Die Anzahl an "Critical Comments", die im CFI bei Aufnahme erfaßt wurden, beeinflußt also letztendlich nicht den Rückfall alkoholischer Patienten bei einer Querschnittsbetrachtung nach 18 Monaten. Patienten mit stark kritisierenden Angehörigen erreichen den Zustand der Rückfälligkeit lediglich etwas früher als Patienten mit wenig "nörgelnden" Angehörigen, ohne daß dies die Chancen für den erreichbaren "End"-Zustand (besser: zuletzt beob-

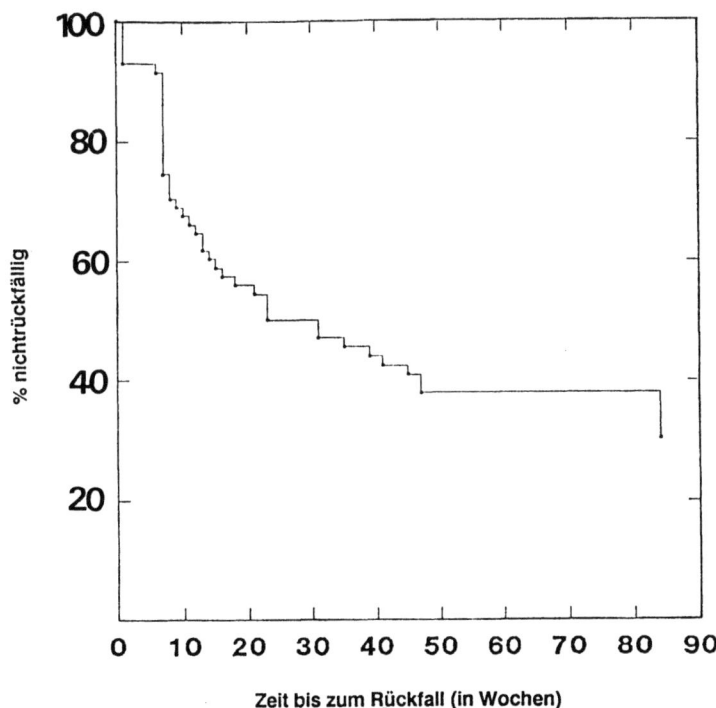

Abb. 20. Survivor Funktion des Prozentsatzes der abstinenten Patienten (Kaplan-Meier-Methode). Aufnahme = 0 Wochen; Entlassung aus stationärer Behandlung = 6 Wochen; Ende ambulanter Therapie = 12 Wochen. Datenbasis: n = 71 Patienten

achteten Zustand) entscheidend verändern würde. Diese Wirkung des CFI als Prädiktor für Alkoholrückfall ist also von anderer Qualität als bei der Prädiktion von psychotischen Rückfällen. Ihre inhaltliche Bedeutung ist sicherlich weniger hoch anzusiedeln.

4.5.3 Folgerungen zur Prädiktion des Verlaufs durch Faktoren des sozialen Umfeldes

Multivariate Analysen zeigten im mittelfristigen Verlauf (6. bis 18. Monat nach Entlassung) eine Verschlechterung der Partnerschaftsinteraktionen, wie sie im PFB erfaßt wurden. Dieser Effekt zeigte sich in allen Skalen des PFB für beide Zusatzbehandlungsbedingungen (A = Einbeziehung Angehöriger und B = Förderung der Selbsthilfe) außer für die PFB-Subskala "Kommunikation", bei der dieser Effekt für die Zusatztherapiebedingung A (Einbeziehung des Angehörigen) ausgeprägter war. Vermutlich testeten Patienten ihre neuerworbenen Kenntnisse und Erfahrungen hinsichtlich sozialer Fertigkeiten bei ihren nächsten Angehörigen; dies könnte zu vorübergehenden Reibungen und Problemen in der Interaktion geführt haben. Patienten der Zusatzbehandlungsbedingung A (Einbeziehung Angehöriger) zeigten in dem 6-Monats-

Zeitraum nach Entlassung aus stationärer Behandlung eine signifikant häufigere Inanspruchnahme des Hausarztes und von Suchtberatungsstellen und weniger stationäre Behandlungsmaßnahmen im Katamnese-Zeitraum.

Ein hohes Ausmaß an "Expressed Emotion" (High EE) hat sich als Prädiktor für einen schlechten Verlauf bei schizophrenen Patienten (Brown et al. 1972; Vaughn u. Leff 1976 a; Leff et al. 1990) und für depressive Patienten (Vaughn u. Leff 1976 b; Hooley et al. 1986) erwiesen. Keitner u. Miller (1990) faßten kürzlich die Literatur über Familieninteraktion und Depression zusammen und folgerten, daß "pathologische Familieninteraktionen, die sich während einer akuten depressiven Episode zeigten, nach Remission des Patienten weiter bestanden und daß der Verlauf der depressiven Erkrankung, Rückfallraten und suizidale Verhaltensweisen durch die Art der Familieninteraktionen beeinflußt werden" (S. 1.128). Sie berichteten auch über vermehrte Störungen der Familieninteraktionen ("Family Functioning") in Familien mit "Major Depression" im Vergleich zu Familien mit Alkoholabhängigkeit, Schizophrenie oder anderen psychischen Erkrankungen. Positive Veränderungen in "Family Functioning" während des Erkrankungsverlaufs standen im Zusammenhang mit einer schnelleren Besserung des Patienten mit "Major Depression". Vaughn u. Leff (1976 b) berichteten, daß depressive Patienten mit einem höheren Ausmaß an "Expressed Emotion" eine dreifach erhöhte Wahrscheinlichkeit hatten, innerhalb von 9 Monaten einen Rückfall zu zeigen, wenn sie mit depressiven Patienten, deren Angehörige ein niedriges Ausmaß an "Expressed Emotion" zeigten, verglichen wurden. Hooley et al. berichteten, daß 59% der von ihnen untersuchten depressiven Patienten mit einem Ehepartner, der das Merkmal "High EE" aufwies, im Verlauf von 9 Monaten Rückfälle zeigten, während das bei 0% der depressiven Patienten mit einem Partner, der ein niedriges Ausmaß an "Expressed Emotion" aufwies, der Fall war. Depressive Patienten zeigten Rückfälle bereits bei einer geringeren Ausprägung des Merkmals "High EE" als schizophrene Patienten. Hooley u. Teasdale (1989) fanden als wesentlichsten Prädiktor für Rückfall in Depression die Einschätzung des Patienten über nörgelnde Kritik des Partners. Das Camberwell Family Interview stellt ein relativ aufwendiges Verfahren zur Messung des Merkmals "High Expressed Emotion" dar und wurde bei Angehörigen von Alkoholikern erstmals in unserer Studie verwendet. Nach unseren Ergebnissen zeigten Berechnungen in Analogie zu jenen, wie sie in der Schizophrenieforschung bezüglich "High Expressed Emotion" durchgeführt wurden, keine bedeutsame Prädiktion hinsichtlich Rückfall bei den alkoholabhängigen Patienten auf der Basis der Skalen des Camberwell Family Interviews. Auf der Basis von Faktoren- und Clusteranalysen entwickelten wir in unserer Untersuchung eine spezielle CFI-Subskala ("Negative Haltung gegenüber dem Patienten"), welche bei univariaten Auswertungen und den üblichen Regressionsanalysen keine prädiktive Bedeutung hinsichtlich der Abstinenz 6 oder 18 Monate nach Beendigung der Therapie aufwies.

Entsprechende negative Ergebnisse erbrachten Auswertungen in Analogie zu jenen von Brown et al. (1972), bei denen sowohl ein Schwellenwert ≥ 7 "Critical Comments" oder Werte in der CFI-Skala "Feindseligkeit" (Skalenwert > 0) oder Skalenwerte ≥ 3 in der CFI-Skala "Emotional Overinvolvement" zusammengefaßt wurden. Auch der vom Angehörigen ausgefüllte Fragebogen "Einstellung zum Patienten" (EzP) und Ergebnisse des Partnerschaftsfragebogens (PFB) sowie die 9 Subskalen des SCL 90, ausgefüllt durch den Angehörigen für ihn oder sie selbst, zeigten keine prädiktive Bedeutung bezüglich Abstinenz des Patienten nach 6 oder 18 Monaten. Nachdem "Critical Comments", "Feindseligkeit" und "Emotional Overinvolvement" einen Einfluß am ehesten dann ausüben können, wenn ein direkter (face to face) Kontakt zwischen Patient und Angehörigem nach Therapieende in nennenswertem Ausmaß besteht, analysierten wir mögliche Einflüße des Merkmales "High Expressed Emotion" auf die Rückfallrate bei Alkoholikern, wobei wir Variablen, die als Indikatoren für erhöhten direkten (face to face) Kontakt angesehen werden können (verheiratet bzw. gemeinsam zusammenleben), erfaßten. Auch bei Kontrolle dieser Faktoren konnte kein Zusammenhang zwischen hoher Merkmalsausprägung für "Expressed Emotion" bei dem Angehörigen und Rückfall auf seiten des Patienten nachgewiesen werden (Fisher's exakter Test, p-Wert > 0,25).

Um andere mögliche Einflußfaktoren zu analysieren, korrelierten wir die Werte der CFI-Skala "Negative Haltung gegenüber dem Patienten" der Hauptbezugsperson mit Variablen, die berufliche Leistungsfähigkeit und soziale Integration erfaßten. Die CFI-Skala "Negative Haltung gegenüber dem Patienten" zeigte eine signifikante negative Korrelation mit der Anzahl der Arbeitsstellen, die der Patient im Katamnesezeitraum innehatte (Kendall's Tau B = -0,28; p = 0,0007); je negativer die Haltung des Angehörigen gegenüber dem Patienten bei Aufnahme war, desto mehr Arbeitsstellen hatte der Patient im 18-Monats-Verlaufszeitraum inne. Patienten, deren Angehörige hohe Werte in der CFI-Skala "Positive Haltung gegenüber dem Patienten" aufwiesen, hatten im 18-Monats-Katamnese-Zeitraum mehr Freunde (Kruskal Wallis-Test; Chi-Quadrat = 7,24; df = 1; p = 0,007). Bei der 18-Monats-Katamnese war es so, daß Patienten, deren Angehörige bei Beginn der Untersuchung höhere Werte in der CFI-Skala "Negative Haltung gegenüber dem Patienten" aufwiesen, den Partner oder einen nahen Freund und nicht Elternteil, Bruder oder Schwester als Vertrauten angaben (Kruskal Wallis-Test; Chi-Quadrat = 9,54; df = 4; p < 0,05). Patienten, deren Hauptbezugsperson bei Beginn der Untersuchung höhere Werte in der CFI-Skala "Negative Haltung gegenüber dem Patienten" aufwiesen, waren bei der 6-Monats-Katamnese häufiger getrennt lebend oder geschieden (Kruskal Wallis-Test; Chi-Quadrat = 8,99; df = 3; p = 0,029). Interessanterweise war ein hoher Wert des Angehörigen zu Beginn in der CFI-Skala "Positive Haltung gegenüber dem Patienten" damit assoziiert, daß der Patient weniger kleine Kinder (Alter unter 6 Jahren) hatte. Andere Variablen, die die soziale und berufliche Integration erfaßten (Arbeitszufriedenheit, Arbeitsplatzverlust, Herabstufung in der Arbeit, Kontakt mit Nachbarn, Expertenbeurteilung über Qualität sozialer Kontakte) zeigten keine Assoziationen mit den CFI-Skalen.

Bemerkenswerterweise zeigten Ergebnisse der Cox-Regressionsanalyse, daß eine hohe Anzahl von "Critical Comments" im Camberwell Family Interview zu Beginn der Untersuchung eine prädiktive Bedeutung bezüglich der zeitlichen Dauer der Abstinenz im weiteren Verlauf hatte. Andere Variablen zum sozialen Umfeld (Einstellung (der Hauptbezugsperson) zum Patienten, Art der zusätzlichen Therapie (A vs. B) und Geschlecht) zeigten auch in diesem Modell keine prädiktive Bedeutung bezüglich der Abstinenz im weiteren Verlauf. Das Ergebnis der Cox-Regressionsanalyse beinhaltet, daß das Ausmaß von "Critical Comments" der Hauptbezugsperson zu einer statistisch signifikanten Beschleunigung oder Bremsung des "natürlichen Verlaufs" bezüglich Rückfall führt. Damit fand sich in begrenztem Ausmaß eine Bestätigung der Hypothese, derzufolge Alkoholabhängige, deren Angehörige besonders hohe Werte auf der

Skala "Negative Haltung gegenüber dem Patienten" im Camberwell Family Interview aufwiesen, eine schlechtere Prognose aufweisen.

Hazelrigg et al. (1987) faßten in einer Literaturübersicht Ergebnisse der aktuellen Forschung zur Familientherapie zusammen und kamen für künftige Untersuchungen zu der Folgerung: zukünftige Forschung solle sich auf "Comparative Outcome Studies with Specific Populations" konzentrieren ... "Outcome measures should present multiple range vantage points and should include measures of family interactions preferably using both self-report and oberservations methods". Unsere Studie war ein Beitrag dazu und zur Verlaufsforschung von Alkoholabhängigkeit.

5 Risikofaktoren und Verlaufsprädiktion

5.1 Klinisches Urteil und vorhergesagter Behandlungserfolg
Jürgen Rehm[1], Ulrich Frick und Manfred M. Fichter

5.1.1 Einleitung

Klinische Urteile wurden bislang vor allem unter den eher psychometrisch orientierten Thematiken der Reliabilität und Validität abgehandelt. In diesem Bereich sind die Veröffentlichungen allerdings Legion. Ohne Anspruch auf eine vollständige Zusammenfassung der bisherigen Diskussion sollen hier 4 Hauptkritikpunkte an der gängigen Praxis klinischer Urteilsbildung nochmals kurz dargestellt werden:
1. Mangelnde prognostische Bedeutung klinischer Urteile (z.B. Einhorn u. Hogarth 1978);
2. zu hoher diagnostischer Aufwand bei simplen Kategorisierungs- und Klassifikationsaufgaben im Vergleich zur Urteilsbildung aufgrund weniger statistischer Parameter (Kleinmuntz 1984; Swayer 1966);
3. mangelnde Berücksichtigung zugrundeliegender Urteilswahrscheinlichkeiten bei der Diagnosestellung (Tversky u. Kahnemann 1973);
4. mangelnde Fähigkeit zur Integration von Einzelinformationen (Goldberg 1970; Swayer 1966).

Die "Gegenkritik" an der psychologischen Forschung zur klinischen Urteilsbildung bemängelte unter anderem, daß viele Studien "Urteilsbildung" unter inadäquaten Umständen lediglich im Labor untersucht hätten (McArthur 1968; Holt 1970), und daß dabei irrelevante Aufgabenstellungen überprüft worden seien (Harty 1971; Elstein 1976). Überspitzt ausgedrückt: *nicht die tatsächliche Urteilsbildung von in der klinischen Praxis arbeitenden Therapeuten sei Gegenstand der Untersuchungen gewesen, sondern vereinfachte Urteilsprinzipien, die ohne subjektive Bedeutung für Urteiler und Beurteilten sowie losgelöst vom Kontext in ihre Elemente zerlegt wurden.*

An dieser Kritik setzt der vorliegende Abschnitt (5.1) an. Theoretisch basiert er zum einen auf den Arbeiten von McGregor, der bereits 1938 auf die Beeinflussung von Prognosen durch Situationsmerkmale (Ambiguität versus Determiniertheit einer Entscheidungssituation) und durch persönliche Werthaltungen (umso stärker, je unklarer die Information über die wahrscheinliche Entwicklung einer Situation ist) hingewiesen hatte (vgl. zusammenfassend Rehm u. Gadenne 1990, S. 14 - 30). Zum anderen soll hier eine modifizierte Theorie sozialer Repräsentationen (als Grundlage: Durkheim,

---

[1] Institutionelle Zugehörigkeit des Erstautors des Kapitelteils 5.1: Schweizerische Fachstelle für Alkohol- und Drogenprävention (SFA). Bei dem Kapitelteil 5.1 handelt es sich um eine vollständig überarbeitete und wesentlich erweiterte Fassung einer früheren Arbeit (Frick et al. 1988).

1893/1977; hinsichtlich der neueren theoretischen Facetten vgl. Beauvois, Joule u. Monteil, im Druck; vgl. auch Rehm u. Gadenne, S. 68 ff. als Einführung; für eine empirische Demonstration des Einflusses von Rollen auf die Urteilsbildung vgl. Zukier u. Pepitone 1984) als Basis dienen.

Vereinfacht gesprochen, läßt sich diese Theorie in folgenden Sätzen zusammenfassen:

1. Soziale Repräsentationen *steuern die Wahrnehmung* von Inhabern der gleichen sozialen Rolle via generierter Hypothesen (zur Hypothesensteuerung vgl. Allport 1955; Lilli 1978). Erkenntnisse der Wahrnehmungspsychologie legen nahe, daß jegliche Wahrnehmung durch kognitive Strukturen vordeterminiert wird. Voraussetzungslose Wahrnehmung im Sinne des Phänomenalismus ist offensichtlich aus physischen Gründen unmöglich. Theoretisch wird diese Determination der Wahrnehmung als jeweilige Bereitstellung von Hypothesen gedeutet, die dann angenommen oder verworfen werden.

2. Soziale Repräsentationen *regulieren die Interpretation des Wahrgenommenen* durch entsprechende Deutungsmuster. Träger der gleichen Rolle sollten demnach über relativ gleichartige Deutungsmuster für wahrgenommene Phänomene verfügen.

3. Indem soziale Repräsentationen solchermaßen Übereinstimmungen zwischen dem Denken von Trägern der gleichen sozialen Rolle erzeugen, bilden sie auch eine Basis für entsprechende *Kommunikation*.

Diese 3 Funktionen sind wechselseitig voneinander abhängig. So verstärkt und verfestigt rollengeleitete Kommunikation die entsprechenden sozialen Repräsentationen, die ihrerseits wiederum die Wahrnehmung beeinflussen. Diese Aussagen dürfen aber *nicht* dahingehend mißverstanden werden, daß durch entsprechende soziale Repräsentationen zwangsläufig ein Bild der Realität entstünde, das unabhängig davon ist, wie die Realität tatsächlich beschaffen ist.

Anknüpfend an die oben kurz skizzierten Argumentationslinien soll im folgenden versucht werden, unterschiedliche therapeutische Handlungsfelder in ihrer Auswirkung auf die Urteilsbildung zu beschreiben. Ein spezielles therapeutisches Handlungsfeld, das im vorliegenden Fall (s.u.) auch über die jeweilige therapeutische Orientierung geprägt ist, wird dabei verstanden als soziale Rolle, deren Einfluß auf das Denken, vermittelt durch soziale Repräsentationen, nachzuweisen versucht wird.

Die vorliegende Studie erlaubt es, einem der Hauptkritikpunkte an der Forschung zur klinischen Urteilsbildung Rechnung zu tragen, indem sie Daten aus *realistischen Alltagsbedingungen therapeutischen Handelns* zur Verfügung stellt. Weiterhin sollen die bisherigen Fragestellungen erweitert werden. So geht es nicht nur um Reliabilität und Validität klinischer Urteile, *sondern auch um die Stellung klinischer Urteile im therapeutischen Prozeß*. Präziser: es werden sowohl die "Wurzeln" von klinischen Urteilen untersucht als auch mögliche therapeutische Folgen (Stichwort: sich selbst erfüllende Prophezeiungen, sog. Rosenthal-Effekt).

5.1.2 Rahmenbedingungen der Studie

Das klinische Urteil wurde in zwei Standardsituationen von Therapien, nämlich bei der stationären Aufnahme von Patienten und bei deren Entlassung, untersucht. Das Team von 6 Therapeuten, welches die Patienten während der stationären Therapie behandelte, füllte bei Aufnahme und bei Entlassung jedes Patienten einen Fragebogen aus. Darin wurden Einschätzungen zu folgenden Patienten- und Krankheitsmerkmalen erfragt: Schweregrad der Erkrankung, Persönlichkeitsstörung, Krankheitseinsicht und Reflexionsvermögen über Erkrankung, Leidensdruck, Krankheitsverleugnung, Rigidität und Veränderungsresistenz, externer Druck, intrinsische Therapiemotivation und globale Prognose.

Für jede der 16 Behandlungsgruppen blieb die Besetzung des hier interessierenden Teams von 6 Therapeuten über die jeweils 6 Wochen dauernde Therapie konstant. Von Gruppe zu Gruppe fanden in dem beobachteten Zeitraum von 1 1/2 Jahren jedoch öfter Wechsel in der Besetzung der jeweiligen Teams statt. Zum einen wechselten, wie in einer Universitätsklinik üblich, die auf der Station arbeitenden Therapeuten. Zum andern übernahmen die Therapeuten in verschiedenen Gruppen auch verschiedene Rollen. Sie leiteten unterschiedliche Behandlungsmaßnahmen. Autogenes Training wurde in den 16 Gruppen von insgesamt 3 verschiedenen Therapeuten durchgeführt, von denen einer auch konfliktzentrierte Gruppen sowie Gruppen zum Training sozialer Fertigkeiten leitete. Beschäftigungstherapie führten konstant 3 Therapeuten

Tab. 45. Verteilung der Therapeuten auf einzelne Rollen

Therapeut	Anzahl der Therapeuten zur Leitung von:	
	konfliktzentrierter Gruppe	Sozialer Kompetenz Gruppe
Arzt 1	2	--
Arzt 2	1	4
Arzt 3	4	--
Arzt 4	--	1
Arzt 5	1	5
Psychologe 1	9	4
Psychologe 2	5	9
Psychologe 3	--	3
Psychologe 4	6	1
Psychologe 5	1	1
Sonstige 1	1	--
Sonstige 2	1	--
Sonstige 3	1	--
Minimum der in die Berechnungen einbezogenen Therapeuten	11	8
davon auch in der alternativen Rolle	6	6

durch, die keine der anderen Therapien leiteten. Die Verteilung der Personen und Therapeutenrollen zwischen konfliktzentrierter Gruppe und Sozialkompetenzgruppe ist der Tabelle 45 zu entnehmen.

Der gegebene hohe Grad der Durchmischung von Therapeutenrollen und der sie besetzenden Personen erlaubt Aussagen über den Einfluß von sozialen Rollen, die *nicht* alternativ über spezifische Sozialisation von Einzelpersonen erklärt werden können. Zeigt sich zum Beispiel, daß Therapeuten aus der "Sozialen Kompetenz Gruppe" anders urteilen als Therapeuten aus der "konfliktzentrierten Gruppe", so läßt sich dieser Unterschied nicht mit Idiosynkrasien der einzelnen Therapeuten erklären, da die jeweilige Mehrheit dieser auch - zu anderen Zeitpunkten - im jeweils anderen Therapiebaustein gearbeitet hat. Mit anderen Worten: die Daten lassen sich nur vergleichen als die Urteile, die von *Therapeuten in unterschiedlichen Handlungsfeldern* (Therapeuten, die die Ergotherapie, das autogene Training, die konfliktzentrierten Gruppen oder die "Sozialen Kompetenz" Gruppen leiteten) *und durch diese beeinflußt* abgegeben werden.

Diese Blickrichtung auf die ausgeübte Rolle (statt auf individuelle Sozialisation) hat auch dazu geführt, daß die doppelt abgegebenen Einschätzungen in den Therapiegruppen "konfliktzentrierte Gruppe" und "Soziale Kompetenz Gruppe" zu je einem Mittelwert zusammengefaßt wurden.

5.1.3 Spezifische Fragestellungen

Zum ersten interessierte die Frage, ob die Therapeuten der Station in ihrem Urteil über die Patienten vorliegende Untersuchungen über die objektiven Chancen von Alkoholabhängigen berücksichtigen (= Hypothese der *Berücksichtigung der Grundwahrscheinlichkeit* eines Therapieerfolgs).

Weiterhin wurde erwartet, daß sich die von den Therapeuten für die einzelnen Patienten gestellten globalen Prognosen (s.o.) in den verschiedenen Gruppen systematisch unterscheiden würden, da der Fokus der verschiedenen Therapien unterschiedliche Facetten der Suchterkrankung der Patienten thematisiert (= Hypothese über *rollenspezifische Prognosen*).

Zudem wurde vermutet, daß sich die Urteilsmuster für Therapeuten der verschiedenen Therapiebausteine unterscheiden würden. Wir prüften die Hypothese, daß die Erwartung, eine spezielle Art der Therapie mit den Patienten durchzuführen, besonders zu einem Zeitpunkt, zu dem noch wenig persönliche Erfahrungen mit den Patienten bestanden (Aufnahme), ein näher von den theoretischen Konzepten der jeweiligen therapeutischen Schule geleitetes Urteilsmuster hervorbringt als etwa bei der Entlassung der Patienten (= Hypothese *rollenspezifischer Urteilsmuster in Interaktion mit dem zeitlichen Verlauf*).

Schließlich sollte auch die Validität der Prognosen der Therapeuten dieser Untersuchung an den tatsächlichen Verhaltensdaten zur zweiten Katamnese geklärt werden und mögliche Einflüsse der Prognose auf den Ablauf der Behandlung sowie auf den Therapieerfolg analysiert werden (= Fragen der *Validität der Prognose sowie der Reflexivität der Prognosen*).

Im folgenden wird versucht, die aufgeworfenen Fragen mit Hilfe des in der Studie gewonnenen Datensatzes zu beantworten. Natürlich muß man sich dabei vergegenwärtigen, daß es sich hier nicht um ein kontrolliertes Urteilsexperiment mit entsprechender Sicherheit bei der kausalen Interpretation (vgl. Rehm u. Strack, im Druck) handelt, sondern um eine Reanalyse von Daten, die primär für andere Zwecke gewonnen wurden (kontrollierte Therapiestudie, s.o.). Dieser Mangel an Kontrolle läßt sich jedoch in Kauf nehmen, wenn man die Vorteile des Datensatzes in Betracht zieht: es handelt sich um *Urteile, die im klinischen Kontext entstanden sind* und die somit erlauben, die üblichen Kritikpunkte der Künstlichkeit (s.o.) psychologischer Urteilsforschung zu entkräften.

5.1.4 Ergebnisse zur Prognosebeurteilung durch die Therapeuten

Frage 1: "Haben die Therapeuten bei ihrer Prognoseerstellung die aus der Literatur bekannte Grundwahrscheinlichkeit eines Therapieerfolges bei Alkoholkranken berücksichtigt?"

Inwieweit die Therapeuten der Station in ihrer Prognose vorliegende Informationen zum Erfolg von Suchttherapien berücksichtigten - ob sie also in ihrem klinischen Urteil existierende Angaben aus der Literatur zum Therapieerfolg bei Alkoholabhängigen berücksichtigt haben - kann anhand folgender Auszählung der Häufigkeiten der von den Therapeuten für unsere Patientenstichprobe beurteilten Prognosewerte abgeschätzt werden.

Küfner et al. (1986) ermittelten an einer für stationäre Behandlungseinrichtungen der Bundesrepublik Deutschland für Alkoholkranke annähernd repräsentativen Stichprobe von 1.410 stationär behandelten Alkoholikern eine Abstinenzrate nach 18 Monaten von 42,2% (konservativste Berechnung). Fichter et al. (1982), die das in unserer Studie verwendete Therapiemodell der Münchner Psychiatrischen Universitätsklinik zu einem

Tab. 46. Verteilung der von Therapeuten gestellten Prognosen nach Therapeutengruppen

Prognosewert	konflikt- zentrierte Gruppe %	Soziale Kompetenz Gruppe %	Autogenes Training %	Ergo- therapie %
0 = sehr gut	0,0	0,0	0,0	0,0
1 = gut	4,0	10,8	3,8	1,1
2 = mäßig	19,2	21,5	29,5	15,9
3 = schlecht	53,5	51,6	44,9	62,5
4 = sehr schlecht	23,2	26,2	21,8	20,5

Die Spalten für "konfliktzentrierte Gruppe" und für "Sozialkompetenz-Training" spiegeln jeweils die gemittelten Werte zweier Beurteiler wider.

früheren Zeitpunkt bei einer anderen Patientenstichprobe untersuchten, ermittelten, daß 6 Monate nach Entlassung 39,5% der Patienten völlig abstinent geblieben waren. Im Vergleich dazu schätzten die in unserer jetzigen Studie untersuchten Therapeuten die Prognose für die Patienten alle zu negativ ein. Dies ist bemerkenswert, nachdem es sich bei unserer hier dargestellten Studie eher um eine positive Selektion von Patienten handelte (mindestens 14 Tage zurückliegende Entgiftung und anschließende Abstinenz, Vorhandensein einer Partnerbeziehung, freiwillige Teilnahme als Aufnahmekriterien).

Frage 2: "Stimmten die Therapeuten in ihrem Urteil zur Prognose einzelner Patienten überein?"
Als Ergebnis zeigte sich eine relativ geringe Übereinstimmung zwischen den Therapeuten.

Tab. 47. Inter-Rater-Reliabilität (Pearson'sche Korelation) der von den Therapeuten erstellten Prognosen (bei Aufnahme der Patienten)

		Therapeuten von:			
		konflikt-zentrierter Gruppe	Sozialer Kompetenz Gruppe	Autogenem Training	Beschäftigungstherapie
Therapeuten von:	konflikt-zentrierter Gruppe	--	0,24	0,34	0,34
	Sozialer Kompetenz Gruppe	--	--	0,38	0,21
	Autogenem Training	--	--	--	0,12

Tab. 48. Stabilität der von Therapeuten zu 2 unterschiedlichen Zeitpunkten erstellten Prognosen (Korrelationen Aufnahme - Entlassung)

Pearson Korrelation	konflikt-zentrierte Gruppe	Soziale Kompetenz Gruppe	Autogenes Training	Beschäftigungstherapie
r =	0,44	0,42	0,67	0,18

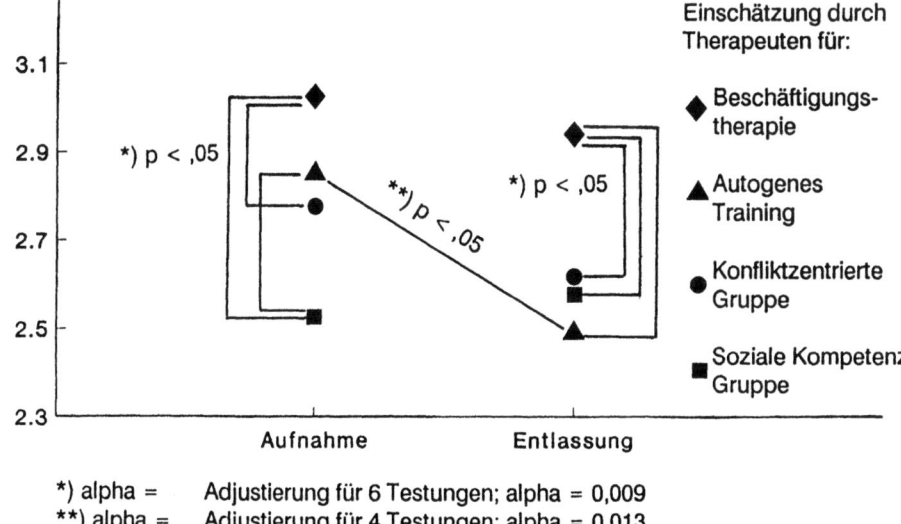

*) alpha = Adjustierung für 6 Testungen; alpha = 0,009
**) alpha = Adjustierung für 4 Testungen; alpha = 0,013

Abb. 21. Unterschiede der geschätzten klinischen Prognosen (Mittelwert) für die Patienten der Stichprobe durch verschiedene Therapeutengruppen im zeitlichen Verlauf

Die Einschätzungen bei Aufnahme zeigten relativ geringe Interkorrelationen (Durchschnitt 0,27), die zum Zeitpunkt der Entlassung der Patienten (6 Wochen später) um durchschnittlich 0,19 auf 0,46 anstiegen. Auch die Interkorrelationen zum Zeitpunkt der Entlassung überstiegen jedoch nicht die Werte für die Stabilität, die eine Prognose innerhalb der jeweiligen Therapeutengruppe selbst erreichte. Die Korrelationen der Prognosen zwischen Aufnahme und Entlassung lagen nur bei der Therapeutengruppe, die das autogene Training durchführte, auf einem Niveau über 0,60.

Die geringe Stabilität der von verschiedenen Therapeutengruppen für die einzelnen Patienten abgegebenen Prognosen könnte möglicherweise durch eine systematische Veränderung der Einschätzung infolge der Therapien verursacht sein. Einhorn u. Hogarth (1978) betonten beispielsweise, daß klinischen Prognosen in den meisten Fällen Handlungskonsequenzen folgen. Beispielsweise könnten sich die von den Therapeuten eingeschätzten Prognosen durch die durchlaufene Therapie für die Patienten bedeutsam verbessern. Diesen möglichen Effekt überprüften wir durch t-Testung (für abhängige Stichproben).

Lediglich die Einschätzung der Therapeuten für das autogene Training zur Prognose der Patienten zeigte eine statistisch bedeutsame Veränderung über die Zeit; sie beurteilten die Prognose der Patienten bei Entlassung günstiger als sie es bei Aufnahme getan hatten (Abb. 21). Auch nach Alpha-Adjustierung für 4 gleichzeitige Testungen (vgl. Stelzl 1982) blieb dieser Effekt auf dem 5%-Niveau signifikant.

Von den Therapeuten des autogenen Trainings wurden die Patienten im Schnitt zur Entlassung etwas positiver prognostiziert als zum Zeitpunkt der Aufnahme in die Therapie. Weder bei tiefenpsychologisch fundiert, noch bei verhaltenstherapeutisch tätigen Therapeuten zeigte sich im Verlauf der Behandlung eine ähnliche, signifikante Revision ihres früheren Urteils zur Prognose der Patienten.

Zum Aufnahmezeitpunkt bestanden Unterschiede in der Beurteilung der Patienten. Therapeuten des autogenen Trainings und Beschäftigungstherapeuten erwarteten signifikant seltener einen guten Therapieerfolg von den Patienten als die Therapeuten (Ärzte bzw. Psychologen) des Sozialkompetenztrainings und der konfliktzentrierten Gruppe; letztere gaben nur im Vergleich zu Beschäftigungstherapeuten signifikant günstigere Prognosen. Therapeuten, welche die wesentlichsten Therapiebausteine leiteten, hatten eine positivere Erwartung bezüglich der Prognose und somit über ihren eigenen Arbeitseinsatz (Testung über t-Test für abhängige Gruppen; Alpha-Adjustierung für 6 Testungen; Alpha = 0,009). Ein Unterschied in der Einschätzung der Prognose durch Therapeuten des Selbstsicherheitstrainings (Mittelwert = 2,53) und durch Therapeuten der tiefenpsychologisch fundierten, konfliktzentrierten Gruppe (Mittelwert = 2,77) konnte bei rigoroser statistischer Prüfung nicht gesichert werden; bei nur einfacher Testung wäre der Unterschied auf dem 5%-Niveau signifikant. Es besteht hier bei Beibehaltung der Nullhypothese die Gefahr, einem Beta-Fehler zu unterliegen (fälschliche Rückweisung einer richtigen Hypothese).

Zum Zeitpunkt der Entlassung unterschieden sich die Prognoseurteile von Therapeuten von Selbstsicherheitstraining, tiefenpsychologisch fundierter Gruppe und autogenem Training nicht mehr signifikant voneinander, nachdem Therapeuten des autogenen Trainings eine bedeutsame Veränderung ihrer Prognose zum Positiven vollzogen haben. Ungünstiger als die 3 übrigen Gruppen beurteilten nach wie vor Beschäftigungstherapeutinnen die Erfolgschancen der Patienten.

Daraus ergibt sich, daß die begrenzte Stabilität der Prognosen (bei konfliktzentrierter, tiefenpsychologisch orientierter Gruppe und Sozialkompetenzgruppe) nicht durch Veränderungen im Laufe der Therapie hervorgerufen wurde. Vermutlich erfolgte nach noch nicht beschriebenen Kriterien eine Zuordnung der Patienten zu einem relativ stabilen, vorgegebenen Niveau der Urteilsbereitschaft bezüglich der Prognose. Dabei erhielten die Patienten bei wiederholter Messung durchaus unterschiedliche Beurteilungen.

Frage 3: "Begründeten die Therapeuten ihre Prognosen inhaltlich gleichartig?"
Nächster Untersuchungsschritt war eine genauere Analyse der Prognose hinsichtlich ihrer inhaltlichen Begründung. Zur Vorhersage von klinischen Urteilen hat sich in anderen Studien das additive Modell einer Linearkombination verschiedener Prädiktorvariablen schon wiederholt bewährt (Langfeldt 1982; Nystedt u. Magnusson 1974). Weil den Therapeuten unserer Untersuchung ein Beurteilungsbogen vorgelegt wurde, der mögliche Prädiktoren der Prognose dieser unmittelbar vorangestellt enthielt, entschieden wir uns für die Berechnung einer multiplen Regressionsgleichung nach der Methode der simultanen Aufnahme aller Prädiktoren. Wie weiter oben bereits erwähnt, wurden Einschätzungen zu Krankheitseinsicht, Leidensdruck, Bekanntheit mit dem Patienten, intrinsischer Motivation, Rigidität, Persönlichkeitsstörung und Schweregrad der Suchterkrankung erfragt. Alle Prädiktoren waren den Therapeuten unmittelbar vor der Abgabe ihrer Prognose beim Ausfüllen der Beurteilungsbögen im Bewußtsein. Insgesamt zeigte sich, daß die Prognosen der Therapeuten durchgehend gut mit den anderen eingeschätzten Merkmalen erklärt werden konnten. Die Zusammensetzung und Gewichtung der Prädiktoren variierte jedoch je nach Therapeutengruppe erheblich.

Tab. 49. Vorhersage (bei Aufnahme) der Prognosen für die Patienten aufgrund verschiedener prädiktiver Merkmale. Ergebnisse multipler Regressionsanalysen.

a) Multiple Regression auf Prognose (Aufnahme)
- *Konfliktzentrierten Gruppe* - Multiples R (bei 9 Prädiktoren) = 0,78

Prädiktor	partielle Korrelation	t-Wert	Signifikanz t
- Persönlichkeitsstörung	0,34	3,29	< 0,01 **
- Krankheitsverleugnung	0,31	2,97	< 0,01 **
- Rigidität	0,22	2,04	< 0,05 *
- intrinsische Motivation	0,21	1,91	< 0,10

b) Multiple Regression auf Prognose (Aufnahme)
- *Soziale Kompetenz Gruppe* - Multiples R (bei 9 Prädiktoren) = 0,81

Prädiktor	partielle Korrelation	t-Wert	Signifikanz t
- Schweregrad der Suchterkrankung	0,26	2,39	< 0,05 *
- Persönlichkeitsstörung	0,26	2,32	< 0,05 *
- Krankheitsverleugnung	0,20	1,79	< 0,10
- Krankheitseinsicht	0,19	1,69	< 0,10

Fortsetzung Tab. 49

c) Multiple Regression auf Prognose (Aufnahme)
 - *Autogenes Training* -   Multiples R (bei 9 Prädiktoren) = 0,84

Prädiktor	partielle Korrelation	t-Wert	Signifikanz t
- Persönlichkeits- störung	0,35	3,02	< 0,01 **
- Krankheits- einsicht	0,34	2,95	< 0,01 **
- Schweregrad der Erkrankung	0,31	2,71	< 0,01 **
- Leidensdruck	0,22	1,83	< 0,10

d) Multiple Regression auf Prognose (Aufnahme)
 - *Beschäftigungstherapie* -   Multiples R (bei 9 Prädiktoren) = 0,61

Prädiktor	partielle Korrelation	t-Wert	Signifikanz t
- Krankheits- einsicht	0,30	2,79	< 0,01 **
- Schweregrad der Suchterkrankung	0,26	2,39	< 0,05 *
- Krankheits- verleugnung	0,24	2,15	< 0,05 *
- Bekanntheit mit dem Patienten	0,20	1,81	< 0,10
- externer Druck	-0,19	-1,69	< 0,10

Es ist beachtenswert, daß die Variable "Schweregrad" nur beim Training zur sozialen Kompetenz und bei der Beschäftigungstherapie eine wichtige Rolle für die Prognostizierung bildete und nicht bei autogenem Training und konfliktzentrierter Gruppe. Demgegenüber zog die Sozialkompetenzgruppe "Rigidität" oder "Intrinsische Motivation" nicht zur Beurteilung heran. "Persönlichkeitsstörung" schien bei allen Therapeuten (ausgenommen Beschäftigungstherapie) eine wichtige Rolle für die Prognose zu bilden. Näheres dazu ist weiter unten ausgeführt.

Vergleicht man die so entstandenen mathematischen Vorhersagemodelle für die Prognosen unterschiedlicher klinischer Handlungsfelder mit denjenigen, die sich für die Prognosen zum Entlassungszeitpunkt ergeben, so läßt sich eine markante Angleichung in der Bedeutung der Prädiktoren insbesondere zwischen den Therapeuten aus der sozialen Kompetenzgruppe und der konfliktzentrierten Gruppe feststellen. Therapeuten der Gruppe zum Training sozialer Kompetenz übernahmen 2 Prädiktoren (= intrinsische Motivation und Rigidität), die noch bei der Aufnahme nur für Therapeuten der konfliktzentrierten Gruppe von Bedeutung waren. Und die Leiter der konfliktzentrierten Gruppe ihrerseits urteilten bei Entlassung auch aufgrund eines Prädiktors (Schweregrad), der bei Aufnahme nur von den Therapeuten der sozialen Kompetenzgruppe berücksichtigt wurde. "Schweregrad" und "Persönlichkeitsstörung" waren bei Entlassung die wesentlichen Variablen, auf deren Basis ein prognostisches Urteil von allen Therapeuten begründet wurde.

Die Unterschiede in der Begründung des prognostischen Urteils zum Aufnahmezeitpunkt bedürfen gerade wegen ihrer tendenziellen Angleichung bei der Beurteilung zur Entlassung einer näheren Untersuchung. Dabei interessierte uns die Frage, ob Therapeuten mit tiefenpsychologisch fundierter bzw. verhaltenstheoretischer Orientierung heraus mit den Begriffen "Persönlichkeitsstörung" und "Schweregrad der Suchterkrankung" gleiche Konnotationen verbanden. Dies wurde auf der Basis von 2 Methoden überprüft: a) Feststellen des Zusammenhangs dieser beiden Variablen mit den jeweils restlichen Items des Beurteilungsbogens. b) Überprüfung der Korrelationen mit Außenkriterien wie anamnestische Daten der Patienten (für "Schweregrad") oder Daten aus Persönlichkeitsfragebogen (für "Persönlichkeitsstörung"). Dabei wurde erneut die Methode der multiplen Regression angewandt.

in seiner Wirkung genau andersherum interpretierten als erstgenannte: Je stärker der Leidensdruck, desto stärker die Persönlichkeitsstörung!

Noch deutlicher werden die Unterschiede im Bedeutungsgehalt des Begriffes "Persönlichkeitsstörung" zwischen diesen beiden Therapeutengruppen, wenn man den Score eines Patienten bezüglich "Persönlichkeitsstörung" aufgrund des Wertes vorhersagte, den der Patient im Freiburger Persönlichkeitsinventar (FPI, Fahrenberg et al. 1973) oder im Unsicherheitsfragebogen (U-Fb, Ullrich u. Ullrich 1977) erzielt hatte. Der von den Therapeuten der konfliktzentrierten Gruppe vergebene Wert für Persönlichkeitsstörung ließ sich aus den 9 Skalen des FPI nicht sinnvoll vorhersagen. Unter den 6 Skalen des U-Fb korrelierte die Skala "Schuldgefühle" mit $r = -0,20$ mit dem Wert "Persönlichkeitsstörung" und erreichte als einzige bei schrittweiser Elimination der Prädiktoren statistische Signifikanz.

Anders waren die Zusammenhänge zwischen FPI und U-Fb einerseits und der Persönlichkeitsprognosebeschreibung der Patienten durch Therapeuten der Gruppe zum Training sozialer Fertigkeiten andererseits. Hier lieferte der Unsicherheitsfragebogen

Tab. 50. Vorhersage der Prognose zum Zeitpunkt der Entlassung aus stationärer Therapie

a) Multiple Regression auf Prognose (Entlassung)
   - *Konfliktzentrierte Gruppe* -   Multiples R (bei 9 Prädiktoren) = 0,82

Prädiktor	partielle Korrelation	t-Wert	Signifikanz t
- Schweregrad der Suchterkrankung	0,42	4,21	< 0,01 **
- Persönlichkeitsstörung	0,23	2,15	< 0,05 *
- Intrinsische Motivation	0,22	2,00	< 0,05 *
- Leidensdruck	0,21	1,93	< 0,10

b) Multiple Regression auf Prognose (Entlassung)
   - *Soziale Kompetenz Gruppe* -   Multiples R (bei 9 Prädiktoren) = 0,81

Prädiktor	partielle Korrelation	t-Wert	Signifikanz t
- Schweregrad der Suchterkrankung	0,39	3,86	< 0,01 **
- Intrinsische Motivation	0,30	2,87	< 0,01 **
- Rigidität	0,29	2,76	< 0,01 **
- Krankheitseinsicht	0,26	2,44	< 0,05 *

Fortsetzung Tab. 50

c) Multiple Regression auf Prognose (Entlassung)
- *Autogenes Training* - Multiples R (bei 9 Prädiktoren) = 0,83

Prädiktor	partielle Korrelation	t-Wert	Signifikanz t
- Schweregrad der Suchterkrankung	0,42	3,65	< 0,01 **
- Intrinsische Motivation	0,31	2,57	< 0,05 *
- Persönlichkeitsstörung	0,29	2,39	< 0,05 *
- Krankheitseinsicht	0,27	2,19	< 0,05 *
- Krankheitsverleugnung	-0,26	-2,15	< 0,05 *

d) Multiple Regression auf Prognose (Entlassung)
- *Beschäftigungstherapie* - Multiples R (bei 9 Prädiktoren) = 0,76

Prädiktor	partielle Korrelation	t-Wert	Signifikanz t
- Bekanntheit mit Patienten	-0,37	-3,72	< 0,01 **
- Persönlichkeitsstörung	0,37	3,67	< 0,01 **
- Krankheitsverleugnung	0,21	2,00	< 0,05 *
- Krankheitseinsicht	0,19	1,80	< 0,05 *

Tab. 51. Vorhersage der Variable "Persönlichkeitsstörung"

a) Multiple Regression auf "Persönlichkeitsstörung" (Aufnahme)
   - *Konfliktzentrierte Gruppe* -   Multiples R (bei 7 Prädiktoren) = 0,67

Prädiktor	partielle Korrelation	t-Wert	Signifikanz t
- Schweregrad der Suchterkrankung	0,47	4,90	< 0,01 **
- Bekanntheit mit dem Patienten	-0,19	-1,82	< 0,10
- Leidensdruck	0,19	1,77	< 0,10

b) Multiple Regression auf "Persönlichkeitsstörung" (Aufnahme)
   - *Soziale Kompetenz Gruppe* -   Multiples R (bei 7 Prädiktoren) = 0,69

Prädiktor	partielle Korrelation	t-Wert	Signifikanz t
- Schweregrad der Suchterkrankung	0,41	4,13	< 0,01 **
- Krankheitseinsicht	0,29	2,85	< 0,01 **
- Leidensdruck	-0,26	-2,50	< 0,05 *
- Rigidität	0,26	2,46	< 0,05 *

Die Meinung über eine vorliegende "Persönlichkeitsstörung" wurde bei beiden Therapeutengruppen entscheidend von der Einschätzung des vorliegenden Schweregrades beeinflußt. Tiefenpsychologisch fundiert arbeitende Therapeuten berücksichtigen weiterhin noch die Bekanntheit mit dem Patienten und seinen eingeschätzten Leidensdruck, während verhaltenstherapeutisch arbeitende Therapeuten das Ausmaß der vorliegenden Krankheitseinsicht zur Beurteilung heranzogen und "Leidensdruck" keinen einzigen bedeutsamen Prädiktor. Dagegen korrelierte die Skala "Geselligkeit" des FPI mit $r = -0,25$ mit dem vergebenen Wert für "Persönlichkeitsstörung" und bildete den einzig statistisch bedeutsamen Prädiktor.

Tab. 52. Vorhersage des "Schweregrades der Alkoholabhängigkeit"

Multiple schrittweise Regression auf "Schweregrad der Alkoholabhängigkeit"
- *Konfliktzentrierte Gruppe* -
(sparsamstes Prädiktoren-Modell aus anamnestischen Angaben)
Multiples R = 0,38 (F = 5,33; p < 0,01)

Prädiktor	partielle Korrelation	t-Wert	Signifikanz p
- Zahl bisheriger Entgiftungen	0,18	1,77	< 0,10
- Zahl erlittener Konsequenzen	0,18	1,73	< 0,10
- Zahl bisheriger Entwöhnungen	0,17	1,69	< 0,10

Multiple schrittweise Regression auf "Schweregrad der Alkoholabhängigkeit"
- *Soziale Kompetenz Gruppe* -
(sparsamstes Prädiktoren-Modell aus anamnestischen Angaben)
Multiples R = 0,36 (F = 6,89; p < 0,01)

Prädiktor	partielle Korrelation	t-Wert	Signifikanz p
- Zahl erlittener Konsequenzen	0,22	2,16	< 0,05
- durchschnittlicher Alkoholkonsum (ml)	0,21	2,05	< 0,05

Analoge Ergebnisse lieferte eine multiple Regression der jeweiligen Einschätzungen zum Schweregrad der Suchterkrankung. Die Ansicht der beiden Therapeutengruppen zur Ausprägung des Alkoholismus hing von unterschiedlichen Merkmalen aus den Vorgeschichten der Patienten ab. Eine schrittweise Regression der Einschätzung "Schweregrad" mit Prädiktoren aus dem Anamnesegespräch lieferten die in Tabelle 52 dargestellten Vorhersagemodelle.

"Schweregrad der Abhängigkeit" in lerntheoretischem Verständnis hing entscheidend von der Ausprägung der vorgelegenen Symptomatik (der Menge des Alkoholkonsums) ab, demgegenüber verwendeten Therapeuten der konfliktzentrierten

Gruppe mit tiefenpsychologischem Verständnis eher die Vorbehandlungsresistenz als Entscheidungsgrundlage.

Frage 4: "Benutzten Therapeuten in unterschiedlichen Therapierollen verschiedene Urteilsmuster bei der Beurteilung von Alkoholismuspatienten?"
Hier stand die Frage im Mittelpunkt, ob nicht nur die Begründung der Prognose anhand von Prädiktorvariablen, sondern die Urteilsbildung in ihrer Gesamtheit von bestimmten Stereotypen über Alkoholiker beeinflußt wurde und ob diese Stereotype sich eventuell bestimmten therapeutischen Handlungsfeldern zuordnen lassen. Als Verfahren wählten wir mehrere sukzessive Clusteranalysen: Faßt man die 4 mal 99 Beurteilungen (4 Therapeutengruppen haben jeweils 99 Patienten eingestuft) zum Aufnahmezeitpunkt als 396 zu klassifizierende Objekte auf, so müßte bei völliger Unterschiedlichkeit der Patienten und bei exakter Erfassung dieser Merkmalsausprägung durch die klinischen Beurteiler bei einer hierarchischen Clusterbildung eine n = 99 Clusterlösung die angemessenste Partition der Menge von 396 Patienten abgeben. Diese Vorstellung bleibt allerdings rein theoretisch: Zum einen werden tatsächlich ähnliche Gruppen von Patienten existieren, und zum zweiten ist davon auszugehen, daß die Beurteilungen nicht völlig exakt sein können (vgl. die Ausführungen zur Stabilität und Inter-Rater-Reliabilität).

Empirisch haben wir n = 357 bei Aufnahme in die Klinik vollständig erhobene Patientenbeurteilungen (fehlende Werte waren unsystematisch verteilt) zur Analyse heranziehen können. Da alle Ausprägungen der 9 oben angeführten Patienteneigenschaften auf gleichen Likertskalen von 0 - 4 erhoben wurden, konnten wir als Ähnlichkeitsmaß quadrierte euklidische Distanzen verwenden. Zur Frage der Bestimmung der optimalen Anzahl von Clustern für die Objektmenge eignet sich das agglomerative Verfahren nach Ward (vgl. Eckes u. Roßbach 1980). Bei der schrittweisen, hierarchisch geschachtelten Vereinigung aller Objekte bis hin zur Ein-Cluster-Lösung wird der dabei in Kauf zu nehmende Anstieg der Fehlerquadratsumme pro Vereinigungsschritt auf die Kontinuität des Zuwachses hin untersucht (Methode des Struktogrammes). Plötzliche starke Brüche in der angestrebten inneren Homogenität neuer Cluster dienen als Abbruchskriterium zur optimalen Bestimmung der Clusteranzahl.

Diese Analyse legte bei unseren Daten die Interpretation von 4 Urteilsmustern als beste Lösung nahe. Üblicherweise wird bei der Verwendung clusteranalytischer Verfahren übersehen, daß hierarchisch agglomerative Verfahren noch keineswegs ein Optimum an interner Homogenität (= Ähnlichkeit der Clustermitglieder zueinander) liefern. Durch wiederholtes Austauschen von Objekten zwischen den in ihrer Anzahl fixierten Clustern läßt sich die Zuordnung der Einzelmitglieder hinsichtlich der Kriterien der Separierbarkeit zwischen Gruppen und der Homogenität innerhalb noch verbessern. An unserem Datensatz wurde für diese Analyse das "k-means-Verfahren" (MacQueen 1966) verwendet (Ausgangspartition: die 4 unähnlichsten Einzelobjekte als Startzentren; 8 Iterationen bis zum - lokalen - Optimum). Das Ergebnis ist dargestellt in den folgenden Abbildungen 22 - 25.

keine Diskrepanz	sehr starke Diskrepanz	Krankheits-verleugnung
gut	nicht vorhanden	Krankheits-einsicht
sehr stark	keinerlei	Leidens-druck
keinerlei	sehr starker	externer Druck
sehr gut	sehr schlecht	intrinsische Motivation
sehr flexibel	sehr rigide	Rigidität
unge-stört	sehr stark gestört	Persönlich-keitsstörung
gesund	sehr schwer abhängig	Schweregrad der Suchterkrankung
sehr gut	sehr schlecht	Prognose

Abb. 22. Cluster 1 (N = 60) Urteilsmuster "gute Prognose"

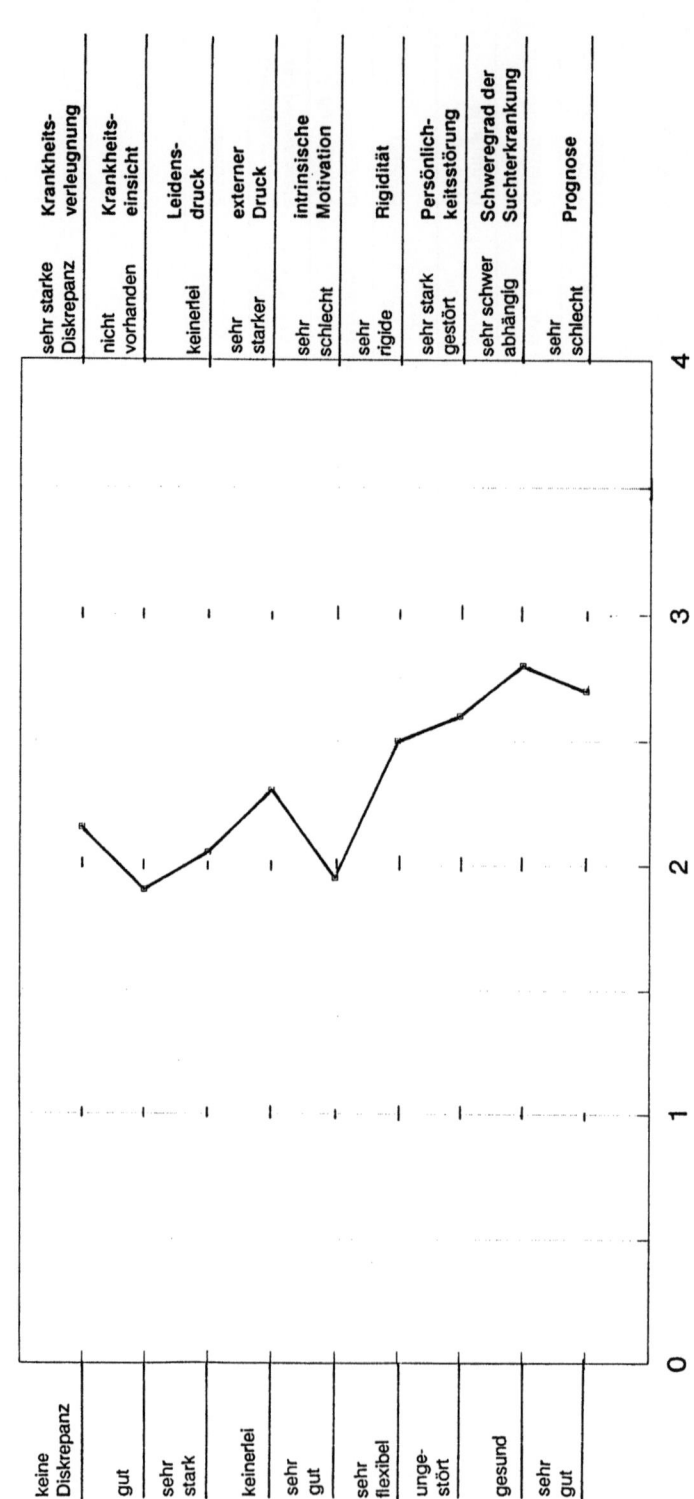

Abb. 23. Cluster 2 (N = 95) Urteilsmuster "mittlere bis schlechte Prognose"

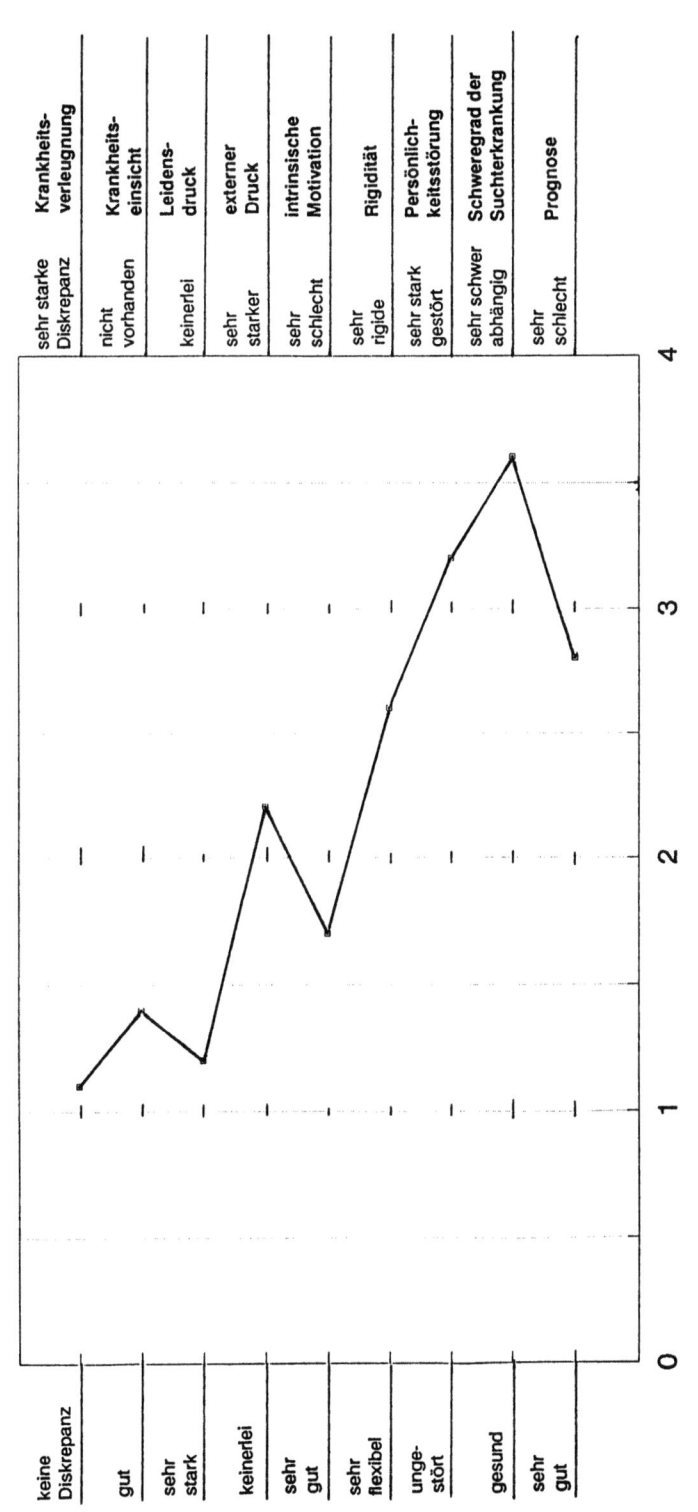

Abb. 24. Cluster 3 (N = 82) Urteilsmuster "schlechte Prognose (lieb-aber-schlimm-Alkoholiker)"

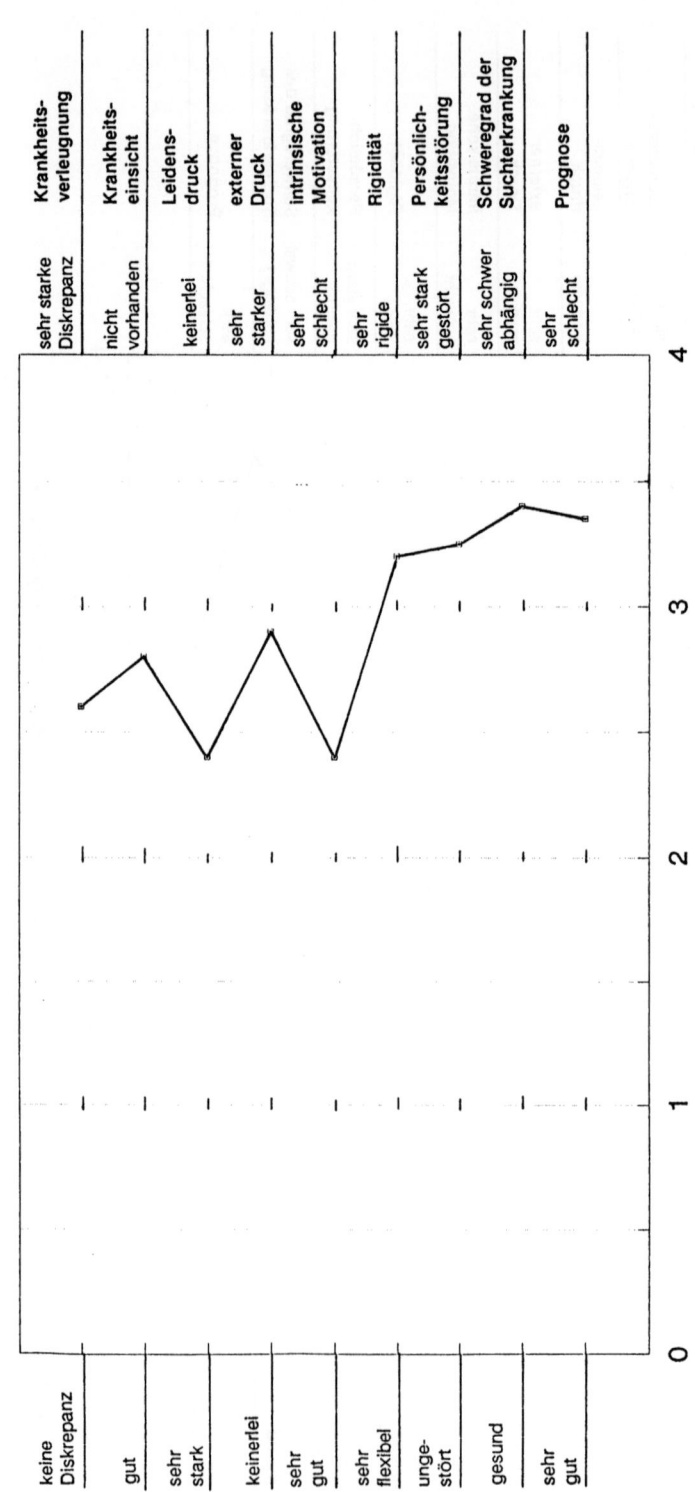

Abb. 25. Cluster 4 (N = 120) Urteilsmuster "sehr ungünstige Prognose"

Diese 4 Profile wurden inhaltlich wie folgt benannt:
Cluster 1: Urteilsmuster "gute Prognose": selten, hoch motiviert, gering gestört, insgesamt die beste Prognose.

Cluster 2: Urteilsmuster "mittlere bis schlechte Prognose" - durchschnittlich auf allen Beurteilungsebenen, von mittelschlechter Prognose.

Cluster 3: Urteilsmuster "schlechte Prognose (lieb-aber-schlimm-Alkoholiker)" - von guter Einsicht und hoher Motivation hat er eine stark gestörte Persönlichkeit und äußerst schwere Erkrankung und deshalb eine sehr schlechte Prognose.

Cluster 4: Urteilsmuster "sehr ungünstige Prognose" - am häufigsten von allen (Stereo-) Typen, rundum schlecht auf allen Beurteilungsdimensionen, die schlechteste Prognose von allen.

Wenn diese 4 Cluster der Urteile hauptsächlich von den Patienten und ihren tatsächlichen Eigenschaften hervorgerufen werden, dann dürfte kein Zusammenhang feststellbar sein zwischen Clusterzugehörigkeit eines Urteiles und der Herkunft dieses Urteiles aus einer bestimmten Therapeutengruppe. Bei einem vollkommen aus der Therapieart bestimmten klinischen Urteil müßten sich die Cluster und die Therapeutengruppen vollkommen decken. Nachfolgende Kreuztabellierung stellte den statistisch signifikanten Zusammenhang zwischen Urteilsstereotypen und Therapeutengruppe dar (Pearson Chi-Quadrat-Wert 80,5; df = 9; p < 0,001; Fishers L-Quadrat 75,0; df = 9; p < 0,001).

Der Vollständigkeit halber sei hier angemerkt, daß die entsprechenden Signifikanz"größen" nicht ohne weiteres absolut interpretiert werden dürfen, da die meisten Therapeuten Mitglieder in 2 Therapiegruppen waren und die Gruppen demnach nicht streng unabhängig voneinander gesehen werden dürfen. Dieser Sachverhalt entwertet die dargestellten Ergebnisse allerdings nicht. Im Gegenteil: da ein hohes Maß an Zusammenhang zwischen Urteilsstereotyp und Therapierolle feststellbar ist, *obwohl* gleiche Personen zu unterschiedlichen Zeitpunkten Mitglieder in verschiedenen Therapiegruppen waren, lassen sich für den Fall völlig unabhängiger Stichproben noch höhere Effektgrößen erwarten (zum Zusammenhang zwischen unabhängigen/abhängigen Stichproben und Effektgröße vgl. Rosenthal u. Rosnow 1984).

Einschätzungen der Therapeuten der konfliktzentrierten Gruppe und der Therapeuten des autogenen Trainings waren beide im Cluster 4 (Urteilsmuster "sehr ungünstige Prognose") überrepräsentiert (stand. Residuen: konfliktzentrierte Gruppe: 1,17, autogenes Training: 1,32). Die Einschätzungen der Therapeuten des Sozialkompetenztrainings waren im Cluster 1 (Urteilsmuster "gute Prognose") überrepräsentiert (stand. Residuen: 3,44) und die Einschätzungen der Ergotherapeuten waren im Cluster 3 (Urteilsmuster "lieb-aber-schlimm - schlechte Prognose") überrepräsentiert (stand. Residuen: 5,96). Im Cluster 2 waren Einschätzungen der Therapeuten des Sozialkompetenztrainings überrepräsentiert (stand. Residuen: 1,12). Nach Alpha-Adjustierung für 4 Testungen (gruppenweise für jede Therapeutengruppe wurde über die z-Verteilung getestet) erreichten die Abweichungen Urteilsmuster "gute Prognose" mit Sozialkompetenztherapeuten und Urteilsmuster "schlechte Prognose (lieb-aber-schlimm-Alkoho-

Tab. 53. Zusammenhang zwischen Urteilsstereotyp und Therapeutengruppe

Cluster			Beurteilung durch Therapeuten der Gruppe:				Zeilensumme relative Häufigkeit der Urteilsmuster
			konfliktzentriert	Soziale Kompetenz	Autogenes Training	Beschäftigungstherapie	
1. Urteilsmuster "gute Prognose"		n Z % S %	15 25,0 15,2	29 48,3 31,5	12 20,0 15,4	4 6,7 4,5	60 100 16,8
2. Urteilsmuster "mittlere bis schlechte Prognose"		n Z % S %	28 29,5 28,3	30 31,6 32,6	24 25,3 30,8	13 13,7 14,8	95 100 26,6
3. Urteilsmuster "schlechte Prognose"		n Z % S %	16 19,5 16,2	10 12,2 10,9	9 11,0 11,5	47 57,3 53,4	82 100 23
4. Urteilsmuster "sehr ungünstige Prognose"		n Z % S %	40 33,3 40,4	23 19,2 25,0	33 27,5 42,3	24 20,0 27,3	120 100 33,6
Spaltensumme relative Häufigkeit		n Z %	99 27,7	92 25,8	78 21,8	88 24,6	357 100,0

Z % = Zeilenprozentanteil; S % = Spaltenprozentanteil

liker)" mit Beschäftigungstherapeuten eine Signifikanz auf dem 5%-Niveau (zweiseitiger Test, Alpha = 0,013). Wie oben bereits erwähnt, handelt es sich bei diesen Werten aufgrund der abhängigen Stichproben um Unterschätzungen der tatsächlichen Werte.

Frage 5: "Welche Validität besitzen die geschätzten klinischen Prognosen?"
Die Frage nach der Validität der Prognosen ist schwer zu beantworten. Eine globale Prognose über einen Alkoholiker kann viele verschiedene Aspekte umfassen. Beispielsweise versteht ein bestimmter Therapeut darunter, daß die entsprechende Person kontrolliert trinken lernt. Ein anderer mag jede Art von Trinken als negativ einschätzen und verstünde deshalb unter einer guten Prognose ausschließlich eine Vorhersage in Hinblick auf absolute Nüchternheit. Ein dritter Therapeut hingegen stellt die Lebensqualität des Patienten in den Mittelpunkt seiner Erwägungen und verbindet eine gute Prognose keineswegs ausschließlich mit der Dichotomie "naß/trocken", sondern bezieht andere Dimensionen wie die Güte der familiären und der Arbeitssituation gleichrangig in seine Überlegungen mit ein.

Um die Validität der Prognosen also einer Prüfung zu unterziehen, müßten streng genommen die jeweiligen Urteilsdimensionen (die jeweiligen Maßstäbe) bekannt sein. Dennoch läßt sich auch für den Fall, daß diese Maßstäbe nicht bekannt sind, eine Schätzung der Validität erstellen, indem man die über alles gesehen sicherlich wichtigste Dimension einer Alkoholtherapie in den Mittelpunkt stellt: die Nüchternheit.

Versucht man, die Kovariation der Prognosen mit der jeweiligen Nüchternheit in Beziehung zu stellen, ergeben sich 2 Probleme:
1. Es muß das interessierende Zeitintervall definiert werden.
2. Es muß das geeignete Maß für die interessierende Assoziation bestimmt werden.

Hinsichtlich der ersten Frage entschieden wir uns für den Zeitraum von 18 Monaten. Die Kovariation zwischen Nüchternheit nach dieser Zeitperiode mit den Prognosen der Therapeuten bei Aufnahme und Entlassung diente als empirischer Gradmesser für die Validität. Für diesen Zeitraum sprachen vor allem pragmatische Gründe, da die Katamnese nach 18 Monaten a priori wichtigster Endpunkt der Studie war und die Therapeuten von dieser Festlegung Kenntnis hatten. Man kann also davon ausgehen, daß sie einen solchen Zeitraum auch implizit in ihre Prognosen mit einbezogen.

Hinsichtlich der zweiten Frage wurden 2 verschiedene Methoden durchgeführt: Receiver Operating Characteristics (ROC) Kurven und Rangkorrelationskoeffizienten nach Kendall (vgl. Kendall 1970; Benninghaus 1990). Bei der ersten Methode wird die kontinuierlich beurteilte Prognose bei allen möglichen Cut-off Punkten dichotomisiert und dann jeweils mit der Variablen Nüchternheit (Ja/Nein) in Verbindung gesetzt (vgl. Swets u. Picket 1982). Bei der zweiten Methode werden sowohl Prognose als auch Nüchternheit als Variablen auf Ordinalniveau aufgefaßt (d.h. eine sehr gute Prognose muß besser sein als eine gute und diese besser als eine mittlere usw.; analog wird Nüchternheit als eindimensional aufgefaßt, allerdings nur mit 2 Ausprägungen: nüchtern und nicht nüchtern - = weniger nüchtern, in obenstehender Terminologie zu bleiben).

Beide Methoden kommen im vorliegenden Fall *im wesentlichen zu den gleichen Schlüssen.* Im folgenden Text sollen aber aus 2 Gründen zunächst die Kendall'schen Koeffizienten berichtet werden:

1. Die Kendall'schen Rangkorrelationen lassen über die Analogie zum bekannten Pearson'schen Korrelationskoeffizienten einen einfachen und unmittelbaren Vergleich zwischen den Gruppen zu.
2. Die Kendall'schen Rangkorrelationen schöpfen mehr der vorliegenden Informationen über die Prognosen aus (mehr als 2 Rangstufen) und werden so u. E. der *psychologischen Situation* bei der Urteilsbildung am ehesten gerecht. Schließlich wurden die Therapeuten gebeten, auf einer mehrstufigen Skala ihre Urteile abzugeben und eine solche Skala evoziert nach neueren Erkenntnissen der Urteilsforschung andere Urteile als beispielsweise eine dichotome Skala (vgl. Schwarz, Strack u. Hippler, im Druck, als Überblick; Schwarz et al. 1988, als Beispiel). Die entsprechenden Ergebnisse finden sich in Tabelle 54.

Tab. 54. Zusammenhang der Prognosen der Therapeuten über die Patienten mit tatsächlicher Abstinenz nach 18 Monaten

Zeitpunkt der Prognose-erstellung	Therapeutengruppe			
	konflikt-zentrierte Gruppe	Soziale Kompetenz Gruppe	Autogenes Training	Beschäftigungstherapie
Aufnahme	0,27 $p < 0,01$	0,09 n.s.	0,05 n.s.	0,05 n.s.
Entlassung	0,32 $p < 0,001$	0,19 $p < 0,05$	0,17 $p < 0,05$	0,12 n.s.

Die Koeffizienten wurden nach der Formel von Kendall (Tau C) bei Zusammenfassung der Prognosen auf 3 Stufen ermittelt. Die Zusammenfassung war aus rechentechnischen Gründen notwendig.

Wie lassen sich diese Ergebnisse interpretieren? Zum einen fällt auf, daß *die Güte der Prognosen insgesamt schlecht* ist. Selbst wenn die oben aufgeführten Probleme der Validitätsprüfung mit einbezogen werden, ist es doch erstaunlich, daß die *Prognosen der Therapeuten kaum überzufällige Beziehungen mit der tatsächlichen Abstinenz aufweisen*. Wie bereits erwähnt, wird dieser Schluß auch über die ROC-Kurven gestützt (Abb. 26 und 27). Die Sensitivität (= der prozentuale Anteil der korrekten Rückfallvorhersagen an den tatsächlichen Rückfällen) und die Spezifität (= der prozentuale Anteil der korrekten Abstinenzvoraussagen an den tatsächlich abstinenten Patienten) sollten bei einem guten Vorhersageinstrument beide Werte nahe an 1,0 (= 100%) erreichen. Die ROC-Kurve, die durch das Verbinden der Wertepaare jedes möglichen Cut-off-Punktes auf dem kontinuierlichen "Prädiktor" entsteht, sollte möglichst in der linken oberen Ecke des Graphen verlaufen. Dies ist für die vorliegenden Gruppen nur in geringem Maße der Fall.

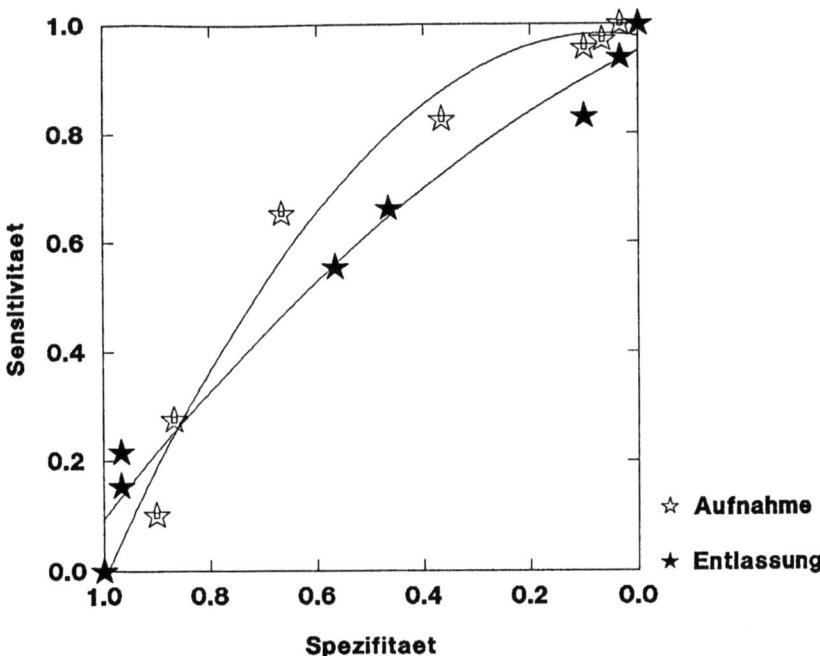

Abb. 26. ROC-Kurven der Prognosen aus der konfliktzentrierten Gruppe

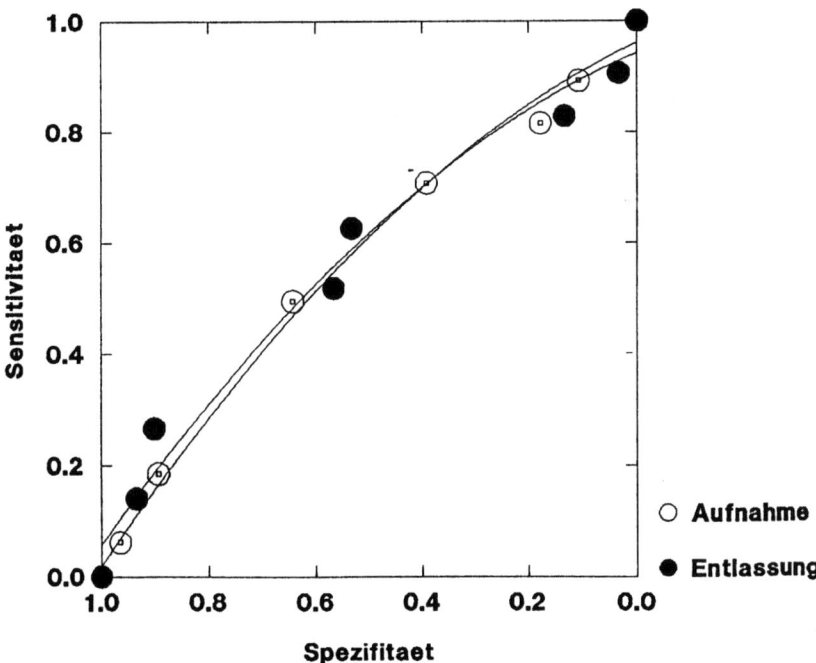

Abb. 27. ROC-Kurven für die Prognosen aus der Gruppe zum Aufbau sozialer Kompetenz

Lediglich die Therapeuten der tiefenpsychologisch fundierten, konfliktzentrierten Gruppe und (mit Einschränkungen) diejenigen aus dem Training zum Aufbau sozialer Kompetenz erreichen Prognosen, die sich deutlich vom Zufall (der in der Graphik der Winkelhalbierenden entsprechen würde) abzuheben vermögen. Dabei scheint es in dieser Darstellung so, als ob die prognostische Fähigkeit der Therapeuten der konfliktzentrierten Gruppe gleich zu Beginn der Therapie (bei Aufnahme) am höchsten sei. Auch auf diesem Maß erreichen lediglich die Therapeuten aus den psychoanalytisch orientierten, konfliktzentrierten Gruppen und mit Einschränkungen die Therapeuten der verhaltenstherapeutisch ausgerichteten sozialen Kompetenzgruppe Prognosen, die sich vom Zufall abzuheben vermögen. Dabei liegt aber ihre Spezifität (d.h. die richtige Vorhersage des späteren abstinenten Verhaltens) selbst bei günstigster Verrechnung (= günstigster Wahl des Schnittpunktes) nur um 50%.

Insgesamt fällt bei einem Vergleich zwischen den Gruppen auf, daß die *Therapeuten der konfliktzentrierten Gruppe besser prognostizierten* (auf allen Maßen und zu allen Zeitpunkten) als die Therapeuten der übrigen Gruppen. Interessant erscheint auch, daß die Rangfolge der Therapiegruppen immer gleich bleibt.

Für die dargestellten Ergebnisse bieten sich 2 Erklärungsmöglichkeiten an:

1. Die Vorhersagen der Therapeuten spiegeln im wesentlichen die "realen Abstinenzchancen" der jeweiligen Patienten wider. Je mehr Zeit die Therapeuten mit ihren Patienten verbracht haben, und je mehr Kenntnisse sie über diese erworben haben, desto präziser können sie das Verhalten prognostizieren. Ein solcher Effekt könnte beide in Tabelle 54 enthaltenen Tendenzen erklären: den Sachverhalt, daß die Therapeuten bei Entlassung im Durchschnitt besser prognostizierten als bei Aufnahme und den Sachverhalt, daß Therapeuten aus den Handlungsfeldern mit mehr Kontakt zu Patienten (siehe Kapitel 2.4) besser prognostizierten als Therapeuten mit weniger Kontakt zu Patienten. Problematisch bleibt innerhalb dieses Erklärungsansatzes allerdings die ingesamt doch geringe Treffsicherheit der Prognosen.

2. Demgegenüber können die oben beschriebenen Effekte auch als Auswirkungen einer hierarchisch strukturierten Kommunikationssituation gedeutet werden: Die Definitionsmacht im Therapieprozeß manifestiert sich am deutlichsten bei den ranghöchsten Therapeuten, nämlich den Mitgliedern der psychoanalytisch orientierten konfliktzentrierten Gruppe. Mit anderen Worten: durch die Prognose bei Anfang werden Patienten mit guten und schlechten Heilungschancen definiert, wobei die folgenden Interaktionen diese Einteilung Wirklichkeit werden lassen (vgl. Rosenthal u. Rubin 1978, als Überblick). Diese Deutung könnte sowohl die überzufällig sicheren Prognosen der Therapeuten der konfliktzentrierten Gruppe bereits vor Therapiebeginn als auch die bis zur Entlassung bestehenden Unterschiede zwischen den Behandlungsfeldern erklären. Die Verbesserungen der Vorhersage von Therapeuten der 3 zusätzlichen Handlungsfelder ließe sich unter dieser Sichtweise als Angleichung an die Ideen und sozialen Repräsentationen der Meinungsführer deuten (vgl. die Übereinstimmungen mit der konfliktzentrierten Gruppe bei Aufnahme von $r = 0,24$ bzw. $0,34$ bzw. $0,34$; bei Entlassung: $r = 0,47$ bzw. $0,43$ bzw. $0,61$). Meinungsführerschaft und Möglichkeit zur stärkeren Beeinflussung der Patienten wird im vorliegenden Fall an Erfahrenheit und Dienstalter der Therapeuten festgemacht: in der Psychiatrischen Universitätsklinik war es im untersuchten Zeitraum so, daß die erfahreneren und dienstälteren Therapeuten in der konfliktzentrierten Gruppe tätig waren.

Eine empirisch begründete Entscheidung zwischen beiden Alternativen ist aufgrund der Art der gesammelten Daten unmöglich. Außerdem stellen sich die postulierten Prozesse keineswegs als disjunkte Alternativen (als strenges entweder/oder) dar. Es ist möglich, daß beide Prozesse (bessere Prognosen via mehr Erfahrung und Information und bessere Prognosen via "Self-fulfilling Prophecy") gemeinsam gewirkt haben.

Frage 6: "Bestehen bei den Therapeuten positive Erwartungseffekte gegenüber der Behandlungsmethode als Folge, an einer Therapiestudie zur Evaluation einer neuartigen Behandlungsmethode teilzunehmen?"
Die Frage nach dem positiven Erwartungseffekt bei der Neu-Einführung einer vermutlich wirksameren Behandlungsmethode wurde durch t-Testung für unabhängige Stichproben für jede Therapeutengruppe überprüft. Hier gilt analog das bereits weiter oben zur Testung von teilweise abhängigen Stichproben Gesagte: die Anwendung von t-Tests für unabhängige Stichproben unterschätzt die entsprechenden Effekte. Verglichen wurden die Prognosenmittelwerte für die beiden Behandlungsgruppen: angehörigenzentriert versus selbsthilfeorientiert. Überraschenderweise stellt sich das genaue Gegenteil der Arbeitshypothese ein: Zur Aufnahme erwarten die Therapeuten der Sozialen Kompetenz Gruppe, die des autogenen Trainings und die der Beschäftigungstherapie signifikant schlechtere Ergebnisse von den Patienten der angehörigenzentrierten Behandlungsgruppe (im Vergleich zu Patienten der selbsthilfeorientierten Behandlungsgruppe). Diese Effekte halten auch einer Alpha-Adjustierung (für 4 Testungen je Therapiegruppe) stand.

Wie im Rahmen einer Randomisierung bei solchen Fallzahlen zu erwarten ist (vgl. Rehm u. Strack, im Druck), konnten auf anderen Parametern keine Unterschiede zwischen den Behandlungsgruppen festgestellt werden. Dies betrifft sowohl die Geschlechterverteilung, den Sozialstatus, die Anzahl der Vorbehandlungen als auch die Testergebnisse auf den verwendeten diversen Persönlichkeits- und Alkoholismustests (vgl. 2.3 für eine ausführlichere Darstellung).

Bei dieser Datenlage liegt die Interpretation auf der Hand, daß es sich bei den unterschiedlichen Prognosen um Effekte handelt, die *ausschließlich* durch die Zugehörigkeit von Patienten zu Gruppen mit unterschiedlichen Behandlungsregimen bestimmt sind. Mögliche Effekte dieses Sachverhalts werden im nächsten Punkt diskutiert.

5.1.5 Diskussion über klinisches Urteil und Behandlungserfolg

Nach so vielen Einzelbefunden soll versucht werden, die bisherigen Ergebnisse zusammenzufassen und im Hinblick auf ihre theoretische Relevanz zu diskutieren. Dazu läßt sich zunächst einmal festhalten, daß die Ergebnisse insgesamt für die *Existenz von unterschiedlichen Alkoholikerstereotypen* sprechen, die bis zu einem bestimmten Grad rollenspezifisch geprägt sind und die jeweiligen Prognosen beeinflussen. Dieses Fazit kann sowohl über Regressions- als auch über Clusteranalysen gestützt werden.

Mit anderen Worten: Die Annahme von rollenspezifisch geprägten sozialen Repräsentationen läßt sich bei den untersuchten klinischen Therapeuten empirisch belegen. Die jeweils ausgeübte Therapierolle liefert demnach tatsächlich unterschiedliche Deutungsmuster, die für die Klassifizierung und Prognoseerstellung der Patienten Bedeutung erlangen.

Dieser Befund ist auch deshalb so bedeutsam, weil über Spezifika der Therapieorganisation in der Klinik (unterschiedliche Rollen wurden zu verschiedenen Zeitpunkten von den gleichen Therapeuten ausgefüllt) übliche Alternativerklärungen über Sozialisationseffekte ausgeschlossen werden können.

Welche praktische Bedeutung hat ein solcher Befund für die Therapiegestaltung in den Kliniken? Unter diesem Aspekt sollen 2 unterschiedliche Themen zur Sprache kommen: zunächst das Problem von sich selbst erfüllenden Prophezeiungen und dann Möglichkeiten der gezielten Steuerung von Therapeutenverhalten durch genauere Rollenvorgaben.

Die Verbindung zweier Sachverhalte (1. Bevorzugung pessimistischer Prognosestereotype bei den Therapeuten mit dem größten Zeitaufwand mit den Patienten; 2. negative Erwartungseffekte der Therapeuten bezüglich des experimentellen Ansatzes dieser Studie) führt zwangsläufig zu der Frage, inwieweit die Prognosen der Therapeuten als selbst erfüllende Prophezeiungen zum einen beitragen zu einem geringeren psychotherapeutischen Erfolg der Therapie, als er sonst erreichbar wäre; und zum zweiten zur Frage, ob der Erfolg der neuen Therapiemethode "Einbeziehung der Angehörigen" nicht entscheidend behindert war, wenn die Therapeuten anderer Therapiebausteine (Soziale-Kompetenz-Gruppe, autogenes Training, Beschäftigungstherapie) von der neuen Methode sich signifikant weniger Erfolg versprechen. Solche Fragen sind sehr schwer zu beantworten. Dennoch liefern die Ergebnisse der Korrelationen zwischen Prognosen von Therapeuten über Patienten mit tatsächlicher Abstinenz Indikatoren dafür, daß solche sich selbst erfüllenden Prophezeiungen eine gewisse Rolle gespielt haben. Diese Rolle sollte angesichts der Höhe der untersuchten Korrelationen nicht zu hoch veranschlagt werden, kann aber für zukünftige Therapieplanungen durchaus positiv genutzt werden.

Dazu ein Beispiel: Gehen wir bei einer Therapiestudie wie der geplanten von einer bestimmten Grundwahrscheinlichkeit des Therapieerfolgs aus (nach Fichter et al. 1982, beispielsweise knapp 40%), so sollte dies den Therapeuten als Minimalziel vorgegeben werden. Darauf bauend, daß die Therapeuten ihre eigene Arbeit als etwas besser als den statistischen Durchschnitt einschätzen, erwarten Therapeuten dann wohl leicht höhere Erfolgsraten der eigenen Bemühungen. Dies wiederum sollte sich auf die erstellten Prognosen für die Patienten auswirken, und - gegeben einen Effekt sich selbst erfüllender Prophezeiungen - auch auf den Therapieerfolg.

Eine solche Vorgabe als Bestandteil der Therapeutenrolle muß selbstverständlich empirisch noch streng geprüft werden. Dennoch ließe sich solch eine Folgerung aus den dargestellten Ergebnissen ziehen und kann auch heute schon als Hoffnung auf Verbesserung des Therapieerfolgs gewertet werden.

5.2 Einflußfaktoren auf den Verlauf

Aus dem umfangreichen Material, welches bereits bei der Aufnahme der Patienten erhoben wurde, wurden Merkmale der Patienten isoliert, die Aufschluß über eine differentielle Indikation der hier praktizierten Therapiemethode geben. Dabei wurden auch Daten berücksichtigt, die sich auf das Patientenverhalten nach Ende der ambulanten

Nachbetreuung und auf den Therapieerfolg (insbesondere das Trinkverhalten) bezogen. Die Vorgehensweise war zweistufig. Zunächst wurden in einer Screening-Prozedur mögliche Prädiktorvariablen auf ihre Brauchbarkeit für die Vorhersage des Abstinenz-Verhaltens hin geprüft. Im zweiten Schritt wurde versucht, ein multivariates Vorhersagemodell des Behandlungserfolges zu erstellen. Unterschiedliche Modelle wurden auf ihre Brauchbarkeit hin untersucht. Die Analysen berücksichtigten auch zeitliche Veränderungen im Trinkverhalten. Der Einfluß von Prädiktorvariablen wurde getrennt für den Trinkstatus bei der Halbjahreskatamnese und für die 18-Monats-Katamnese überprüft. Dadurch wurde auch der zeitliche Bezug von bestimmten Wirkungen untersucht.

5.2.1 Selektion potentieller Prädiktoren

Es wurde davon ausgegangen, daß Faktoren völlig unterschiedlicher Qualität und Herkunft den Erfolg einer Psychotherapie bei Alkoholabhängigen beeinflußen. Neben Merkmalen des Patienten (Persönlichkeitsvariablen, lebensgeschichtliche Entwicklung) und Merkmalen seines familiären und sozialen Umfeldes berücksichtigten wir auch die Umstände der Therapie selbst und Merkmale der Therapeuten. Methodisch wurden für kontinuierliche Variablen bei Erfüllung der Voraussetzungen (Normalverteilungsannahme, Varianzhomogenität in den Zellen) ein- oder mehrfaktorielle, einfache Varianzanalysen gerechnet. Gegebenenfalls erfolgte die Testung über nonparametrische Tests wie Wilcoxon's Sign-Rank-Test oder den U-Test nach Mann-Whitney. Kategoriale Daten wurden mit Chi-Quadrat-Test ausgewertet und Abweichungen von der Gleichverteilungsannahme bei Tabellen von mehr als 2x2 Zellen mittels der standardisierten Residuen über die z-Verteilung lokalisiert.

Dieses Vorgehen wurde in der Literatur (z.B. Watzl 1986) als "univariate Prüfung" von Prädiktoren bezeichnet. Allerdings betrachteten wir diese Testungen nicht als "Prüfungen" im statistischen Sinne, weil serielle, univariate Testung einer so großen Variablenzahl unlösbare Probleme der Anerkennung von Zufallseffekten als statistisch gesichert aufwerfen würde. Wir verwendeten die univariaten Testungen *explorativ* zum Vergleich mit bestehenden Studien zur Gewinnung sinnvoller Hypothesen zur multivariaten Testung und zum Aufzeigen der Bedeutungslosigkeit zahlreicher Variablen, deren Einfluß auf den Therapieeffekt wiederholt diskutiert wurde.

5.2.1.1 Merkmale des Patienten und ihre Vorhersagekraft

Wie bereits weiter oben im Text dargestellt wurde, hatte das *Geschlecht* sowie das *Alter* der Patienten unserer Studie keinen Einfluß auf ihren Behandlungserfolg. Stabile *Persönlichkeitsmerkmale*, wie sie vom Freiburger Persönlichkeitsinventar (FPI) erfaßt wurden, erlaubten *keine Vorhersage* der späteren Abstinenz, weder zur 6-Monats-Katamnese noch zur 18-Monats-Katamnese hin. Ebensowenig unterschieden sich die später Abstinenten von den später Nichtabstinenten in der Ausprägung psychiatrischer Symptomatik, wie sie zum Aufnahmezeitpunkt vorgelegen hat. Entsprechende Varianzanalysen der 9 erhobenen Skalen der Symptom-Check-List SCL 90-R blieben ohne signifikantes Ergebnis. Jüngere, epidemiologische Verlaufsuntersuchungen unserer Arbeitsgruppe (Fichter 1990) haben die Bedeutung des Demoralisationskonzeptes nach Jerome Franks für den Verlauf psychiatrischer Erkrankungen aufgezeigt. Dabei zeigte sich auch die Beschwerdenliste (BL) nach von Zerssen (1976) als geeignetes Meßinstrument zur Erfassung von "Demoralisation". Für Suchtpatienten blieb das Ausmaß der zum Aufnahmezeitpunkt geäußerten Beschwerden jedoch ohne Bedeutung für das spätere Trinkverhalten. Dabei wurde auch eine mögliche Wechselwirkung des BL-Wertes mit dem Geschlecht des Patienten berücksichtigt (Frauen erreichten höhere Werte). Auch dieses Ergebnis steht im Widerspruch zu den bei Küfner et al. (1986) und Watzl (1986) referierten Befunden. Beim Vergleich mit diesen Studien muß allerdings die spezielle Selektion in den verschiedenen Untersuchungen berücksichtigt werden. In unsere Studie wurden nur Patienten, welche eine Bezugsperson aufweisen konnten, aufgenommen.

Die *soziale Kompetenz* des Patienten und seine *sozialen Ängste* (erfaßt durch den Unsicherheitsfragebogen (U-Fb)) spielten für das spätere Trinkverhalten ebenfalls *nur eine marginale Rolle*. Alle 6 Skalen des U-Fb differenzierten nicht zwischen den zur 6-Monats-Katamnese Abstinenten bzw. Nichtabstinenten. Für die 18-Monats-Katamnese läßt sich jedoch festhalten: Die Gruppe der 18 Monate nach Therapieende abstinenten Patienten hatte bereits bei der Aufnahme bedeutsam höhere Werte in der Skala "Anständigkeit" (= soziale Überangepaßtheit) des U-Fb als die Gruppe der Nichtabstinenten ($F = 5{,}79$; $p < 0{,}05$).

Die *Therapiemotivation* der Patienten im Sinne einer stabilen Persönlichkeitseigenschaft (vgl. die kritischen Anmerkungen im Methodenkapitel) blieb für die Vorhersage des Abstinenzverhaltens ebenfalls von untergeordneter Bedeutung. Das Trinkverhalten bei der 6-Monats-Katamnese vermochte als Gruppierungsvariable bezüglich der Motivationsskalen (gemessen bei Therapiebeginn) keine Mittelwertsunterschiede zu sichern. Die Gruppierung der Motivationsskalen nach dem Trinkverhalten zur 18-Monats-Katamnese lieferte nur auf der Skala "Compliance und Zuversicht" bedeutsame Unterschiede zwischen den Abstinenten und Nichtabstinenten (U-Test; $Z = -1{,}96$; $p < 0{,}05$). Die von den Patienten vorgenommene *Kausalattribuierung* ihrer Alkoholismus-Problematik (ob als Persönlichkeitsdefizit oder als familiär- oder umweltbedingte Störung) blieb ohne Einfluß auf das spätere Trinkverhalten. Ebensowenig ließ sich eine bedeutsame Beziehung zwischen der von den Patienten geäußerten Kausalattribuierung ihres Alkoholismus' und den Motivationsskalen dieser Untersuchung herstellen.

In zahlreichen Studien wurde von einer zentralen Bedeutung der *bisherigen Suchtkarriere* des Patienten für seine weitere Prognose berichtet. Fußend auf der Vorstellung von Alkoholismus als einer Störung mit einem progredienten, unidirektionalen Verlauf wurden ungünstige, prognostische Merkmale berichtet, die eine Einordnung des Patienten auf einem Kontinuum von "Anfangsstadium" bis "Endstadium" des Alkoholismus erlauben sollen. Steinglass (1976) wandte sich vehement gegen eine derartige Einbahnstraßendenkweise und verwies auf die in intakten und stabilen Familiensystemen oftmals jahrzehntelang unbehandelt lebenden Alkoholiker. Die Stichprobe unserer Untersuchung ist nicht ohne weiteres mit verschiedenen anderen, in der Literatur berichteten Behandlungsstichproben vergleichbar. Frauen, Großstädter, Angehörige der Mittel- und Oberschicht und Patienten mit festeren familiären Bindungen sind in unserer Studie relativ überrepräsentiert. Es ist deshalb nicht ohne weiteres zu erwarten, daß die in manchen anderen Studien dokumentierten Merkmale einer typischen "Suchtkarriere" des Alkoholismus auch in unserer Studie die gleichen Vorhersagen zulassen.

Folgende Variablen, denen in einer Reihe anderer Verlaufsuntersuchungen zu Alkoholabhängigkeit oder -mißbrauch prädiktive Bedeutung zukam, waren in unserer Stichprobe von alkoholabhängigen Patienten bis zur 18-Monats-Katamnese ohne Bedeutung für das spätere Trinkverhalten:
- das Vorliegen von Vorbehandlungen bezüglich des Alkoholproblems,
- die Zahl der Vorbehandlungen,
- die Art der Vorbehandlungen (ärztliche oder psychologisch-psychotherapeutische),
- die Zahl der kurzfristig oder längerfristig vor Beginn der gegenwärtigen Therapie absolvierten Vorbehandlungen,
- die Dauer der Alkoholabhängigkeit oder des Alkoholmißbrauchs vor Therapiebeginn,
- die tägliche Alkoholmenge vor Therapiebeginn,
- die Zahl der Institutionen, mit denen wegen der Alkoholproblematik bereits Kontakt aufgenommen worden war,
- die Zahl der negativen Konsequenzen (z.B. Ehekrisen, Führerscheinentzug, Pflegschaft, Arbeitsplatzverlust, Verurteilungen, Scheidung) infolge des Alkoholproblems,
- die Zahl der abgebrochenen Vorbehandlungen,
- die bisher in Entwöhnungsbehandlungen verbrachte Zeit und
- die Inanspruchnahme von Selbsthilfegruppen vor Therapiebeginn.

Die bei der 6-Monats-Katamnese abstinenten Patienten hatten bereits bei der Aufnahme im Durchschnitt nur 2,97 (SD 1,9) psychische Symptome (wie Angstanfälle, Eifersuchtsideen, Unruhe etc.) oder Folgeerkrankungen (Korsakow, Halluzinosen, Delir) aufzuweisen. Dagegen hatten jene Patienten, die bei der 6-Monats-Katamnese nicht abstinent waren, bei der Aufnahme bereits signifikant mehr Symptome - durchschnittlich 4,32 ($F = 12{,}7$; $df = 1{,}96$; $p < 0{,}001$). Für die 18-Monats-Katamnese blieb dieser Unterschied dann allerdings ohne nachweisbare Bedeutung. Somit verflüchtigte sich in den 10 weiteren Monaten zwischen der 6-Monats- und der 18-Monats-Katamnese dieser Unterschied.

Analoge Ergebnisse zeitigte eine Analyse der Werte, die die Patienten bei der Aufnahme auf dem Münchner Alkoholismus-Test MALT (Feuerlein et al. 1979) erzielten. Der MALT-Gesamtwert der bei der 6-Monats-Katamnese Abstinenten lag bei der Aufnahme im Mittel bei 16,2 ($SD = 6{,}0$), während die bei der 6-Monats-Katamnese Nicht-Abstinenten durchschnittlich 19,2 Punkte ($SD = 5{,}9$) erzielten ($F = 5{,}75$; $df = 1{,}96$; $p < 0{,}05$). Dieser Mittelwertunterschied verflüchtigte sich zur 18-Monats-Katamnese. Bemerkenswert ist die Tatsache, daß die prognostische Kraft des MALT-Gesamtwertes ausschließlich aus dem Fremdbeurteilungsteil (MALT-F) herrührte. In dieser Skala schätzten Experten das Vorhandensein medizinischer Folgeerkrankungen ein. Dagegen trug der Selbstbeurteilungsteil MALT-S nichts zur Unterscheidung der bei der 6-Monats-Katamnese abstinenten oder nicht-abstinenten Patienten bei.

Lebensgeschichtliche Merkmale des Patienten wurden ebenfalls auf ihre prognostische Bedeutung überprüft. Kein Effekt konnte für eine neugebildete komplexe Variable "Kindheit" festgestellt werden; diese Variable erstreckte sich auf die Jahre der Kindheit und Jugend, in denen ein nur inkomplettes Elternhaus bestand oder in denen der

Proband getrennt von beiden Eltern (z.B. im Heim) aufwuchs (Belastungspunkte, pro fehlenden Elternteil und pro Trennungsjahr jeweils ein Punkt). Eine Einschätzung der Patienten, wie ihr persönliches Verhältnis jeweils zu Vater oder Mutter in der Kindheit gewesen sei, konnte ebenfalls nicht zwischen den später Abstinenten oder Nichtabstinenten trennen. Auch die Herkunft aus bestimmten Sozialschichten (operationalisiert über den Beruf des Vaters bzw. der Mutter) sowie Stellung des Patienten in der Geschwisterreihe waren ohne Bedeutung für den Therapieerfolg. Familiäre Belastungen (operationalisiert über 1. das Vorliegen von weiterem Alkohol-/Drogenabusus in der Familie, 2. die Existenz von psychischen Störungen bei anderen Familienmitgliedern und 3. über vorgelegene Selbstmordversuche im sonstigen Familienkreis) erlaubten ebenfalls keine Vorhersage des Therapieerfolges.

Die bei der 6-Monats-Katamnese abstinenten Patienten berichteten retrospektiv über ein besseres Klima ihrer Eltern zueinander (in der Zeit der Kindheit der Patienten), als dies die später nichtabstinenten Patienten taten (U-Test; Z = -2,07; p (zweiseitig) < 0,05). Der Effekt blieb bis zur 18-Monats-Katamnese stabil (U-Test; Z = -2,22; p < 0,05). Es wurde überprüft, ob es sich bei diesem Unterschied um ein Ergebnis besonders hoch motivierter Patienten handelte, die aufgrund eines bestimmten, für sich als zutreffend erachteten Krankheitsmodelles (familiäre Ursache des eigenen Alkoholismus) Erinnerungsartefakte produzierten. Die Patientengruppen mit unterschiedlichen Kausalattribuierungen zeigten jedoch keine signifikanten Unterschiede in ihren Erinnerungen an ihr eigenes Elternhaus und das dort vorherrschende Klima.

Soziodemographische Merkmale der Patienten und der Patientinnen spielten für den Trinkstatus bei nachfolgenden Katamnesen so gut wie keine Rolle. Alter, Geschlecht, Familienstand, Schulabschluß, soziale Schicht nach Kleining u. Moore (innerhalb der geringen, in unserer Studie vorliegenden Bandbreite) zeigten keine Unterschiede zwischen Abstinenten und Nichtabstinenten. Differenzierter waren Ergebnisse bezüglich des Zusammenhangs, eigene Kinder zu haben und dem Trinkverhalten: Die Anzahl der Kinder erwies sich als bedeutungslos. Nach Aufteilung der Kinder nach Altersklassen ergab sich allerdings für Alkoholabhängige mit Kindern im Jugendalter (15 bis 18 Jahre) ein günstigerer Verlauf. Von den Patienten mit Kindern im Alter zwischen 15 und 18 Jahren blieben bis zur 6-Monats-Katamnese 69% (n = 11) abstinent, während es bei Patienten ohne Kinder in dieser Altersgruppe nur 35% (n = 29) waren. Bei der 18-Monats-Katamnese waren 56% der Patienten mit Kindern in dieser Altersstufe abstinent, während es bei den übrigen Patienten nur 25% waren. In den anderen Altersklassen für Kinder (0 bis 3 Jahre; 3 bis 6 Jahre; 6 bis 15 Jahre) traten keine ähnlichen Unterschiede auf. Die Effekte blieben auch nach einer Alpha-Adjustierung (Alpha' = 0,013) auf dem 5%-Niveau bedeutsam (Chi-Quadrat-Testung). Die Effektstärken betrugen jeweils Phi = 0,25. Möglicherweise hängt dieses Ergebnis mit der erst im Pubertätsalter gegebenen sprachlichen und moralischen Reife und dem Einfluß der Jugendlichen auf ihre(n) alkoholische(n) Vater/Mutter zusammen, so daß sie deren Abstinenzchancen etwas erhöhen können.

5.2.1.2 Merkmale der Therapeuten und der Therapie und ihr Einfluß auf den Behandlungserfolg

In einem anderen Kapitel dieses Buches wurde bereits ausführlich dargelegt, wie sich das klinische Urteil der bei dieser Studie eingesetzten Therapeuten bildete, an welchen Patientenmerkmalen es sich orientierte und aus welchen sonstigen Quellen es sich speiste. Die Vorhersagekraft der Prognosen der Therapeuten wurde dort besonders unter Validitätsgesichtspunkten diskutiert. Es ist davon auszugehen, daß eine vom Therapeuten gestellte Prognose nicht nur eine dokumentierte Meinung über den Patienten, sondern auch Wirkung auf den Verlauf, z.B. im Sinne einer selbsterfüllenden Prophezeiung, darstellen kann. Zum einen kann die prognostische Meinung des Therapeuten sein Denken und Handeln strukturieren und auf diese Weise die Effektivität seiner Interventionen beeinflussen. Zum zweiten kann im Sinne eines Etikettierungs-Effektes ("Labeling") auch der Patient in der Institution eines Nervenkrankenhauses dieser Prognose, wie sie sich ihm über nonverbale und verbale Signale vermittelte, immer ähnlicher werden. Das klinische Urteil der Therapeuten kann somit verstanden werden als abhängige Variable von teils objektivierbaren, teils intuitiv zugeschriebenen Merkmalen des Patienten und zugleich als unabhängige Variable, die gerade diese Merkmale wiederum beeinflussen kann. So erscheint die Tatsache, daß einzig die Therapeuten der konfliktzentrierten Gruppe und mit Einschränkung der Sozialen-Kompetenz-Gruppe bereits zum Aufnahmezeitpunkt einigermaßen präzise Prognosen des Erfolges ihrer Patienten stellen können, sowohl Ausdruck ihrer größeren beruflichen Erfahrung als auch als Folge ihrer gesteigerten "Definitionsmacht" gegenüber den Patienten zu sein. Diese Therapeuten galten im Team auch als die Erfahrenen und die Leitung der Gruppe wurde ihnen aus diesem Grunde übertragen.

Es wurde versucht, diesen genannten Gedankengang auch empirisch zu überprüfen. Die Einschätzungen der Patienten zum therapeutischen Klima (Fragebogen SEKT) wurden mit den Prognosen, die die beiden Therapeuten-Gruppen "konfliktzentrierte Gruppe" und "Soziale-Kompetenz-Gruppe" bei der Aufnahme gestellt hatten, korreliert. Keine einzige Korrelation der 3 Skalen "Kooperation im Team", "Lernen u. Trainieren" und "Kognitionen" erreichte einen statistisch bedeutsamen Zusammenhang mit einer der beiden Prognosen. Allerdings ließe sich diese Null-Korrelation auch damit erklären, daß die Patienten im Fragebogen SEKT alle Therapiebausteine gemeinsam im Überblick bewertet haben. Nachweisliche Unterschiede der beiden Therapeutengruppen in ihrem Prognoseverhalten könnten somit den an sich gegebenen Zusammenhang von "Prognose des Therapeuten" mit "vom Patienten empfundenes Klima" wieder eingeebnet haben. Für weitere Untersuchungen zur Klärung dieser Frage wäre eine differenzierte Befragung der Patienten zu jedem einzelnen Therapiebaustein notwendig.

Weibliche Patienten empfanden generell das therapeutische Klima als "effektiver" als die Männer. Die "Kooperation im Team der Therapeuten und das Charisma des Teams" bewerteten sie mit einem Mittelwert von 7,6 (SD = 1,3) tendenziell besser (F = 3,8; df = 1,89; p = 0,054) als die Männer (Mittelwert = 7,0; SD = 1,6). Die Veränderung bei den Gruppenmitgliedern durch Behandlung emotionaler Inhalte, durch Verhaltenstraining und durch direkte Kontrolle bewerteten Frauen durchschnittlich mit einer Zustimmung von 20,8 (SD = 3,0) Punkten, während Männer dies durchschnittlich mit 19,3 (SD = 3,6) Punkten taten (F = 4,9; p < 0,05). Deutlich günstiger schätzten die Frauen die Veränderung durch Einsichtsprozesse ein: Mittelwert Frauen = 16,4 (SD = 2,9); Mittelwert Männer = 14,3 (SD = 3,6); F = 8,5; p < 0,01.

Die Patienten der Therapiegruppe A (Einbezug des Angehörigen in die Therapie) schätzten gegenüber denjenigen der Gruppe B (Förderung von Selbsthilfe) die Skala "Lernen u. Trainieren" höher ein (F = 6,5; df = 1,89; p < 0,05). Dieses Ergebnis ist allerdings nicht überraschend, da die Skala "Lernen u. Trainieren" auch das Item "Familienangehörige der Patienten werden in die Therapie einbezogen" enthielt.

Höher motivierte Patienten schätzten tendenziell, aber statistisch bedeutsam das Klima der Therapie als "effektiver" ein. Die Therapieklima-Subskala "Lernen u. Trainieren" korrelierte mit der Motivationsskala "Compliance u. Zuversicht" mit r = 0,37 und mit der Skala "Krankheitseinsicht" zu r = 0,25. Die Therapieklima-Subskala "Kognitionen" korrelierte statistisch bedeutsam mit der Motivationsskala "Compliance u. Zuversicht" mit r = 0,19.

Das therapeutische Klima in den Therapiegruppen, so wie es von den Patienten wahrgenommen wurde, erlaubte keine Vorhersage auf das spätere Trinkverhalten der Patienten. Entsprechende varianzanalytische Untersuchungen blieben sowohl für die 6-Monats-Katamnese als auch für die 18-Monats-Katamnese ohne signifikante Ergebnisse.

5.2.2 Inanspruchnahme von Selbsthilfe und professioneller Hilfe nach der Entlassung und Therapieerfolg

Bei den Befragungen zur 6- bzw. 18-Monats-Katamnese wurde jeweils sowohl beim Patienten als auch beim gesondert befragten Angehörigen erfaßt, ob und gegebenenfalls welche Hilfsmöglichkeiten beide im jeweiligen Befragungszeitraum in Anspruch genommen hatten.

Für die Inanspruchnahme wurden hier die folgenden 3 Variablen zusammengefaßt:
a) Zahl der Besuche in Selbsthilfegruppen (Besuche bei bestehenden Organisationen und Besuche in selbst gegründeten Gruppen wurden hier zusammengefaßt); b) Anzahl ambulanter Arztbesuche (inklusive Hausarztbesuche) und Inanspruchnahme spezieller Einrichtungen der Suchthilfe ohne medizinische Behandlung; c) weiterhin wurde die Dauer aller stationären Aufenthalte getrennt nach Sucht- und anderen Kliniken vom Patienten erhoben.

5.2.2.1 Besuch von Selbsthilfegruppen

Die Patienten der Zusatzbehandlungsbedingung B (selbsthilfeorientiert) suchten Selbsthilfegruppen im Vergleich zu Patienten der Behandlungsbedingung A (Einbeziehung Angehöriger) nicht häufiger auf. Weder für den ersten 6-Monats-Zeitraum (U-Test; z = -0,18; p > 0,80) noch für das nachfolgende Jahr bis zur 18-Monats-Katamnese (U-Test; z = -0,31; p > 0,75) ließen sich Unterschiede erkennen. Weil in Abbildung 28 das arithmetische Mittel (und nicht der Median) angegeben ist, stellt sich der Unterschied bei der graphischen Darstellung größer dar als er von seiner Bedeutung her ist.

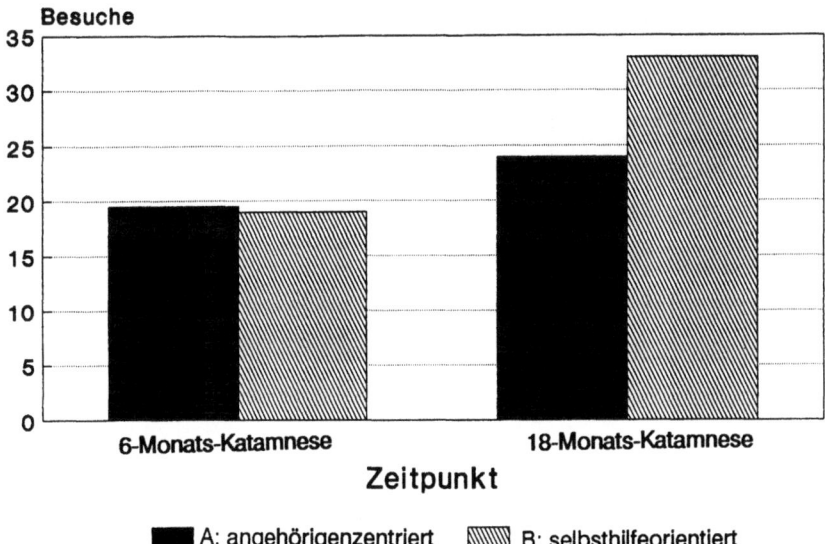

Abb. 28. Besuch von Selbsthilfegruppen bei Patienten der Zusatzbehandlungsbedingung A bzw. B

Im Durchschnitt besuchte die Gesamtgruppe der befragten Patienten bis zur 6-Monats-Katamnese 19,1mal (SD = 17,8) eine Selbsthilfegruppe. Somit lag der Durchschnitt deutlich unter einem regelmäßigen wöchentlichen Besuch. Männer und Frauen unterschieden sich bezüglich des Besuchs von Selbsthilfegruppen nicht. Dabei wiesen abstinente Patienten tendenziell mehr Besuche von Selbsthilfegruppen auf (arithmetisches Mittel = 22,2) als nicht-abstinente Patienten (Mittelwert = 16,5). Der adäquate Test (U-Test von Mann-Whitney) lieferte ein z von -1,73 ($p < 0,10$). Der Effekt kann als Tendenz interpretiert werden, wobei anzunehmen ist, daß die nichterreichten Patienten erheblich weniger Selbsthilfegruppenbesuche aufwiesen und eher rückfällig waren. Dies würde bei einer Mitverrechnung die Sicherheit des Schlusses erhöhen. Zur 18-Monats-Katamnese erhöhte sich die Differenz: Abstinente gaben im Schnitt 40,4 Selbsthilfegruppenbesuche an gegenüber nur 22,7 bei den Nicht-Abstinenten (U-Test; $z = -2,51$; $p < 0,05$). Abstinente Männer besuchten dabei Selbsthilfegruppen 48,8mal, während abstinente Frauen 32,1 Besuche berichteten.

Der Besuch von Selbsthilfegruppen wurde von den Patienten nicht als konkurrierend zur Inanspruchnahme von professioneller Suchthilfe gesehen: Die entsprechende Korrelation zwischen Selbsthilfegruppenbesuch und Zahl der Inanspruchnahme betrug bis zur 18-Monats-Katamnese nur $r = 0,09$; es bestand zwischen diesen beiden Verhaltensweisen also weniger als 1% gemeinsame Varianz. Eine leichte negative Korrelation wies der Besuch von Selbsthilfegruppen mit stationärem Klinikaufenthalt auf: $r = 0,16$ ($p < 0,10$).

5.2.2.2 Inanspruchnahme ambulanter professioneller Suchthilfe

Allgemeinärztliche Hilfe irgendeiner Art oder speziell Suchthilfe suchten die Patienten aus den beiden unterschiedlichen Behandlungsgruppen in unterschiedlichem Ausmaß auf: Patienten mit der Zusatzbehandlungsbedingung A (Einbeziehung des Angehörigen) suchten im ersten Halbjahr durchschnittlich 11,2mal ambulante Einrichtungen der Suchthilfe auf, während die Patienten aus der selbsthilfeorientierten Gruppe nur durchschnittlich 5,7 diesbezügliche Behandlungsangebote wahrnahmen. Dabei streuten die Zahlen in der angehörigenzentrierten Gruppe erheblich breiter um den Mittelwert als die der selbsthilfeorientierten Gruppe (Bartlett-Test; $F = 7,0$; $p < 0,01$). Nach dem Mann-Whitney-U-Test war der Unterschied mit einem z von -1,87 bei einseitiger Hypothese auf dem 5%-Niveau "signifikant". Der Unterschied kann nicht darauf zurückgeführt werden, daß die Patienten der selbsthilfeorientierten Behandlung das für sie subjektiv notwendige Ausmaß an Hilfe nach der Therapie im Besuch der Selbsthilfegruppen bereits kompensativ erreichen, denn die Häufigkeit des Besuchs von Selbsthilfegruppen war in den beiden Behandlungsbedingungen etwa gleich. Vielmehr hatten die Patienten der angehörigenzentrierten Therapie auch nach Ende der ambulanten Therapie aus der Klinik häufig noch zahlreiche Kontakte mit den Einzeltherapeuten des Therapiebausteins "Familiengespräche". Möglicherweise waren die Therapeuten dieser (neuartigen) Behandlungsmaßnahme motivierter, den Kontakt mit den Patienten auch über eine längere Zeit nach der stationären Behandlung aufrechtzuerhalten, so daß die Patienten der Zusatzbehandlungsbedingung A (Einbeziehung der Angehörigen) zunächst mehr ambulante Nachsorge erhielten, als diejenigen der Behandlungsbedingung B (selbsthilfeorientiert), ohne daß dies ursprünglich geplant worden wäre. Im weiteren Verlauf bis zur 18-Monats-Katamnese unterschieden sich die

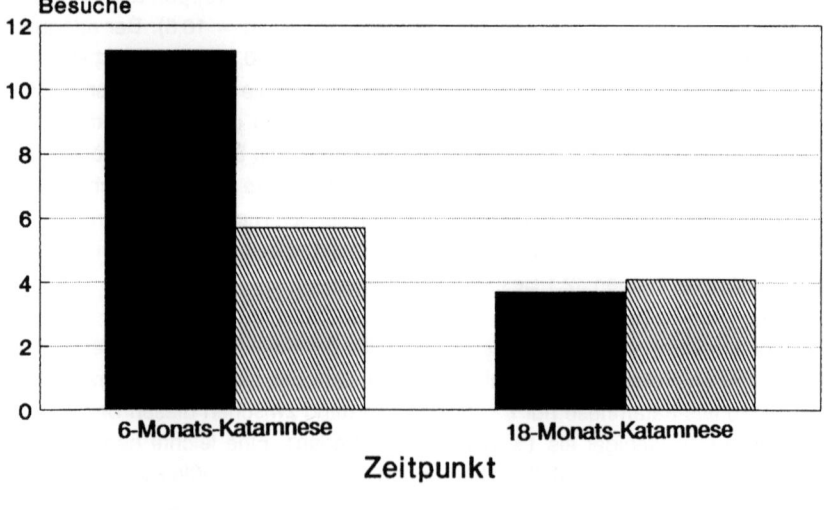

Abb. 29. Inanspruchnahme professioneller Suchthilfe bei Patienten der Zusatzbehandlungsbedingung A bzw. B

Gruppen dann mit Mittelwerten von 7,7 (Gruppe B) und 8,0 (Gruppe A) professionellen Kontakten bis zur 18-Monats-Katamnese nicht mehr voneinander. Abbildung 29 veranschaulicht diesen Sachverhalt. Rechnet man die Hausarztbesuche in das Inanspruchnahmeverhalten mit ein, dann verstärkt sich der Unterschied zwischen den beiden Gruppen noch: Professionelle Hilfe allgemeiner Art (einschließlich Suchthilfe) nahmen die Patienten aus der Zusatzbehandlungsbedingung A 13,9mal in Anspruch, während die Patienten der Gruppe B 7,4mal einen Helfer aufsuchten (U-Test; z = -2,25; p < 0,05). Männer und Frauen unterschieden sich in ihrem Inanspruchnahmeverhalten nicht. Abstinente Patienten berichteten nach 18 Monaten von durchschnittlich 5,9 wahrgenommenen Kontakten mit professionellen Suchthelfern, während nicht-abstinente Befragte nur von durchschnittlich 2,8 Kontakten berichteten (U-Test; z = -1,7; p < 0,05).

5.2.2.3 Stationäre Behandlungen im Katamnesezeitraum

Im ersten Halbjahr nach der ambulanten Entlassung wurden nur sehr wenige Patienten aus beiden Gruppen wiederum stationär in Suchtbehandlungsmaßnahmen aufgenommen: Der Mittelwert lag in beiden Gruppen weit unter einer halben Woche Behandlungsdauer. Im Zeitraum zwischen der Halbjahres- und der Eineinhalbjahres-Katamnese erhöhte sich die Zahl der stationären Behandlungen wegen Alkoholismus beträchtlich. Die erneuten stationären Aufnahmen häuften sich in der selbsthilfeorientierten Gruppe B (durchschnittlich 3,6 Wochen Dauer gegenüber 0,1 Wochen in Gruppe A). Somit erreichten zwar diejenigen Patienten, die unmittelbar nach Ende der ambulanten Therapie noch über eine längere Zeit häufiger mit ihren Therapeuten

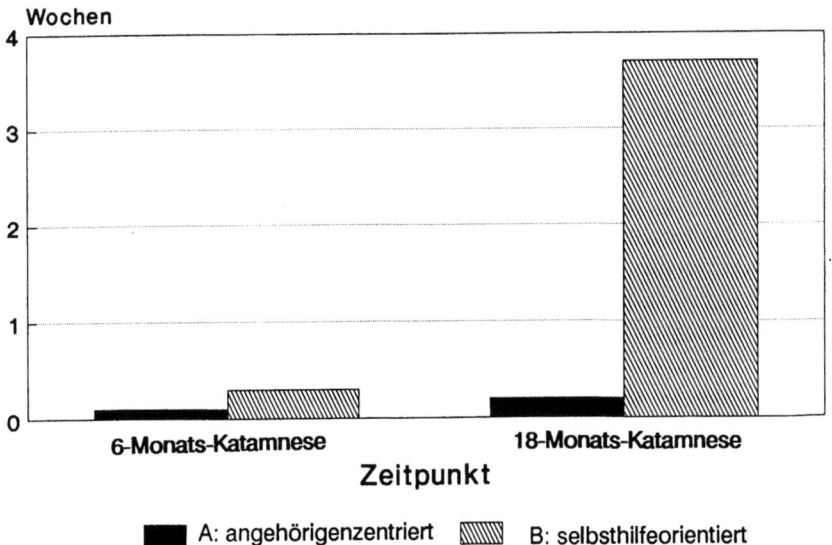

Abb. 30. Stationäre Suchtbehandlung bei Patienten der Zusatzbehandlungsbedingung A bzw. B

Kontakt hatten, keinen besseren Therapieerfolg hinsichtlich des Kriteriums "völlige Abstinenz", doch waren ihre Rückfälle offensichtlich weniger gravierend, so daß sie sich weniger oft veranlaßt sahen, sich erneut in eine stationäre Behandlung zu begeben (U-Test; $z = -2{,}62$; $p < 0{,}01$).

Geschlechtsspezifische Unterschiede ließen sich zur 18-Monats-Katamnese weder für den Besuch von Selbsthilfegruppen noch für ambulante Hilfsangebote oder für stationäre Krankenhausaufenthalte nachweisen. Der Gesundheitszustand der Abstinenten war plausiblerweise erheblich besser als derjenige der Nichtabstinenten. "Trockene" Patienten verbrachten durchschnittlich 1,0 Wochen in Krankenhäusern (jeglicher Art), während rückfällige Patienten dort durchschnittlich 3,6 Wochen zubrachten (U-Test; $z = -3{,}16$; $p < 0{,}001$).

5.2.2.4 Folgerungen zur poststationären Inanspruchnahme

Bei der Interpretation dieser Befunde ist in mehrfacher Hinsicht Vorsicht angezeigt: Erstens handelt es sich bei den hier dargestellten Berechnungen um eine wiederholte "Testung" an ein und demselben Datenkörper. Artefakte und Scheinsignifikanzen sind von daher durchaus möglich. Zweitens handelt es sich bei den Angaben der Patienten zu ihrem Inanspruchnahmeverhalten um ex post facto erhobene Daten, die möglicherweise Erinnerungs- und Legitimierungseffekten von seiten der Patienten unterlagen: So könnten rückfällige Patienten Inanspruchnahmeverhalten deshalb verschweigen, weil der Rückfall in ihrer Selbstwahrnehmung bei vorangegangener häufiger Hilfesuche nur um so deprimierender erscheinen kann. Umgekehrt könnten abstinente Patienten aus ihrer eigenen Kausalattribuierung heraus, die besuchte Selbsthilfegruppe (oder anderes) habe entscheidenden Anteil am Erfolg der Abstinenz, die Teilnahmefrequenz daran höher berichten als es der Realität entsprach.

Dieser Gedanke bezieht sich vor allem auf den Zusammenhang zwischen Trinkstatus und Inanspruchnahme: Es wäre plausibel, anzunehmen, daß sich die Wahrscheinlichkeit, im Verlauf abstinent zu bleiben, erhöht, wenn mehr Selbsthilfegruppen und mehr professionelle, ambulante Suchthilfe in Anspruch genommen wurden. Selbst wenn dieser Zusammenhang anerkannt werden könnte (im vorgelegten Bericht sprechen Gründe des experimentellen Designs dagegen), bestünden keinerlei Anhaltspunkte für seine kausale Richtung: Sind regelmäßige Gruppenbesucher wegen ihrer Kontakte eher abstinent, oder gehen aus anderen Gründen abstinent gebliebene Patienten verstärkt zu Selbsthilfegruppen oder professionellen Suchthelfern, weil es ihnen als Abstinenten dort leichter gelingt, beispielsweise soziale Anerkennung zu erfahren?

Dagegen kann für den Einfluß intensiver ambulanter Nachsorge (in der Behandlungsgruppe A) auf die nachfolgenden stationären Wiederaufnahmen erheblich mit mehr Sicherheit argumentiert werden: Auch wenn der Baustein "Fortsetzung der Familiengespräche" ursprünglich nicht geplant war, so erfolgte doch seine Anwendung bei den Patienten randomisiert. Die zeitliche Reihenfolge (zuerst verlängerte ambulante Nachsorge in der einen Gruppe, dann ein Jahr später verringerte Anzahl von Klinikaufenthalten in derselben) spricht ebenfalls für einen protektiven Effekt ambulanter Behandlungsmaßnahmen. Zudem besteht kein Grund, unterschiedliche Beantwortungstendenzen bei Patienten der beiden unterschiedlichen Behandlungsbedingungen (nicht zwischen Abstinenten und Rückfälligen!) anzunehmen.

Ob dieser Effekt der ungeplanten ambulanten Nachsorge (nach der offiziellen Nachsorge) eine Wirkung speziell der Einbeziehung Angehöriger bei dieser Behandlungsbedingung darstellt oder ob er einfach eine Wirkung des "Mehr-Betreuung-zeitigtmehr-Effekt" darstellt, kann aufgrund der vorliegenden Daten nicht entschieden werden.

5.2.3 Multivariate Vorhersagemodelle des Therapieerfolges

Die in vorausgehenden Abschnitten dargestellten und diskutierten Einzelbefunde wurden auch in ein multivariates Modell zur Vorhersage des Therapieerfolges integriert, um eine vergleichende Beurteilung der Bedeutung unterschiedlicher Prädiktoren für den späteren Trinkstatus zu ermöglichen. Dazu wurden Diskriminanzanalysen berechnet. Für die beiden Katamnesezeitpunkte wurden jeweils die interviewten Patienten in die Berechnung der Diskriminanzfunktion mit einbezogen. Diskriminanzanalytisch wurde versucht, den tatsächlichen Trinkstatus bei Katamnese (abstinent oder nichtabstinent) aufgrund der ausgewählten, bei Aufnahme oder während der Therapie erhobenen Prädiktorvariablen vorherzusagen.

Folgende Patientenmerkmale wurden zur Vorhersage herangezogen:
- *Biographische Merkmale:* Die Erinnerung an das zwischen den eigenen Eltern herrschende Partnerschaftsklima (Variable "Elternklima") und das Leben mit eigenen Kindern im jugendlichen Alter (15 bis 18 Jahre) (Variable "Kinder") hatte sich in den univariaten Vortests als bedeutungsvolles Kennzeichen der Lebensgeschichte der Patienten im Hinblick auf das spätere Trinkverhalten erwiesen.
- *Soziale Unterstützung:* Die Anzahl der bei den beiden Katamnesen angegebenen Freunde der Patienten (Variable "Freunde") und das Ausmaß des mit ihnen gepflegten Kontakts (Variable "Kontakt") wurde als Operationalisierung der zum jeweiligen Befragungszeitpunkt für den Patienten verfügbaren "Sozialen Unterstützung" begriffen und in die Analyse mit aufgenommen. Ebenso wurde der institutionalisierte Kontakt zu Selbsthilfegruppen (Variable "Selbsthilfegruppe" (SHG)) als Prädiktorvariable berücksichtigt.
- *Persönlichkeitsmerkmale:* Lediglich bestimmte Skalen der in dieser Untersuchung eingesetzten Persönlichkeitsinventare hatten in den vorangegangenen Abschnitten Bedeutung für den späteren Therapieerfolg erreicht. In die Diskriminanzanalyse wurden die Skala "Compliance und Zuversicht" des Motivationsfragebogens (Variablenname "Motivation") und die Skala "Anständigkeit" des Unsicherheitsfragebogens (U-Fb) (Variablenname "Anstand") aufgenommen.
- *Gesundheitszustand des Patienten bei der Aufnahme in die Klinik:* Dieser war teilweise, besonders für die 6-Monats-Katamnese als bedeutungsvoll für den späteren Trinkstatus identifiziert worden. 2 Variablen bildeten diesen Gesundheitszustand ab: Die Anzahl der bei der Aufnahme vorgelegenen medizinischen und psychischen Symptome (Variable "Symptome") und der Fremdbeurteilungsteil des Münchner Alkoholismustest nach Feuerlein et al. (Variable "MALT-F"). Beide Variablen wurden zur Berechnung der Diskriminanzfunktionen herangezogen.

- *Vom Therapeuten gestellte Prognose:* Die von den Therapeuten der konfliktzentrierten Gruppe bei der Aufnahme vergebenen Prognosewerte erreichten eine statistische Bedeutung als Prädiktor des Therapieerfolges. Zum Teil war die Prognose der Therapeuten rückführbar auf objektiv feststellbare Merkmale des Patienten. Allerdings waren diese Kennzeichen der Patienten (z.B. "Zahl der Vorbehandlungen") in den univariaten Untersuchungen ohne Bedeutung geblieben. Offensichtlich erfaßten die erfahreneren Therapeuten aus der konfliktzentrierten Gruppe sonstige, im Rahmen unserer Studie nicht dokumentierte Merkmale der Patienten, welche ihren späteren Therapieerfolg mitbestimmten. Alternativ zu dieser Hypothese ist es auch möglich, daß die von den Therapeuten gestellte Prognose als selbsterfüllende Prophezeiung den Therapieerfolg beeinflußte. Beide Sichtweisen (die sich nicht unbedingt gegenseitig ausschließen) rechtfertigen die Aufnahme der von Therapeuten gestellten Prognose in das Modell einer Diskriminanzanalyse (Variablenname "Prognose").

Für die beiden Katamnesezeitpunkte ergaben sich die in den Tabellen 55 und 56 dargestellten Zusammenhänge zwischen den Variablen:

Tab. 55. Interkorrelationen zwischen den Prädiktorvariablen für die *6-Monats-Katamnese*

Variable	"Kinder"	"SHG-Kat1"	"Freunde"	"Kontakt"	"Motivation"	"Anstand"	"Symptome"	"MALT-F"	"Prognoseurteil"
- "Elternklima"	0,01	-0,03	0,16	-0,08	-0,02	0,04	0,05	0,03	0,12
- "Kinder"	--	0,00	0,12	0,03	0,09	0,01	-0,08	-0,12	-0,09
- "SHG-Kat1"		--	0,10	-0,07	0,09	0,27**	0,00	-0,07	-0,12
- "Freunde-Kat1"			--	0,00	0,06	0,00	-0,07	0,18	0,12
- "Kontakt-Kat1"				--	0,11	-0,08	0,03	0,11	-0,10
- "Motivation"					--	0,19*	0,04	0,15	-0,09
- "Anstand" (U-Fb)						--	0,04	0,08	-0,09
- "Symptome bei A"							--	0,41***	0,12
- "MALT-F"								--	0,09

* $p < 0,05$; ** $p < 0,01$; *** $p < 0,001$; SHG-Kat1 = Selbsthilfegruppen bis 6-Monats-Katamnese; A = Aufnahme zur stationären Therapie; Erläuterung zu Variablen siehe auch Text

Tab. 56. Interkorrelationen zwischen den Prädiktorvariablen für die *18-Monats-Katamnese*

Variable	"Kinder"	"SHG-Kat2"	"Freunde"	"Kontakt"	"Motivation"	"Anstand"	"Symptome"	"MALT-F"	"Prognoseurteil"
- "Elternklima"	0,01	-0,23*	0,24*	-0,04	-0,02	0,04	0,05	0,03	0,12
- "Kinder"	--	0,03	0,06	0,13	0,09	0,00	-0,08	-0,12	-0,09
- "SHG-Kat2"		--	0,03	-0,13	0,19*	0,19*	-0,01	-0,03	-0,09
- "Freunde-Kat2"			--	0,50***	-0,02	-0,13	-0,25	-0,02	0,25*
- "Kontakt-Kat2"				--	0,02	0,02	-0,19	-0,16	-0,10
- "Motivation"					--	0,19*	0,04	0,15	-0,09
- "Anstand" (U-Fb)						--	0,04	0,08	-0,09
- "Symptome"							--	0,41***	0,12
- "MALT-F"								--	0,09

* $p < 0,05$; ** $p < 0,01$; *** $p < 0,001$; SHG-Kat2 = Selbsthilfegruppen bis 18-Monats-Katamnese; A = Aufnahme zur stationären Therapie; Erläuterung zu Variablen siehe auch Text

In beiden Korrelationsmatrizen erreichten die Prädiktorvariablen weitgehende wechselseitige lineare Unabhängigkeit, was sich für die Berechnung einer Diskriminanzanalyse günstig auswirkte. Die bemerkenswert hohen Korrelationen zwischen den Variablen "Freunde" und "Kontakt" bei der 18-Monats-Katamnese sowie diejenigen zwischen den Variablen "Symptome" und dem MALT-F-Score bei der Aufnahme verzerrten durch ihre Kollinearität die Berechnung der Diskriminanzfunktion nicht, weil sie (vgl. unten) bei schrittweiser Aufnahme der Prädiktoren in das Modell niemals beide aufgenommen wurden.

5.2.3.1 Diskriminanzfunktion zur Prädiktion des Trinkstatus bei der 6-Monats-Katamnese

Bei schrittweiser Aufnahme der Prädiktorvariablen zur Berechnung der Diskriminanzfunktion für die Gruppen "abstinent" vs. "nichtabstinent" bei der 6-Monats-Katamnese wurden von 10 Variablen 9 in das mathematische Modell aufgenommen (MALT-F erreichte ein F < 1). Die kanonische Korrelation der Diskriminanzfunktion mit der Gruppierungsvariable "Abstinenz" betrug r = 0,64. Die Korrelationen der Einzelvariablen des Prädiktionsmodelles mit der kanonischen Diskriminanzfunktion sowie die standardisierten kanonischen Diskriminanzfunktionskoeffizienten sind in Tabelle 57 aufgeführt.

Tab. 57. Stellung der Prädiktorvariablen zur Diskriminanzfunktion - *6-Monats-Katamnese*

Variable	Korrelation *) zur Diskriminanzfunktion	standardisierter Diskriminanzfunktionskoeffizient
- "Symptome"	0,53	0,70
- "Kinder"	-0,35	-0,39
- "Prognoseurteil"	0,27	0,30
- "Freunde"	-0,25	-0,43
- "Kontakt"	-0,23	-0,41
- "Klima Elternhaus"	0,22	0,51
- "Selbsthilfe (SHG)"	-0,20	-0,24
- "MALT-F"	0,17	--
- "Anstand (U-Fb)"	-0,11	-0,28
- "Motivation"	0,06	0,29

*) Berechnung jeweils für Abstinente und Nicht-Abstinente; SHG = Selbsthilfegruppenteilnahme; Erläuterung zu Variablen siehe auch Text

Die Funktionskoeffizienten in Tabelle 57 geben an, mit welchem Gewicht eine Variable jeweils zur Vorhersage des Trinkstatus bei der 6-Monats-Katamnese herangezogen wurde. Die Korrelationskoeffizienten lassen sich als "inhaltliche Nähe" der Einzelvariablen zum Gesamtwert der Diskriminanzfunktion interpretieren. Für den Trinkstatus 6 Monate nach Therapieende lieferten somit medizinische Symptome des Patienten (Symptome) und lebensgeschichtliche Merkmale (Klima Elternhaus) die entscheidenden Gewichte zur Vorhersage. Das Ausmaß sozialer Unterstützung spielte nach den Ergebnissen der Diskriminanzfunktion eine weniger gewichtige (Freunde, Kontakt) bis untergeordnete (Selbsthilfegruppenteilnahme (SHG)) Rolle.

Die Güte der gesamten Vorhersage läßt sich anschaulich anhand der Reklassifikationstabelle (Tabelle 58) demonstrieren. Dabei wurden mit Hilfe der Diskriminanzfunk-

Tab. 58. Vergleich des aufgrund der Diskriminanzfunktion vorhergesagten und des realen Trinkstatus bei der 6-Monats-Katamnese

		vorhergesagter Trinkstatus				Summe (real)
		abstinent		nichtabstinent		
realer Trinkstatus	- abstinent	24	(61,5 %)	15	(38,5 %)	39
	- nichtabstinent	5	(11,1 %)	40	(88,9 %)	45
Summe (vorhergesagt)		29		55		84

tion vorhergesagte Ergebnisse mit tatsächlichen Ergebnissen verglichen. Die Gesamtrate richtig klassifizierter Patienten lag also für die 6-Monats-Katamnese bei 76,2%. Nichtabstinenz wurde besser vorhergesagt als Abstinenz; dies ist angesichts der statistischen Verteilung von Abstinenten bzw. Nichtabstinenten plausibel. Die Diskriminanzfunktion lag in ihrer Vorhersageleistung statistisch bedeutsam über einer zufälligen Trefferquote (Wilks' Lambda = 0,60; Chi-Quadrat = 33,4; df = 9; p < 0,001).

5.2.3.2 Diskriminanzfunktion zur Prädiktion des Trinkstatus bei der 18-Monats-Katamnese

Zur Berechnung der kanonischen Diskriminanzfunktion wurden aus den 10 Variablen lediglich 6 ausgewählt: Freunde, Kontakt, Symptome und MALT-F trugen statistisch nicht bedeutsam zur Unterscheidung der Abstinenten von den Nichtabstinenten bei (F jeweils < 1). Die kanonische Korrelation der Diskriminanzfunktion mit der Variable "Trinkstatus" betrug r = 0,57. Dieses Ergebnis ergibt einen geringeren Zusammenhang als bei der 6-Monats-Katamnese. Gewichtung und inhaltliche Beziehung der Variablen mit der Diskriminanzfunktion für die 18-Monats-Katamnese ergeben sich aus Tabelle 59.

Den mit Abstand größten Anteil an den Vorhersagemöglichkeiten für den Trinkstatus bei der 18-Monats-Katamnese lieferte die von den Therapeuten der konfliktzentrierten Gruppe bei der Aufnahme vergebene Prognose. Medizinische Symptome des Patienten spielten für den Trinkstatus bei der 18-Monats-Katamnese keine prädiktive Rolle mehr. Das für die Aufrechterhaltung der Abstinenz bedeutsame soziale Umfeld hat sich auf den Besuch von Selbsthilfegruppen eingeengt. Wichtiger als bei der 6-Monats-Katamnese sind Persönlichkeitsmerkmale und Merkmale aus der Lebensgeschichte des Patienten geworden. Insgesamt zeigte sich die längerfristige Prognose (18 Monate) des Therapieerfolges weniger zuverlässig als eine kurzfristige Vorhersage (6 Monate).

Tab. 59. Stellung der Prädiktorvariablen zur Diskriminanzfunktion - 18-Monats-Katamnese

Variable	Korrelation *) zur Diskriminanzfunktion	standardisierter Diskriminanzfunktionskoeffizient
- "Prognoseurteil"	-0,53	-0,72
- "Motivation"	0,41	0,48
- "Kinder"	0,41	0,49
- "Selbsthilfe (SHG)"	0,29	0,25
- "Anstand"	0,28	0,31
- "Klima Elternhaus"	-0,24	-0,28
- "Freunde"	0,13	--
- "Kontakt"	0,12	--
- "Symptome"	-0,08	--
- "MALT-F"	-0,04	--

*) Berechnung je für Abstinente und Nichtabstinente; Erläuterung der Variablen siehe Text

Tab. 60. Vergleich des aufgrund der Diskriminanzfunktion vorhergesagten und des realen Trinkstatus bei der 18-Monats-Katamnese

		vorhergesagter Trinkstatus		Summe (real)
		abstinent	nichtabstinent	
realer Trinkstatus	- abstinent	13 (46,4 %)	15 (53,6 %)	28
	- nichtabstinent	8 (16,0 %)	42 (84,0 %)	50
Summe (vorhergesagt)		21	57	78

Vor allem die korrekte Identifizierung der weiterhin Abstinenten gelang aufgrund der vorliegenden Prädiktorvariablen bei der 18-Monats-Katamnese erheblich schlechter als noch bei der 6-Monats-Katamnese. Die Rate sank von 61,5% auf 46,4%. Die Gesamtquote richtig zugeordneter Patienten lag für die 18-Monats-Katamnese bei 70,5%. Die Diskriminanzfunktion erreichte ein Wilks' Lambda von 0,68 (Chi-Quadrat = 21,4; df = 6; p < 0,01) und blieb statistisch bedeutsam besser als eine Zufallsprognose.

Eindrucksvoll ist der Wechsel in den Gewichten der relevanten Vorhersagemerkmale zwischen der kurzfristigen (6 Monate) und der mittelfristigen Prognose (18 Monate). Medizinische Merkmale verloren ihr zunächst hohes Gewicht. Dagegen erreichte das "klinische Urteil" einer Teilgruppe der Therapeuten hohe Relevanz. Bislang war es noch nicht möglich, die von den Therapeuten der konfliktzentrierten Gruppe bei ihrer "prima-vista-Prognose" benutzten Informationen zu identifizieren. Auch den Therapeuten selbst gelang es nicht, den "intuitiven Kern" (vgl. Rehm u. Servay 1988) ihrer Prognosen weder für sich selbst, noch für die Kollegen aus den anderen Therapiebausteinen näher zu beschreiben.

5.2.4 Zusammenfassung der Ergebnisse zur Prognose

Hinsichtlich der Prädiktion einzelner Merkmale erbrachte unsere Studie einige interessante neue Ergebnisse. Alter, Geschlecht und Persönlichkeitsmerkmale erwiesen sich nicht als wesentliche Prädiktoren für den weiteren Verlauf. Bemerkenswert als Ergebnis unserer Studie und im Gegensatz zu verschiedenen anderen Untersuchungen hatte das Ausmaß allgemeiner psychischer Symptomatik in der Hopkins-Symptom-Check-List des Patienten (und des Angehörigen) keine prädiktive Bedeutung. Auch der Beschwerdenliste (BL) kam im Widerspruch zu Ergebnissen von Küfner et al. (1986) und Watzl (1986) keine prädiktive Bedeutung zu. Als mögliche Erklärung für die Unterschiede zu einigen anderen Studien sind Unterschiede in der Stichprobenzusammensetzung zu diskutieren. Unsere Stichprobe unterschied sich von den anderen genannten Stichproben insofern, als nur Patienten aufgenommen wurden, welche eine Bezugsperson aufwiesen, die gegebenenfalls in die Therapie mit einbezogen werden konnte. Somit hatten unsere Patienten noch vergleichsweise stabile (wenngleich nicht ungestörte) familiäre Verhältnisse oder partnerschaftliche Beziehungen.

Unsere Stichprobe enthielt einen relativ hohen Anteil von Alkoholikern aus der Mittelschicht und, bezogen auf die Häufigkeit von Alkoholabhängigkeit bei Männern und Frauen in der Bevölkerung, vergleichsweise viele Frauen. Möglicherweise erklärt dieser Unterschied zu anderen Behandlungsstichproben die Tatsache, daß einige, in manchen anderen Studien aufgezeigte Prognoseindikatoren in unserer Studie nicht bestätigt werden konnten: Anzahl der Vorbehandlungen, Dauer der Abhängigkeit, Alkoholmenge, Anzahl negativer Konsequenzen, Inanspruchnahme von Selbsthilfegruppen vor Therapiebeginn, Alter und Persönlichkeitsmerkmale stellten in unserer Studie keine nennenswerten Prognoseindikatoren dar. Auch Therapiemotivation (soweit sinnvoll erfaßbar), Vorliegen eines inkompletten Elternhauses in der Kindheit, Beziehung zu Vater und Mutter in der Kindheit, die Sozialschicht der Eltern, Geschwisterreihe und familiäre Belastungen mit psychischen Erkrankungen erlaubten keine Vorhersage des Therapieerfolges. Ebenso wenig differenzierten Geschlecht, Familienstand, Schulabschluß, Sozialschicht des Patienten (innerhalb der begrenzten Bandbreite in unserer Studie) nicht zwischen abstinenten und nichtabstinenten Patienten bei den Katamnesen. Die bei der 6-Monats-Katamnese abstinenten Patienten hatten bei Aufnahme allerdings weniger psychische Symptome (Angstanfälle, Eifersuchtsideen, Unruhe etc.) und Folgeerkrankungen (Korsakow, Halluzinosen, Delir) vorzuweisen; für die 18-Monats-Katamnese hatte diese Variable jedoch ihre prognostische Bedeutung verloren. Die bei der 6-Monats-Katamnese abstinenten Patienten berichteten auch über ein besseres Klima im Elternhaus während ihrer Kindheit und dieser Effekt blieb bis zur 18-Monats-Katamnese stabil. Unterschiedliche Kausalattribuierungen und Erinnerungsartefakte für dieses Ergebnis waren nicht nachweisbar. Während die Anzahl der Kinder für die Prognose bedeutungslos war, hatten Patienten mit Kindern im Jugendalter (15 bis 18 Jahre) eine bessere Prognose; möglicherweise hing dieses mit der Scham zusammen, sich mit Alkoholproblemen vor dem nahezu erwachsenen eigenen Kind zu exponieren.

Im 6-Monats-Zeitraum nach Entlassung suchten Patienten der angehörigenorientierten Gruppen signifikant häufiger ihren Hausarzt und Einrichtungen der Suchtkrankenhilfe auf als Patienten der selbsthilfeorientierten Gruppen. Ein sehr interessantes Ergebnis zeigte sich bei der 18-Monats-Katamnese. Im Katamnesezeitraum mußten Patienten der selbsthilfeorientierten Zusatzbehandlungsbedingung (B) signifikant häufiger (3,7 vs. 0,1 Wochen) einer stationären Suchtbehandlungsmaßnahme zugeführt werden. Hier kann entweder die angehörigenzentrierte Therapie oder auch die etwas häufigere Nachbehandlung in dieser Gruppe unmittelbar nach Entlassung als wirksam für die Vorbeugung von Rückfällen angesehen werden. Geschlechtsspezifische Unterschiede - wie sie sonst bezüglich der Behandlung bei psychisch Kranken nicht selten berichtet wurden - fanden sich weder für den Besuch von Selbsthilfegruppen, noch für ambulanten, noch für stationären Krankenhausaufenthalt. Bis zur 18-Monats-Katamnese hatten abstinente deutlich häufiger als nichtabstinente Patienten Selbsthilfegruppen besucht. Auch ambulante professionelle Hilfen hatten Abstinente bis zu diesem Zeitpunkt häufiger als Nichtabstinente in Anspruch genommen. Bei Berücksichtigung aller Krankenhausaufenthalte im Katamnesezeitraum war die Zeit, welche Nichtabstinente in stationärer Behandlung verbrachten (3,7 Wochen) signifikant höher als bei Abstinenten (1,0 Wochen). Eine längere ambulante Nachbehandlung bzw. der Besuch von Selbsthilfegruppen kann langfristig als protektiv für die Verhinderung von Rückfällen gesehen werden.

Über die Bestimmung einzelner Prädiktoren hinaus wurden multivariate Vorhersagemodelle in Form von schrittweisen Diskriminanzanalysen berechnet. Folgende Bereiche trugen wesentlich zur Bildung der Diskriminanzfunktion für die 6-Monats-Prognose bei (in der Rangfolge): 1. medizinische/psychiatrische Symptomatik, 2. Zusammenleben mit Jugendlichen im Alter zwischen 15 und 18 Jahren, 3. Prognose durch den Therapeuten, 4. Anzahl von Vertrauten und Freunden, 5. Ausmaß der vom Patienten gepflegten sozialen Kontakte, 6. Klima im Elternhaus, 7. institutionalisierter Kontakt zu Selbsthilfegruppen, 8. Fremdbeurteilungsteil des Münchner Alkoholismustests (MALT-F) und die Skala "(übermäßige) Anständigkeit" (Überangepaßtheit an soziale Normen) aus dem Unsicherheitsfragebogen. Für den Trinkstatus 6 Monate nach Therapieende lieferten somit medizinische Merkmale des Patienten und lebensgeschichtliche Ereignisse die entscheidenden Gewichte zur Vorhersage. Dagegen spielte das Ausmaß sozialer Unterstützung (Freunde, soziale Kontakte, Selbsthilfegruppen) eine nicht ganz so große, aber immer noch bedeutsame Rolle. Die Güte der gesamten Vorhersage wurde durch eine Gegenüberstellung von realem und vorhergesagtem Trinkstatus der Patienten veranschaulicht. Die Gesamtrate richtig klassifizierter Patienten lag für die 6-Monats-Katamnese bei 76%, wobei Nichtabstinenz besser als Abstinenz vorhergesagt wurde. Die Diskriminanzfunktion lag mit ihrer Vorhersageleistung statistisch bedeutsam über einer zufälligen Trefferquote.

Bei der 18-Monats-Katamnese erwiesen sich die folgenden 6 Bereiche als prognostisch bedeutsam (in der Rangfolge der Bedeutung): 1. Prognose durch den Therapeuten, 2. Werte in der Skala "Compliance und Zuversicht" des Motivationsfragebogens, 3. Leben mit Jugendlichen im Alter zwischen 15 und 18 Jahren, 4. institutionalisierte Kontakte zu Selbsthilfegruppen, 5. "(übermäßige) Anständigkeit" im Unsicherheitsfragebogen und 6. Klima im Elternhaus (Freunde, soziale Kontakte) und Schweregrad der Symptomatik zum Zeitpunkt der Aufnahme verloren dagegen bei der längerfristigen Prognose an prognostischer Bedeutung. Im Vergleich zur 6-Monats-Katamnese gelang bei der 18-Monats-Katamnese die korrekte Identifizierung der weiterhin Abstinenten aufgrund der vorliegenden Prädiktorvariablen schlechter. Der Anteil der aufgrund der Diskriminanzfunktion hinsichtlich Abstinenz richtig klassifizierten Patienten sank von 61,5 auf 46,4%. Die Gesamtquote richtig zugeordneter Patienten lag für die 18-Monats-Katamnese bei 70,5%. Das Ergebnis auch dieser Diskriminanzfunktion war statistisch bedeutsam.

In Tabelle 1 des ersten Kapitels dieses Buches sind Ergebnisse wesentlicher Untersuchungen über Prädiktoren des Verlaufs bei alkoholabhängigen Patienten zusammengestellt. In den meisten Studien wurde eine alkoholbezogene Variable (Trinkverhalten, Abstinenz) als "Outcome"-Kriterium gewählt. In einer größeren Anzahl dieser Studien zeigten sich ein höheres Ausmaß an sozialer Stabilität und ein höherer sozioökonomischer Status als prognostisch günstige Merkmale. Prädiktoren für einen ungünstigen Verlauf waren Merkmale, die auf eine schwerere Ausprägung und längere Dauer der Alkoholabhängigkeit hinwiesen (höhere Anzahl von Entgiftungen, höhere Anzahl von Festnahmen wegen Trunkenheit, schwerere Ausprägung der Alkoholabhängigkeit bei Therapiebeginn). In den meisten Studien, die die psychiatrische Komorbidität berücksichtigten, war dies ein Merkmal für eine ungünstige Prognose (Kammeier 1979; McLellan 1983; Küfner u. Feuerlein 1989), während Vaillant (1983) dies nicht bestätigte. Sowohl in unserer Studie als auch im Rand-Report und in der Studie von Vaillant (1983) zeigte sich die Teilnahme an Selbsthilfegruppen als prognostisch günstig für den Verlauf.

6 Zusammenfassung (Deutsch)

100 männliche und weibliche Patienten mit der Diagnose Alkoholabhängigkeit (ICD 9 Nr. 303.0) im Alter von 20 bis 60 Jahren nahmen an dieser Verlaufsuntersuchung teil. Es handelte sich um konsekutive Aufnahmen aus der Zeit von Mai 1983 bis Juli 1985. Sie hatten alle an 6wöchigen, stationären Behandlungsgruppen für Alkoholabhängige in der Psychiatrischen Universitätsklinik München mit anschließender 6wöchiger ambulanter Nachbetreuung teilgenommen. Erhebungen erfolgten zu folgenden 5 Zeitpunkten: 1. Aufnahme, 2. Ende der stationären Therapie, 3. Ende der ambulanten Therapie, 4. 6-Monats-Katamnese und 5. 18-Monats-Katamnese

Die wesentlichen Ziele der Untersuchung waren:
1. Deskriptive Analyse des Verlaufes von Aufnahme bis zur 18-Monats-Katamnese;
2. Analyse des Einflusses von Variablen des sozialen Umfeldes (Partnerbeziehung, Einstellung des Angehörigen zum Patienten ("Patient-Rejection-Scale" nach Kreisman)) und emotionaler Ausdruck in der Beziehung nach dem "Camberwell-Family-Interview" (CFI);
3. Evaluation der Wirksamkeit der Zusatzbausteine "Systematische Einbeziehung des wesentlichen Angehörigen" bzw. "Systematische Förderung von Initiativen zur Selbsthilfe beim Patienten";
4. Identifikation von Risikofaktoren für Rückfälle und Prädiktoren für günstigen Verlauf zur Erarbeitung sinnvoller Modifikationen des therapeutischen Konzeptes.

Die Patienten unserer *Stichprobe* waren durchschnittlich 37,9 Jahre alt. Fast die Hälfte von ihnen (42%) waren Frauen. Bedingung für die Aufnahme in die Studie war, daß der Patient einen Angehörigen aufwies. Zum Zeitpunkt der Untersuchung waren 48% der Patienten verheiratet, 18% geschieden, 27% ledig und 6% getrennt bzw. verwitwet. Von den 100 Patienten konnten 95 auch bei Entlassung aus stationärer Therapie, 92 bei Beendigung der ambulanten Therapie, 91 bei der 6-Monats-Katamnese und 90 bei der 18-Monats-Katamnese persönlich bzw. über den Angehörigen erfaßt werden. Die Zusatzbehandlung zeigte (bei signifikanten Veränderungen während der Therapie in beiden Gruppen) keine besonders wesentlichen Unterschiede zwischen den beiden Gruppen. Nachdem der Hauptteil der Therapie mit Ausnahme des Zusatzbehandlungsbausteins A bzw. B in beiden Gruppen gleich war und die Basisbausteine bereits wesentliche Veränderungen in Persönlichkeitsskalen, Beschwerden und Partnerschaftsinteraktionen zur Folge hatten, ist dieses Ergebnis nicht unplausibel. Allerdings fand sich zum Zeitpunkt der Entlassung aus der stationären Therapie für die angehörigenzentrierte Gruppe A eine mit 96% signifikant höhere Abstinenzrate als in der patienten-/selbsthilfeorientierten Gruppe B (80%). Bei Ende der ambulanten Nachbehandlung war dieser Unterschied allerdings nur noch im Trend vorhanden. Die Patienten der angehörigenzentrierten Gruppen (besonders Frauen) zeigten mit einer zeitlichen Verzögerung von mehr als einem Jahr eine bedeutsam größere Besserung in den Beschwerdenlistenwerten als die patienten-/selbsthilfeorientierte Vergleichsgruppe.

Für die Gesamtgruppe der Patienten zeigten sich für die meisten Skalen des Freiburger Persönlichkeitsinventars, des Unsicherheitsfragebogens, der Beschwerdenliste und der Befindlichkeitsskala signifikante Besserungen im *Behandlungsverlauf*. Die Ergebnisse zur Hopkins-Symptom-Checklist (SCL 90-R) zeigten ebenfalls eine signifikante Besserung in den meisten Skalen im Therapieverlauf; die in der SCL 90-R erfaßte psychiatrische Symptomatik beim Angehörigen hatte keine bedeutsame Auswirkung auf Behandlungserfolg und Abstinenzrate beim Patienten. Bei der Skala "Kommunikation" des Partnerschaftsfragebogens (PFB) (nicht aber für andere Skalen dieses Fragebogens) waren therapiespezifische Effekte der systematischen Einbeziehung Angehöriger kurzfristig in Wechselwirkung mit der Zeit (bis zum Ende der ambulanten Nachbehandlung) erkennbar.

Bei einer konservativen ("pessimistischen") Berechnung der Abstinenzraten unter Berücksichtigung der Angaben von Patient, Angehörigem und medizinischem Interviewer als Informationsquelle ergab sich bis zur 6-Monats-Katamnese eine Abstinenzrate von 40%, die bis zur 18-Monats-Katamnese auf 30% sank.

Bei Aufnahme und Entlassung gaben die einzelnen Therapeuten, welche verschiedenen Handlungsfeldern zugehörten, für jeden Patienten ein gesamtes Prognoseurteil, untergliedert in verschiedene Teilfaktoren, ab. Im Vergleich zum tatsächlichen Verlauf über 18 Monate schätzten die Therapeuten den zu erwartenden Erfolg zu negativ ein. Die Variablen "Schweregrad der Erkrankung" und "Ausmaß der Persönlichkeitsstörungen" trugen am meisten zur Begründung des prognostischen Urteils bei. Therapeuten verschiedener Handlungsfelder verwendeten unterschiedliche Urteilsmuster (Stereotype). Beim Vergleich mit dem tatsächlichen Verlauf stellten jene Therapeuten, welche die konfliktzentrierte (tiefenpsychologisch fundierte) Gruppentherapie geleitet hatten, zum Zeitpunkt der Entlassung die relativ zutreffendsten Prognosen für die 18-Monats-Katamnese. Allerdings lag die Spezifität der Vorhersagen (richtige Vorhersage des späteren abstinenten Verhaltens) selbst bei günstigster Verrechnung nur bei ca. 50%.

Ohne Einfluß auf den Verlauf über 18 Monate erwiesen sich Art und Anzahl der Vorbehandlungen wegen der Alkoholabhängigkeit, Erkrankungsdauer bis Therapiebeginn, konsumierte tägliche Alkoholmenge, Anzahl negativer Konsequenzen (Ehekrisen, Führerscheinentzug, Arbeitsplatzverlust etc.) wegen der Alkoholabhängigkeit, Anzahl der abgebrochenen Vorbehandlungen, bisherige Gesamtzeit in Entwöhnungsbehandlungen und Inanspruchnahme von Selbsthilfegruppen vor Therapiebeginn. Der Schweregrad der psychischen Beeinträchtigung und der Alkoholfolgeerkrankungen waren für den Zustand 6 Monate nach Entlassung, nicht aber für den Zustand 18 Monate nach Entlassung von bedeutsamem prognostischen Wert. Analoge Werte ergaben sich für die Skalenwerte im Münchner Alkoholismustest (MALT) bei Aufnahme, wobei die prognostische Validität dieses Testes allein auf den Fremdeinschätzungsteil zurückzuführen war. Das subjektive Erleben eines positiven Klimas im Elternhaus während der Kindheit erwies sich als stabiles, positives prognostisches Zeichen. Wenngleich die Anzahl der Kinder für die Prognose bedeutungslos war, hatten Patienten mit Kindern im Pubertätsalter eine bessere Prognose; möglicherweise hängt dies mit der Scham des Patienten zusammen, sich mit dem Alkoholproblem vor dem nahezu erwachsenen Kind zu exponieren.

Im 6-Monats-Zeitraum nach Entlassung suchten Patienten der angehörigenorientierten Gruppen signifikant häufiger ihren Hausarzt und Einrichtungen der Suchtkrankenhilfe auf als Patienten der selbsthilfeorientierten Gruppen. Ein sehr interessantes Ergebnis zeigt sich bei der 18-Monats-Katamnese: Im Katamnesezeitraum mußten Patienten der selbsthilfeorientierten Gruppen signifikant häufiger (3,7 vs. 0,1 Wochen) einer stationären Suchtbehandlungsmaßnahme zugeführt werden. Hier kann entweder die angehörigenzentrierte Therapie oder auch die etwas häufigere Nachbehandlung in dieser Gruppe unmittelbar nach Entlassung als wirksam für die Vorbeugung von Rückfällen angesehen werden. Geschlechtsspezifische Unterschiede - wie sie sonst in der Behandlung psychisch Kranker bekannt sind - fanden sich weder für den Besuch von Selbsthilfegruppen, noch für ambulanten, noch für stationären Krankenhausaufenthalt. Bis zum Zeitpunkt 18 Monate nach Entlassung hatten abstinente deutlich häufiger als nichtabstinente Patienten Selbsthilfegruppen besucht. Auch professionelle Angebote nahmen Abstinente bis zu diesem Zeitpunkt häufiger als Nicht-Abstinente in Anspruch. Bei Berücksichtigung aller Krankenhausaufenthalte im Katamnese-Zeitraum war die Zeit, welche Nichtabstinente in stationärer Behandlung verbrachten (3,7 Wochen) signifikant höher als die Aufenthaltsdauer der Abstinenten (1,0 Wochen). Eine längere ambulante Nachbehandlung bzw. der Besuch von Selbsthilfegruppen darf langfristig als protektiv zur Verhinderung von Rückfällen angesehen werden.

Über die Bestimmung einzelner Prädiktoren hinaus wurden *multivariate Vorhersagemodelle* in Form von schrittweisen Diskriminanzanalysen berechnet. Folgende Bereiche trugen wesentlich zur Bildung der Diskriminanzfunktion für die 6-Monats-Prognose bei (in der Rangfolge): 1. medizinische/psychiatrische Symptomatik, 2. Zusammenleben mit pubertierenden Kindern, 3. Prognose durch den Therapeuten, 4. Anzahl von Vertrauten und Freunden, 5. Ausmaß der vom Patienten gepflegten sozialen Kontakte, 6. Klima im Elternhaus, 7. institutionalisierter Kontakt zu Selbsthilfegruppen, 8. Fremdbeurteilungsteil des Münchner Alkoholismustests (MALT-F) und die Skala "(übermäßige) Anständigkeit" aus dem Unsicherheitsfragebogen. Für den Trinkstatus 6 Monate nach Therapieende lieferten somit medizinische Merkmale des Patienten und lebensgeschichtliche Ereignisse die entscheidenden Gewichte zur Vorhersage. Dagegen spielt das Ausmaß sozialer Unterstützung (Freunde, soziale Kontakte, Selbsthilfegruppen) eine nicht ganz so große, aber immer noch bedeutsame Rolle. Die Güte der gesamten Vorhersage wurde durch Reklassifikation der Patienten nach realem und vorhergesagtem Trinkstatus überprüft. Die Gesamtrate richtig klassifizierter Patienten lag für die 6-Monats-Katamnese bei 76%, wobei Nichtabstinenz besser als Abstinenz vorhergesagt wurde. Die Diskriminanzfunktion lag mit ihrer Vorhersageleistung statistisch bedeutsam über einer zufälligen Trefferquote.

Bei der 18-Monats-Katamnese erwiesen sich (in der Rangfolge der Bedeutung) die folgenden 6 Bereiche als prognostisch bedeutsam: 1. Prognose durch den Therapeuten, 2. Werte in der Skala "Compliance und Zuversicht" des Motivationsfragebogens, 3. Zusammenleben mit pubertierenden Kindern, 4. institutionalisierte Kontakte zu Selbsthilfegruppen, 5. "Anständigkeit" (soziale Überangepaßtheit) im Unsicherheitsfragebogen und 6. Klima im Elternhaus. Freunde, soziale Kontakte und Schweregrad der Symptomatik zum Zeitpunkt der Aufnahme verloren dagegen bei der längerfristigen Prognose an prognostischer Bedeutung. Im Vergleich zur 6-Monats-Katamnese gelang bei der 18-Monats-Katamnese die korrekte Identifizierung der weiterhin Abstinenten aufgrund der vorliegenden Prädiktorvariablen schlechter: Die Rate sank von 61,5 auf 46,4%. Die Gesamtquote richtig zugeordneter Patienten lag für die 18-Monats-Katamnese bei 70,5%. Das Ergebnis auch dieser Diskriminanzfunktion blieb statistisch bedeutsam.

Familienklima, Partnerinteraktionen und Verlauf

Im *Partnerschaftsfragebogen (PFB)* zeigten alkoholabhängige Patienten und ihre Partner wesentliche Störungen in der Partnerinteraktion. Besonders negativ wurde die Partnerschaft von den Angehörigen, die die Alkoholexzesse der Patienten erdulden mußten, eingeschätzt. Als herausragendes Ergebnis mehrerer multivariater Analysen zeigte sich eine deutliche Verschlechterung der partnerschaftlichen Situation nach mehr als 6 Monaten nach Beendigung der Therapie! Dieser Effekt war sowohl bei der angehörigenzentrierten (A), als auch bei der patienten-/selbsthilfeorientierten Behandlung (B) zu finden. Er ist somit nicht als Folge spezieller therapeutischer Interventionen in der Partnerschaft zu interpretieren. Im Rahmen der Therapie wurde von den alkoholkranken Patienten zunehmend gefordert, Verantwortungen zu übernehmen, statt Konflikten aus dem Wege zu gehen. Wahrnehmung und der Ausdruck von Emotionen wurde gefördert und die sozialen Fertigkeiten in schwierigeren sozialen Situationen wurden in verhaltenstherapeutischen Übungen von den Patienten erlernt. Diese therapeutischen Maßnahmen waren nicht speziell auf die Paarsituation ausgerichtet. Es liegt jedoch nahe, daß die Patienten versuchten, die neuen Erkenntnisse und sozialen Fertigkeiten nach ersten "Gehversuchen" auf der psychiatrischen Station mit nahen Angehörigen anzuwenden und auszuprobieren. Daß es dabei auch zu (eventuell nur vorübergehenden) Verschlechterungen in der Interaktion kommen kann, ist plausibel. Außerdem kam es in manchen Beziehungen erst in diesem Stadium zu einer Auseinandersetzung mit den "partnerschaftlichen Hypotheken" aus vergangenen Zeiten.

Aus der modifizierten "Patient-Rejection-Scale" nach Kreisman zur Erfassung der *Einstellung des Angehörigen zum Patienten (EzP)* wurden im Rahmen von Faktoren- und Cluster-Analysen die beiden Teilskalen "positive" bzw. "negative Einstellung zum Patienten" gebildet. Im Verlauf der 4 Querschnittsmessungen änderte sich die Einstellung des Angehörigen sehr bedeutsam zugunsten des Patienten. Besonders Männer erlebten nach Teilnahme an der Therapie eine dauerhafte Minderung der Kritik durch die Hauptbezugsperson, während diese Veränderung bei weiblichen Patienten mehr vorübergehender Natur war.

Im *"Camberwell Family Interview" (CFI)* wurden folgende Kategorien erfaßt: 1. Kritische Kommentare, 2. Feindseligkeit, 3. Überfürsorglichkeit, 4. Anzahl positiver Bemerkungen, 5. Wärme und 6. Partnerschaftsbeziehungen. Darüber hinaus wurden noch die Kategorien 7. Mißtrauen, 8. kontrollierendes Verhalten und 9. Schuldgefühle als möglicherweise für Paare mit einem alkoholkranken Patienten spezifischere Bereiche eingeführt. Hauptkomponentenfaktorenanalysen und Clusteranalysen wurden berechnet und die folgenden 2 Skalen gebildet: "Positive Haltung zum Partner" (CFI positiv) und "Negative Haltung zum Partner" (CFI negativ). Bemerkenswerterweise hatte keine dieser beiden Dimensionen eine prognostische Bedeutung für den Zustand nach 6 bzw. 18 Monaten. Die Angehörigen von Alkoholabhängigen in unserer Studie wiesen eine hohe Anzahl kritischer Kommentare auf. Bei unserer Untersuchung handelt es sich um die erste Studie bei Angehörigen von Alkoholabhängigen, bei der das Camberwell Family Interview zum Einsatz kam.

Ergebnisse eines Cox-Regressionsmodelles: Abweichend von den sonstigen Auswertungen zur Verlaufsprädiktion verwandten wir im Rahmen eines Cox-Regressionsmodelles eine andere Zielvariable: die "Survival Time" bis zum Rückfall (in Wochen). Nachdem ein Teil der Patienten bis zum Ende des Beobachtungszeitraumes durchgehend abstinent war, stellen bei Verwendung des Cox-Modelles die "Failure Times" dieser Patienten zensierte Daten dar. Aus diesem Grunde ist die Verwendung der üblichen Regressionsverfahren hier nicht angebracht. Wir verwendeten deshalb in der weiteren Analyse der Verlaufsdaten die semiparametrische Cox-Regression im Sinne eines proportionalen "Hazard" Modells (vgl. Kalbfleisch u. Prentice 1980). Die "Hazard Function" beschreibt das "Risiko", daß ein Patient zu einem gegebenen Zeitpunkt rückfällig wird, wenn er oder sie in der vorausgegangenen Zeit der Beobachtungsstrecke trocken (alkoholabstinent) war. Die "Survivor Function" (Risiko = Exp (-Hazard Function (t)) wurde nichtparametrisch auf der Basis der Kaplan Meier-Methode geschätzt. Mögliche Prädiktoren in dem Cox-Modell werden dahingehend analysiert, inwieweit sie diese Funktionen modifizieren. Bei Verwendung dieses Cox-Regressionsmodells erwies sich die *Anzahl der "Critical Comments" der Angehörigen im Camberwell Family Interview* bei Aufnahme als signifikanter Prädiktor bezüglich der "Survival Time" bis zum Rückfall. Keine prädiktive Bedeutung kam bei Verwendung des Cox-Modells den folgenden Variablen zu: "Einstellung (des Angehörigen) zum Patienten" (EzP), erfaßt bei Aufnahme, Art der Zusatztherapiebedingung (A (Einbeziehung des Angehörigen) vs. B (Förderung der Selbsthilfe)), Geschlecht und andere in Tabelle 7 aufgelistete Beurteilungsskalen des Camberwell Familiy Interviews.

Das sparsamste Cox-Modell zeigte eine log-likelihood von -109,7, eine Koeffizientenschätzung für den einzigen Prädiktor "Critical Comments" im Camberwell Family Interview von 0,095 und einen t-Wert von 2,29. Das relative Risiko (exp Koeffizient) für die Anzahl der "Critical Comments" betrug somit 1,096; dieses Ergebnis bedeutet, daß jeder zusätzliche "Critical Comment" der Hauptbezugsperson im Camberwell Family Interview das Rückfallrisiko für den betreffenden Patienten um nahezu 10% erhöht.

Ein "signifikanter Prädiktor" im Cox-Modell besagt, daß ein gegebener Zeitverlauf für Rückfall beschleunigt oder gebremst wird (siehe Abb. 20). Anscheinend hatte die Anzahl der "Critical Comments", die im CFI bei Aufnahme erfaßt wurden, keine ausreichend starke prädiktive Bedeutung über den gesamten 60-Monats-Zeitraum und die Anzahl der "Critical Comments" im CFI zeigte ihre Effekte in der Cox-Funktion zu früheren Zeitpunkten. Somit dürfte die Anzahl der "Critical Comments" bezüglich der Zielvariable "Abstinenz" bzw. "Prozentanteil der Patienten ohne Rückfall" prädiktive Bedeutung nur für den zeitlichen Verlauf des Trinkverhaltens bei Alkoholikern haben, nicht aber für das Eintreten des Rückfalls an sich. In unserer Untersuchung war gerade dies mit univariater Statistik und mit üblichen Regressionsrechnungen nicht nachweisbar und konnte erst bei Verwendung des proportionalen "Hazard-Modelles" nachgewiesen werden. Der im Camberwell Family Interview erfaßte Prädiktor "Critical Comments" der Hauptbezugsperson scheint für die Prädiktion des Abstinenzverhaltens von behandelten Alkoholikern von Bedeutung zu sein. Die Bedeutung dieser Variable scheint für die Verlaufsprädiktion von Alkoholismus etwas geringer als für die Prädiktion des Verlaufs von Schizophrenen oder Depressiven zu sein.

7 Summary (English)

100 male and female patients, aged 20 to 60 years with the diagnosis alcohol-addiction (ICD 9 N° 303.0) took part in a longitudinal treatment evaluation study. Consecutive admissions from May '83 until July '85 were assessed. All patients participated in a 6-week inpatient group therapy and a 6-week outpatient treatment for alcohol-dependent patients at the Psychiatric University Hospital in Munich. Assessments were performed at the following times: 1. on admission, 2. at the end of inpatient therapy, 3. at the end of outpatient therapy, 4. at a 6-month follow-up and 5. at an 18-month follow-up.

The major goals of the study were as follows:
1. Descriptive analysis of the course of illness from admission to the 18-month follow-up;
   2. Analysis of the influence of the social setting at home (relationship, attitude of the family towards the patient) (Kreisman's Patient Rejection Scale) and expression of emotions in the family according to the "Camberwell Family Interview" (CFI);
   3. Evaluation of the effect of the additional treatment component (A) "Systematic involvement of the significant other" as compared to an alternative component (B) "Systematic encouragement of the patient in self-help initiatives";
   4. Identification of risk factors for relapse and predictors of good prognosis that can be used to improve the therapeutic concept.

The *sample* consisted of 42% women and 58% men, with a mean age of 37.9 years. Only patients who had a spouse or another close relative were accepted for participation in the study. At the beginning of the study 48% of the patients were married, 18% divorced, 27% unmarried and 6% lived separately or were widowed. 95 of the 100 patients could be reassessed at discharge from inpatient therapy, 92 at the end of 6-week outpatient treatment phase, 91 at the 6-month follow-up and 90 at the 18-month follow-up.

The additional treatment components (A versus B) showed no major differences in effect. Significant changes in the patients attitude, behaviour and psychopathology were observed for patients receiving either one of the additional treatment components (A or B). The lack of differing effects from the additional treatment components is plausible, because the main part of the therapy (without the additional therapy component) was the same in both groups; this basic therapy took up most treatment time and by itself brought about major changes in personality scales, psychopathology and partnership interactions. However, at the time of discharge from inpatient therapy a significantly higher abstinence rate (96%) was found for the family-centered group (A) as compared to the self-help-centered group B (80%). At the end of the outpatient treatment this difference diminished and was only a trend. The patients of the family-centered group showed (with a time lag of more than one year) a significantly higher reduction in the complaint list scores (BL) when compared to the self-help-centered group.

For the complete sample a significant improvement was observed for most of the scales of the Freiburger Personality Inventory (FPI), the Unsicherheits-Fragebogen (U-Fb), the Complaint List (BL) and the scale measuring general well being (BfS). Results of the Hopkins-Symptom-Checklist (SCL 90-R) showed a significant improvement in most scales over the *course* of treatment; the psychopathology of significant others as measured by the SCL 90-R had no significant effect on therapy outcome and the patient's abstinence. Short term effects of the therapy component A (systematic family involvement) (interacting with time) were seen in the "communication" scale on the partnership questionnaire. These effects were observed until the patients discharge from outpatient therapy.

Based on conservative (pessimistic) definition of abstinence (the source of data being patients, relatives and physician interviewers), an abstinence rate of 40% was observed in the 6-month follow-up; it decreased to 30% at the 18-month follow-up.

Each therapist and cotherapist provided a global *estimation of prognosis* at the time of the patient's admission and discharge. Compared with the actual course and outcome over 18 months, the therapists' predictions were too pessimistic. The variables "severity of illness" and "personality disorders" contributed the most to the predicition. Therapists of different role orientations were shown to use different stereotypes. Compared with the actual drinking status at the follow-up, therapists directing the conflict-centered (psychodynamically oriented) group provided the most correct prognoses for the 18-month course. However, the specificity of predictions (the valid prediction of abstinent behavior later on) was 50% at best.

The following variables were shown to have no influence on the 18-month course: number of pretreatments because of alcohol-addiction, duration of illness, daily mean consumption of alcohol, number of negative consequences (marital problems, loss of driving licence, job losses etc.) number and duration of previous treatments and detoxications as well as previous participation in self-help groups. The amount and severity of psychosomatic and alcohol-related symptoms had significant prognostic value only for the 6-month follow-up, but not for the 18-month follow-up. Similar outcomes were observed in analyses of the Munich Alcoholism Test (MALT); its power of prognosis was based only on the expert-rating scale. Patient's rememberance of a positive family climate during childhood was shown to be a stable, positive prognostic indicator. The total number of children was of no importance for the prognosis. However, patients with adolescent children had a better prognosis.

Up to the 6-month follow-up, patients of the family-centered group (A) consulted general practitioners and facilities of professional alcoholism treatment more frequently than patients of the self-help centered group (B). A very remarkable result concerning the use of inpatient services was observed during the 18-month follow-up: patients of the self-help centered group used inpatient treatment almost four times as much as patients receiving the additional therapy component A (systematic involvement of the significant other); the average of hospitalization was 3.7 weeks for patients of group B and 0.1 weeks for patients of group A. The family treatment as well as the more frequent attendance of outpatient treatment session in this group A probably contributed to a better outcome (in terms of return to treatment). Sex-role differences concerning the use of psychiatric services were not seen in our study, nor in relation to participation in self-help groups or inpatient therapy. Abstinent patients participated more frequently in self-help groups and made more use of professional outpatient services than patients drinking during the 18 months after discharge. The time spent in a hospital was significantly longer for drinking patients (3.7 weeks) as compared to the abstinent patients (1.0 week). More intensive outpatient aftercare and participation in self-help groups was associated with a better outcome in the long run.

In addition to the univariate identification of predictors, multivariate predictive models were established performing stepwise discriminant function analyses. The following variables proved to be the best predictors of a positive course in the six months after discharge: 1. few medical or psychiatric symptoms, 2. living with an adolescent child, 3. a positive prognosis estimation from the main therapists, 4. higher number of friends, 5. higher number of social contacts, 6. positive parental climate, 7. regular contacts with self-help groups, 8. low scores in the expert-rating scale of the Munich Alcoholism Test (MALT-F) and the scale "Anständigkeit" ("overadapted to social roles and norms") of the Unsicherheitsfragebogen (U-Fb). Thus medical characteristics of the patient and biographical factors provided the best predicition of the drinking behavior in the 6 months after discharge. The amount of social support (friends, social contacts, self-help groups) were of lesser, but still significant importance. The goodness of fit of the complete discriminant function was evaluated on the basis of a cross tabulation of the patients results, according to their actual and predicted drinking status. The total rate of classified correctly concerning drinking status resp. prognosis patients was 76% for the 6-month follow-up; drinking status could be better predicted than abstinence. The discriminant function significantly differed from a random prediction. In the 18-month follow-up, the following six variables contributed most to a positive prediction: 1. a positive prognosis estimated by the main therapist, 2. a higher degree of "compliance and confidence" as measured by the motivation questionnaire, 3. living with an adolescent child, 4. frequent contact to self-help groups and 5. a positive parental climate. Friends, social contacts and severity of the symptoms at the time of admission lost prognostic importance in the long run. Compared to the 6-month follow-up, the correct reclassification of the patients abstinence was not as high for the 18-month course. The rate of correctly classified abstinent patients decreased from 61.5 (6-month course) to 46.4% (18-month course). The total percentage of correctly forecasted patients was 70.5% for the 18-month follow-up. The result of this discriminant function analysis was statistically significant.

Family Climate, Partnership-Interaction and Course of Illness
The Partnership Questionnaire (PFB) revealed important deficits in the interaction between alcohol-addicted patients and their partners. The partnership was rated extremely negative by those spouses who had to endure the alcoholic excesses of the patients. A significant impairment of the partnership situation more than six months after the therapy was ended the most important finding of numerous multivariate analyses. This effect was observed in the family-centered group A as well as in the self-help-centered group B, so it cannot be interpreted as a result of special therapeutic interventions in the partnership. During the therapy the alcohol-addicted patients were encouraged to take over responsibilities instead of avoiding conflicts. They were also

encouraged to perceive and express emotions and to perform behavioral exercises which they had learned in order to increase their social competence. These therapeutic efforts were not especially directed towards the partnership situation. It is, however, plausible that some patients were trying to test and use their newly acquired knowledge and social skills with close relatives after their first steps during the inpatient treatment. That may have led to temporary impairment in interactions.

Using modified Kreisman's "Patient Rejection Scale" for recording the spouses' or relatives' attitude towards the patient, we constructed by means of factor and cluster analysis the scales "positive" and "negative attitude towards the patient". In the course of the measurements attitudes of the relative dramatically improved toward male patients, whereas female alcoholics experienced this improvement in attitudes only temporarily. The Camberwell Family Interview (CFI) was used to measure the following categories: 1. critical comments, 2. hostility, 3. emotional overinvolvement 4. number of positive remarks, 5. warmth and 6. marital relationship. Additionally the categories, 7. distrust, 8. control of spouse's behavior, and 9. feelings of guilt. These had been operationalized in an attempt to define more specific indicators for communication in couples in which one partner is an alcoholic. We performed principal component analyses and cluster analyses and established the scales "positive attitude towards the partner" (CFI positive) and "negative attitude towards the partner" (CFI negative). Remarkably, none of these dimensions proved to be of any prognostic value for the drinking behavior of the patient for either the 6 or the 18 month course. The relatives of the alcohol-addicted patients in our study expressed a high number of critical comments. The number of critical comments as measured in the Camberwell Family Interview proved to be of some predictive value on the basis of a Cox-regression model. Our study was the first to use the Camberwell Family Interview to study the families of alcoholics.

We also performed further analyses. We used the "survival time until relapse" (in weeks) as outcome criterion. Since some patients remained sober until the end of the observation period, their "failure times" are censored data. Therefore ordinary regression methods are not appropriate. We used the semi-parametric Cox regression model (cf. Kalbfleisch and Prentice, 1980). The "hazard-function" describes the "risk" that the patient is drinking at a given point in time if he or she was sober in the preceding time. The survivor function (risk = exp (-hazard function (t)) was estimated nonparametrically by the Kaplan-Meier method. Possible predictors in the Cox-model were assessed as to wether or not they modified this function. Using this Cox regression model the number of critical comments turned out to be a significant outcome predictor for the "survival time until relapse"; the Patient Rejection Subscales, the type of additional therapy (A versus B), gender and other CFI scales besides "critical comments" showed no predictive value in the "proportional hazard model".

The most parsimonious Cox-model yielded a log-likelihood of -109.7, a coefficient estimate for the single predictor "critical comments" of 0.095 and a t-value of 2.27. The relative risk (exp (coefficient)) for "critical comments" therefore was calculated as 1.0996; this means that every additional "critical comment" of a key relative detected in the CFI increases the risk of a relapse by nearly 10% for this patient.

A "significant predictor" in the Cox-model means that a given time course of relapse is accelerated or slowed down. Apparently the CFI did not have a sufficient predictive power over the total 18-month period and "critical comments" had their effect on the Cox function at earlier points of time. Thus, "critical comments" had predictive power which, however, only became apparent when the proportional hazard model was used, and which was not as powerful in our group of alcoholics as it has been found in schizophrenia and depression.

8 Danksagungen

Die finanziellen Möglichkeiten für die Durchführung dieser Studie verdanken wir der Wilhelm-Sander-Stiftung. Sie hat dieses Projekt unter der Nummer 82.011.2 über den nötigen langen Zeitraum hinweg gefördert.

Studien mit dem Aufwand und der zeitlichen Dauer wie die hier vorgelegte sind niemals nur das Ergebnis der Arbeit in ein oder zwei Köpfen. Es ist deshalb notwendig, ein großes Dankeschön zu sagen denjenigen, die entscheidend zu diesem Buch beigetragen haben, auch wenn sie es nicht mit geschrieben haben. Felicitas Postpischil und Hannes Wissmann haben als die "Köpfe" des therapeutischen Teams der Suchtstation die inhaltlichen Möglichkeiten und den konzeptuellen Rahmen für diese Studie mit geschaffen. Fides Buchroithner, Michael Gottschlich und Karlemann Timm haben sich bei den Katamnesen mit ihrem Scharfsinn, ihrer Ausdauer und ihrer Überzeugungskraft bei so manchen Patienten entscheidend für das Erreichen der 90%igen Ausschöpfungsquote verdient gemacht. Der Mühe, die Camberwell Family Interviews auszuwerten und sachgerecht zu raten, hat sich dankenswerterweise Siegfried Weyerer unterzogen. Den Strom der Daten strukturierte kompetent Andreas Zendler. Maria Kurz-Adam hat mit ihrer Tatkraft dafür gesorgt, daß der Schlußspurt der Untersuchungen niemals unter Energiemangel zu leiden hatte. Die Diskussionen mit ihr, mit Raimar Koloska und Jürgen Rehm zur Interpretation unserer Daten waren ein intellektueller Gewinn. Ohne Jürgen Rehm wäre wohl manche empirisch-methodische Frage unbeantwortet geblieben oder falsch bearbeitet worden. Alle verbliebenen Fehler haben wir selbst zu vertreten. Manuela Kroker hat mit all ihrer Geduld und Kompetenz unsere Gedanken zu einem druckreifen Buchmanuskript ausgearbeitet.

Den Patienten der Psychiatrischen Universitätsklinik, die an dieser Studie teilnahmen, sowie ihren Angehörigen danken wir für ihr Vertrauen und ihre Mitarbeit und wünschen ihnen alles nur denkbar Gute.

9 Literatur

AA World Services (1981) Analysis of the 1980 survey of the membership of AA. Unpuplished report. Author, New York
AA World Services (1984) Analysis of the 1983 survey of the membership of AA. Unpublished report. Author, New York
Akerlind I, Hörnquist JO u. Bjurul P (1988) Prognosis in alcoholic rehabilitation: The relative significance of social, psychological, and medical factors. Int J Addict 23: 1171-1195
Alford GS (1980) Alcoholics Anonymous: An empirical outcome study. Addict Behav 5: 359-370
Allport FH (1955) Theories of perception and the concept of structure. Wiley, New York
Amann G, Baumann U u. Lexel-Gartner S (1988) Soziales Netzwerk und soziale Unterstützung bei männlichen Alkoholikern. Suchtgefahren 34: 369-378
American Psychiatric Association (APA) (1987) Diagnostic and Statistical Manual of Mental Disorders DSM-III-R. Washington: APA. German edition: Wittchen HU, Saß H, Zaudig M u. Köhler K (1989) Diagnostisches und Statistisches Manual Psychischer Störungen DSM-III-R. Beltz, Weinheim
Armor DJ, Polich JM u. Stanbul HB (1976) Alcoholism and treatment (Rand Report 1). Rand Corporation, Santa Monica
Armor DJ, Polich JM u. Stanbul HB (1978) Alcoholism and treatment. Wiley, New York
Antons K u. Schulz W (1976/77) Normales Trinken und Suchtentwicklung. Theorie und empirische Ergebnisse interdisziplinärer Forschung zum sozialintegrierten Alkoholkonsum und süchtigen Alkoholismus (Band 1: 1976, Band 2: 1977). Hogrefe, Göttingen
Azrin NH (1976) Improvements in the community-reinforcement approach to alcoholism. Behav Res Ther 14: 339-348
Azrin NH, Sisson RW, Meyers R u. Godley M (1982) Alcoholism treatment by disulfiram and community reinforcement therapy. J Beh Ther Exp Psychiatry 13: 105-112
Bailey MB, Habermann P u. Alkone H (1962) Outcome of alcoholic marriages. Q J Stud Alcohol 23: 610-623
Bateman NI u. Petersen DM (1971) Variables related to outcome of treatment for hospitalized alcoholics. Int J Addict 6: 215-224
Baumann U (1986) Zum Placebo-Konzept in der Psychotherapie. In: Hippius H, Überla K, Laakmann G u. Hasford J (Hrsg) Das Placebo-Problem. Fischer, Stuttgart, S 97-106
Beardslee WR, Son L u. Vaillant GE (1986) Exposure to parental alcoholism during childhood and outcome in adulthood: A prospective longitudinal study. Br J Psychiatry 149: 584-591

Beauvois JL, Joule RV u. Monteil JM (1991) Perspectives cognitives et conduites sociales 3: Quelles cognitions? Quelle conduites? Del Val, Cousset

Bender W u. Haag M (1986 a) Zur Compliance psychiatrischer Patienten: Entwicklung eines Fragebogens. Psycho 12: 384-385

Bender W, Haag M, Haag H, Greil W u. Engel R (1986 b) Compliance in psychiatry: Development of a patient questionnaire. Pharmacopsychiat. Thieme, Stuttgart S 19; S 176-177

Bennett LA (1989) Family, alcohol, and culture. In: Alcoholism, Volume 7. Treatment research. Plenum, New York London

Benninghaus H (1990) Einführung in die sozialwissenschaftliche Datenanalyse. Oldenbourg, München

Billings A, Kessler M, Gomberg C u. Weiner S (1979) Marital conflict: Resolution of alcoholic and nonalcoholic couples during sobriety and experimental drinking. J Stud Alcohol 3: 183-195

Billings AG u. Moos RH (1983) Social support and functioning among community and clinical groups: A panel model. J Behav Med 5: 295-311

Blake BG (1967) A follow-up of alcoholics treated by behaviour therapy. Behav Res Ther 5: 89-94

Blane HT (1977) Issues in the evaluation of alcoholism treatment. Professional Psychology 8: 593-608

Blaney R, Radford IS u. MacKenzie G (1975) A Belfast study of the prediction of outcome in the treatment of alcoholism. Br J Addict 70: 41-50

Brandsma JM, Maultsby MC u. Welsh RJ (1980) The outpatient treatment of alcoholism: A review and comparative study. University Park Press, Baltimore, MD

Bromet E, Moos RH u. Bliss F (1976) The social climate of alcoholism treatment programs. Arch Gen Psychiatry 33: 910-916

Bromet E u. Moos RH (1977) Environmental resources and the posttreatment functioning of alcoholic patients. J Health Soc Behav 18: 326-338

Brown GW, Birley JLT u. Wing JK (1972) Influence of family life on the course of schizophrenic disorders: A replication. Br J Psychiatry 121: 241-258

Brown GW u. Rutter M (1966) The measurement of family activities and relationships: A methodological study. Human Relations 19: 241-263

Bruch H (1973) Eating disorders. Obesity, anorexia nervosa and the person within. Basic Books Publishers, New York

Burian W (1984) Die Psychotherapie des Alkoholismus. Vandenhoeck u. Ruprecht, Göttingen

Burling TA, Reilly PM, Moltzen JO u. Ziff DC (1989) Self-efficacy and relapse among inpatient drug and alcohol abusers: A predictor of outcome. J Stud Alcohol 50: 354-360

Caddy GR (1980) Problems in conducting alcohol treatment outcome studies: A review. In: Sobell LC, Sobell MB u. Ward E (eds) Evaluating alcohol and drug abuse treatment effectiveness (151-176). Pergamon, New York

Casswell S u. Gilmore L (1989) An evaluated community action project on alcohol. J Stud Alcohol 50: 339-346

Chaney EF, O'Leary MR u. Marlatt GA (1978) Skill training with alcoholics. J Consult Clin Psychol 46: 1092-1104

Chapman PLH u. Huygens I (1988) An evaluation of three treatment programmes for alcoholism: An experiment study with 6- and 18-months follow-ups. Br J Addict 83: 67-81

Chick J, Ritson B, Connaughton J, Stewart A u. Chick J (1988) Advice versus extended treatment for alcoholism: A controlled study. Br J Addict 83: 159-170

Conley JJ u. Prioleau MA (1983) Personality typology of men and women alcoholics in relation to etiology and prognosis. J Stud Alcohol 44: 996-1010

Costello RM (1975) Alcoholism treatment and evaluation: In search of methods. Int J Addict 10: 251-275

Costello RM, Biever P u. Baillargeon JG (1977) Alcoholism treatment programming: historical trends and modern approaches. Alcohol Clin Exp Res 1: 311-318

Costello RM (1980) Alcoholism treatment effectiveness: Slicing the outcome variance pie. In: Edwards G u. Grant M (eds) Alcoholism treatment in transition. Croom Helm, London

Crawford J u. Pell J (1977) The Rand Report: A brief critique. Addict Behav 2: 141-146

Cronkite RC u. Moos RH (1978) Evaluating alcoholism treatment programs: An integrated approach. J Consult Clin Psychol 46: 1105-1119

Cross GM, Morgan CW, Mooney AJ, Martin CA u. Rafter JA (1990) Alcoholism treatment: A ten-year follow-up study. Alcoholism 14: 169-173

Dahlgren L (1975) Special problems in female alcoholism. Br J Addict 70: 18-24

Davis HG (1957) Variables associated with recovery in male and female alcoholics following hospitalization. Doct Diss Technol College, Texas

Derogatis LR u. Cleary PA (1977) Confirmation of the dimensional structure of the SCL-90: A study in construct validation. J Clin Psychol 33: 981-989

Derogatis LR, Lipman R u. Covi L (1976) SCL-90: Self-report symptom inventory. In: Guy W (ed) ECDEU assessment manual for psychopharmacology. Rev Ed Rockville, Maryland, S 313-331

Derogatis LR, Lipman RS u. Covi L (1973) SCL-90: An outpatient psychiatric rating scale - preliminary report. Psychopharmacol Bull 9: 13-17

De Soto CB, O'Donnell WE u. De Soto JL (1989) Long-term recovery in alcoholics. Alcoholism 13: 693-697

Deutsche Gesellschaft für Suchtforschung und Suchttherapie (Hrsg) (1985) Standards für die Durchführung von Katamnesen bei Abhängigen. Lambertus, Freiburg

Deutsche Hauptstelle gegen die Suchtgefahren E.V. (DHS) (1990) Jahresstatistik '89, 43: 6

Deutscher Bundestag (10. Wahlperiode) (1986) Suchtkrankenhilfe in der Bundesrepublik Deutschland. Antwort der Bundesregierung auf eine große Anfrage. Drucksache 10/6546

Dilling H, Weyerer S u. Castell R (1984) Psychische Erkrankungen in der Bevölkerung. Enke, Stuttgart

Ditman KS u. Crawford GG (1966) The use of court probation in the management of the alcohol addict. Am J Psychiatry 122: 757-762

Ditman KS, Crawford GG, Forgy EW, Moskowitz H u. MacAndrew C (1967) A controlled experiment on the use of court probation for drunk arrests. Am J Psychiatry 124: 160-163

Duckitt A, Brown D, Edwards G, Oppenheimer E, Sheehan M u. Taylor C (1985) Alcoholism and the nature of outcome. International Journal of Addiction 80: 153-162

Durkheim E (1899/1967) Individuelle und kollektive Vorstellungen. In: Durkheim E (Hrsg) Soziologie und Philosophie. Suhrkamp, Frankfurt/Main, S 45-83

Eckardt MJ, Granbard Bl, Ryback RS u. Gottschalk LA (1982) Pretreatment consumption as a predictor of posttreatment consumption in male alcoholics. Psychiatry Re 7: 337-344

Eckes T u. Roßbach H (1980) Clusteranalysen. Kohlhammer, Stuttgart Berlin Köln Mainz

Edwards P, Harvey C u. Whitehead PC (1973) Wives of alcoholics: A critical review and analysis. Quarterly J Stud Alcohol 34: 112-132

Edwards G, Gross MM, Keller M, Moser J u. Room R (1977) Alcohol-related disabilities. WHO-Offset Publ: 32, Geneva

Edwards G, Orford J, Egert S, Guthrie S, Hawker A, Hensman C, Mitcheson M, Oppenheimer E u. Taylor C (1977) Alcoholism: A controlled trial of "treatment" and "advice". J Stud Alcohol 38: 1004-1031

Edwards G, Brown D, Duckitt A, Oppenheimer E, Sheehan M u. Taylor C (1987) Outcome of alcoholism: The structure of patient attributions as to what causes change. Br J Addict 82: 533-545

Edwards G, Brown D, Oppenheimer E, Sheehan M, Taylor C u. Duckitt A (1988) Long term outcome for patients with drinking problems: The search for predictors. Br J Addict 83: 917-927

Edwards G (1989) As the years go rolling by. Drinking problems in the time dimension. Br J Psychiatry 154: 18-26

Einhorn HJ u. Hogarth RM (1978) Confidence in judgement: Persistence of the illusion of validity. Psychol Rev 85: 395-416

Elal-Lawrence G, Slade PD u. Dewey ME (1987) Treatment and follow-up variables discriminating abstainers, controlled drinkers and relapsers. J Stud on Alcohol 48: 39-46

Emrick CD (1975) A review of psychologically oriented treatment of alcoholism: I. The use and interrelationships or outcome criteria and drinking behavior following treatment. Quarterly J Stud Alcohol 35: 523-549

Emrick CD (1974) A review of psychologically oriented treatment of alcoholism: II. The relative effectiveness of different treatment approaches and the relative effectiveness of treatment versus no treatment. J Stud Alcohol 36: 88-108

Emrick CD u. Stilson DW (1977) Comment and response to the "Rand Report". J Stud Alcohol 38: 152-153

Emrick CD u. Hansen J (1983) Assertions regarding effectiveness of treatment for alcoholism: Fact or fantasy? Am Psychol 38: 1078-1088

Emrick C (1987) Alcoholics Anonymous: Affiliation processes and effectiveness as treatment. Alcoholism 11: 416-423

Emrick CH (1989) Alcoholics Anonymous: Membership characteristics and effectiveness as treatment. In: Alcoholism, Volume 7: Treatment research. Plenum Press, New York London

Engel RR (1986) Gibt es eine psychologisch inerte Behandlung? Zum Kontrollgruppenproblem bei Kombinationsuntersuchungen von Psycho- und Pharmakotherapie.

In: Hippius H, Überla K, Laakmann G u. Hasford J (Hrsg) Das Placebo-Problem. Fischer, Stuttgart, S 97-106

Fahrenberg J, Selg H u. Hampel R (1973) Das Freiburger Persönlichkeitsinventar (Manual). Hogrefe, Göttingen

Fahrenkrug WH (1987) Amerikanische Langzeituntersuchungen zu Alkoholproblemen. In: Kleiner D (Hrsg) Langzeitverläufe bei Suchtkrankheiten. Springer, Berlin Heidelberg New York London Paris Tokyo

Fahrner EM (1990) Partnerinnen von Alkoholabhängigen: Sexuelle, partnerschaftliche und psychosoziale Probleme. Suchtgefahren 36: 189-201

Falloon JRH, Boyd JL u. McGill CW (1985) Family management in the prevention of morbidity in schizophrenia: Clinical outcome of a two-year longitudinal study. Arch Gen Psychiatry 42: 887-896

Ferrell WL u. Galassi JP (1981) Assertion training and human relations training in the treatment of chronic alcoholics. Int J Addict 16: 959-968

Feuerlein W (1967) Der Alkoholismus in sozialpsychiatrischer Sicht. Med Klin 23: 922

Feuerlein W u. Kunstmann G (1973) Die Häufigkeit des Alkoholismus. Vergleich zwischen verschiedenen Krankenanstalten. Münch med Wschr 115: 1991

Feuerlein W, Küfner H, Ringer C u. Antons K (1979) Münchner Alkholismustest (Manual). Beltz Test, Weinheim

Feuerlein W (1987), Langzeitverläufe des Alkoholismus (mit Literaturübersicht aus dem europäischen Raum). In: Kleiner D (Hrsg) Langzeitverläufe bei Suchtkrankheiten. Springer, Berlin Heidelberg New York London Paris Tokyo

Feuerlein W (1989) Alkoholismus - Mißbrauch und Abhängigkeit. Thieme, Stuttgart New York

Feuerlein W u. Küfner H (1989) A prospective multicenter study on inpatient treatment for alcoholics: 18- and 48-months follow-up (Munich Evaluation for Alcoholism Treatment, MEAT). Eur Arch Psychiatry Neurol Sci 239: 144-157

Fichter MM, May F u. Postpischil F (1983) Ein stationäres Kurzzeittherapiemodell auf der Suchtstation der Psychiatrischen Universitätsklinik München: Eine Bilanz über das erste Jahr. In: Schrappe O (Hrsg) Methoden der Behandlung von Alkohol-, Drogen- und Medikamentenabhängigkeit. Schattauer, Stuttgart New York, S 171-179

Fichter M u. Postpischil F (1985) Behavioral family therapy in alcoholism. In: Falloon I (ed) Handbook of behavioral family therapy. Guilford Press, New York

Fichter MM (1986) Verhaltensmedizinische Behandlung unter Berücksichtigung des sozialen Umfeldes. Münchner Medizinische Wochenschrift 128: 389-391

Fichter MM, Weyerer S, Kellnar S u. Dilling H (1986) Zur Epidemiologie des Alkoholismus. Medizinische Welt 37: 752-757

Fichter MM (1990) Verlauf psychischer Erkrankungen in der Bevölkerung. Springer, Berlin Heidelberg New York Tokyo

Fink EB, Longabaugh R, McCrady BS, Stout RL, Beattie M, Ruggieri-Authelet A u. McNeil D (1985) Effectiveness of alcoholism treatment in partial versus inpatient settings: Twenty-four months outcomes. Addict Behav 10: 235-248

Finney JW, Moos RH u. Mewborn CR (1980) Posttreatment experiences and treatment outcome of alcoholic patients six months and two years after hospitalization. J Consul Clin Psychol 48: 17-29

Fischer G (1966) Zum Problem der Interpretation faktorenanalytischer Ergebnisse sowie Tuckers Methode der Faktorenanalyse von Lerndaten. Psychologische Beiträge, Sonderheft Münchner Symposium über Faktorenanalyse.

Fitzgerald BJ, Pasewark RA u. Clark R (1971) Four-year follow-up of alcoholics at a rural state hospital. Quart J Stud Alcohol 32: 636-642

Fox V u. Smith MA (1959) Evaluation of a chemopsychotherapeutic program for the rehabilitation of alcoholism. Quart J Stud Alcohol 20: 767-780

Frankenstein W, Hay WM u. Nathan PE (1985) Effects of intoxication on alcoholics' marital communication and problem solving. J Stud Alcohol 46: 1-6

Freedberg EJ u. Johnston WE (1981) Effects of assertion training within context of a multi-modal alcoholism treatment program for employed alcoholics. Psychol Rep 48: 379-386

Freedberg EJ u. Johnston WE (1981) The relationships between alcoholism treatment outcome in terms of drinking and various patient characteristics. J Occup Med 23: 30-34

Freiman JA, Chalmers TC, Smith H u. Kübler RR (1978) The importance of beta, the type II error and sample size in the design and interpretation of the randomized control trial. New Engl J Med 299: 690-694

Frick U, Rehm J, Fichter MM u. Koloska R (1988) Therapeutische Rollenorientierung und soziale Repräsentationen von stationären Alkoholismus-Patienten. Zeitschrift für Soziologie 17: 218-226

Gaensslen H u. Schubö W (1973) Einfache und komplexe statistische Analyse. Reinhard, München Basel

Galanter M, Castaneda R u. Salamon I (1987) Institutional self-help therapy for alcoholism: Clinical outcome. Alcoholism 11: 424-429

Galanter M, Talbott D, Gallegos K u. Rubenstone E (1990) Combined Alcoholics Anonymous and professional care for addicted physicians. Am J Psychiatry 147: 64-68

Gallant DM (1988) Current literature reviewed and critiqued. Alcoholism 12: 725-726

Giannetti VJ (1981) Alcoholics Anonymous and the recovering alcoholic: An exploratory study. Am J Drug Alcohol Abuse 8: 363-370

Gillis LS u. Keet M (1969) Prognostic factors and treatment results in hospitalized alcoholics. Quart J Stud Alcohol 30: 426-437

Glaser FB u. Ogborne AC (1982) Does A.A. really work? Br J Addict 77: 123-129

Glaser FB, Annis HM, Skinner HA, Pearlman S, Segal RL, Sisson B, Ogborne AC, Bohnen E, Gazda P u. Zimmermann T (1984) A system of health care delivery. Addiction Research Foundation, Toronto, Canada

Glatt M (1982) Alcoholism, care and welfare. Stongton ltd, Hodder

Glynn RJ, Bouchard G, LoCastro J u. Hermos J (1984) Changes in alcohol consumption among men in the Normative Aging Study. In: Maddox G, Robins L u. Rosemberg N (eds) Nature and extent of alcohol use among the elderly (101-116). NIAAA Research Monograph No. 14. U.S. Government Printing Office, Washington, DC

Goldberg LR (1970) Man versus model of man: A rationale, plus some evidence, for a method of improving on clinical inferences. Psychol Bull 73: 422-432

Goodwin DW (1988) Alcoholism: Who gets better and who does not. In: Rose RM u. Barrett J (eds) Alcoholism: Origins and outcome. Raven, New York

Gorad SL, McCourt WE u. Cobb JC (1971) A communication approach to alcoholism. Quart J Stud Alcohol 32: 651-668

Griggs SMLB u. Tyrer PJ (1981) Personality disorder, social adjustment and treatment outcome in alcoholics. J Stud Alcohol 42: 802-805

Hahlweg K (1979) Konstruktion und Validierung des Partnerschaftsfragebogens PFB. Z klin Psychol 8: 17-40

Hartung E (1986) Multivariate Statistik. Oldenburg, München

Hasin DS, Grant B u. Endicott J (1990) The natural history of alcohol abuse: Implications for definitions of alcohol use disorders. Am J Psychiatry 147: 1537-1541

Hazelrigg MD, Cooper HM u. Borduin CM (1987) Evaluating the effectiveness of family therapies: An integrative review and analysis. Psychol Bull 101: 428-442

Hersen M, Miller P u. Eisler R (1973) Interaction between alcoholics and their wives: A descriptive analysis of verbal and nonverbal behavior. Q J Stud Alcohol 34: 516-520

Hiller W (1989) Alcohol dependence in ICD-9 and DSM-III-R: A comparative polydiagnostic study. Eur Arch Psychiatry Neurol Sci 239: 101-108

Hippius H, Überla K, Laakmann G u. Hasford J (1986) Das Placebo-Problem. Fischer, Stuttgart

Hoff EC u. McKeown CE (1953) An evaluation of the use of tetraethylthiuram disulfide in the treatment of 560 cases of alcohol addiction. Am J Psychiatry 109: 670-673

Hoffmann NG, Harrison PA u. Belille CA (1983) Alcoholics Anonymous after treatment: Attendance and abstinence. Int J Addict 18: 311-318

Hogarty GE, Anderson CM u. Reiss DJ (1986) Family psychoeducation, social skills training, and maintenance chemotherapy in the aftercare treatment of schizophrenia. Arch Gen Psychiatry 43: 633-642

Hooley JM (1986) Expressed emotion and depression: Interactions between patients and high- versus low-expressed emotion spouses. J Abnorm Psychol 95: 237-246

Hooley JM (1986) Levels of expressed emotion and relapse in depressed patients. Br J Psychiatry 148: 642-647

Hooley JM, Orley J u. Teasdale JD (1986) Levels of expressed emotion and relapse in depressed patients. Br J Psychiatry 148: 642-647

Hooley JM u. Teasdale JD (1989) Predictors of relapse in unipolar depressives: expressed emotion, marital distress and perceived criticism. J Abnor Psychol 98: 229-235

Huss M (1852) Chronische Alkoholkrankheiten oder Alkoholismus chronicus. Stockholm, zit. in Feuerlein W (1991) Alkoholismus. Versicherungsmedizin 43: 21-27

Jackson JK (1954) The adjustment of the family to the crisis of alcoholism. Q J Stud Alcohol 15: 562-586

Jackson JK (1956) Family structure and alcoholism. Ment Hyg 43: 403-406

Jacob T, Ritchey D, Cvitkovic J u. Blane H (1981) Communication styles of alcoholic and nonalcoholic families when drinking and not drinking. J Stud Alcohol 43: 466-482

Jacob T u. Leonard K (1988) Alcoholic-spouse interaction as a function of alcoholism subtype and alcohol consumption. J Abnor Psychol 97: 231-237

Jacob T u. Seilhamer RA (1989) Alcoholism and family interaction. Recent Dev Alcohol 7: 129-145

Jacob T u. Krahn GL (in press) Marital interactions of alcoholic couples: Comparison with depressed and nondistressed couples. J Consult Clin Psychol

Jacob T, Rushe R u. Seilhamer RA (in press) Alcoholism and family interaction: An experimental paradigm. Am J Drug Alcohol Abuse

Jacob T u. Seilhamer RA (1989 b) Alcoholism and family interaction. In: Galanter M (ed) Recent developments in alcoholism (Vol. 7 Treatment Research). Plenum Press, New York

Jacobs J u. Wolin SJ (1989) Alcoholism and family factors. A critical review. In: Alcoholism, Volume 7. Treatment Research. Plenum Press, New York London

Jacobs MR (1988) Beratung Alkoholabhängiger. Therapeutische Möglichkeiten im ambulanten Bereich. Hippokrates, Stuttgart

Janzen C (1977) Families in the treatment of alcoholism. J Stud Alcohol 38: 114-130

Janzen C (1978) Family treatment for alcoholism: A Review. Social Work 23: 135-141

Jellinek EM (1946) Phases in the drinking history of alcoholics. Q J Stud Alc 7: 1-88

Jellinek EM (1959) Estimating the prevalence of alcoholism: Modified values in the Jellinek formula and alternative approach. Q J of Studies on Alcohol 20: 261 f

Jenkens JH, Karno M u. De la Selva A (1986) Expressed emotion in cross-cultural context: Familial responses to schizophrenic illness among Mexican Americans. In: Goldstein MJ, Hand I u. Hahlweg K (eds) Treatment of schizophrenia. Springer, Berlin

Jung U, Koester W, Schneider R, Bühringer G u. Mai N (1987) Katamnesen bei behandelten Alkoholabhängigen mit wiederholten Meßzeitpunkten über 4 Jahre. In: Kleiner D (Hrsg) Langzeitverläufe bei Suchtkrankheiten. Springer, Berlin Heidelberg New York London Paris Tokyo

Kalbfleisch JD u. Prentice RL (1980) The statistical analysis of failure time data. Wiley New York

Kammeier ML u. Conley JJ (1979) Toward a system of prediction of posttreatment abstinence and adaptation. In: Galanter M (ed) Currents in Alcoholism Vol. 6. Grune u. Stratton, New York, S 111-119

Kaufman E (1985) Family systems and family therapy of substance abuse: An overview of two decades of research and clinical expierence. Int J Addict 20: 897-916

Kaufman E u. Kaufman N (1979) Family therapy of drug and alcoholic abuse. Gordner, New York

Kaufman E u. Pattison EM (1982) Family and network therapy in alcoholism. In: Pattison E u Kaufman E (eds) Encyclopedic Handbook of Alcoholism 4: 1022-1032

Kaufman E u. Pattison EM (1982) The family and alcoholism. In: Pattison E u. Kaufman E (eds) Encyclopedic Handbook of Alcoholism 4: 663-673. Gardener Press, New York

Kendall MG (1970) Rank correlation methods. Griffin, London

Kennedy JJ (1983) Analyzing qualitative data. Praeger, New York

Kern E u. Jahrreiss R (1990) Klientel und katamnestische Ergebnisse einer Kurzzeitentwöhnungstherapie. Suchtgefahren 36: 167-177

Klein M (1981) Der therapeutische und ökonomische Nutzen differentieller Therapieindikation für die Behandlung von Alkohol- und Medikamentenabhängigen. Suchtgefahren 27: 221-223

Kleinmuntz B (1984) The scientific study of clinical judgement in psychology and medicine. Clinical Psychology Review 4: 111-126

Koehler K u. Saß H (Deutsche Bearbeitung) (1984) Diagnostisches und Statistisches Manual Psychischer Störungen - DSM III. Beltz, Weinheim

Kolb D, Coben P u. Heckmann NA (1981) Patterns of drinking and AA attendance following alcohol rehabilitation. Mili Med 146: 200-204

Koloska R, Rehm J u. Fichter M (1989) Ist die Beschwerdenliste valide? Diagnostica 35: 248-259

Köster H, Matakas F u. Scheuch EK (1978) "Alkoholismus als Karriere". Institut für angewandte Sozialforschung d. Universität zu Köln. Rhein. Landesklinik Düren.

Kreisman DE, Simmens SJ u. Joy VD (1979) Rejecting the patient: Preliminary validation of a self-report scale. Schizophr Bull 5: 220-222

Küfner H, Feuerlein W u. Flohrschütz T (1984) Untersuchung über stationäre Alkoholismustherapie. Erste Ergebnisse einer Halbjahres-Katamnese. In: Ladewig D (Hrsg) Drogen und Alkohol. Der aktuelle Stand in der Behandlung Drogen- und Alkoholabhängiger. Karger, Basel

Küfner H, Feuerlein W u. Flohrschütz T (1986 a) Die stationäre Behandlung von Alkoholabhängigen. Merkmale von Patienten und Behandlungseinrichtungen. Katamnestische Ergebnisse. Suchtgefahren 32: 1-86

Küfner H, Feuerlein W u. Flohrschütz T (1986 b) Gegendarstellung zu dem Beitrag von H. Skarabis: Anmerkungen zum Forschungsbericht "Die stationäre Behandlung von Alkoholabhängigen. Merkmale von Patienten und Behandlungseinrichtungen, katamnestische Ergebnisse". Suchtgefahren 32: 339-349

Küfner H, Feuerlein W u. Huber M (1988) Die stationäre Behandlung von Alkoholabhängigen: Ergebnisse der 4-Jahreskatamnesen, mögliche Konsequenzen für Indikationsstellung und Behandlung. Suchtgefahren 34: 157-272

Küfner H u. Feuerlein W (1989) In-patient treatment for alcoholism. A multi-centre evaluation study. Springer, Berlin Heidelberg New York London Paris Tokyo Hong Kong

Langenbucher J u. O'Farrell TJ (in press) Blood alcohol level. In: Hersen M u. Bellack A (eds) Dictionary of behavioral assessment techniques. Pergamon, New York

Langfeldt HP (1981) Vergleich unterschiedlicher statistischer Modelle zur Abbildung von Diagnosen. Psychologische Beiträge 23: 496-512

Längle G u. Schied HW (1990) Zehn-Jahres-Katamnesen eines integrierten, stationären und ambulanten Behandlungsprogrammes für Alkoholkranke. Suchtgefahren 36: 97-105

Ledermann S (1956) Alcool, alcoolisme, alcoolisation. Donnes scientifiques de charactere physiologique, economique et social (Vol. 29). In: Institut National d'Etudes Demographiques, Traveaux e. Doc. Cahier (ed), Paris

Leff J, Kuipers L, Berkowitz R, Eberlein-Fries R u. Sturgeon D (1982) A controlled trial of social intervention in the families of schizophrenic patients. Br J Psychiatry 141: 121-134

Leff J u. Vaughn C (1985) Expressed emotion in families. Guilford, New York

Leff J, Berkowitz R, Shavit N, Strachan A, Glass I u. Vaughn C (1989) A trial of family therapy versus a relatives' group of schizophrenia. Br J Psychiatry 154: 58-66

Leff J, Berkowitz R, Shavit N, Strachan A, Glass I u. Vaughn C (1990) A trial of family therapy versus a relatives' group of schizophrenia - two-year follow-up. Br J Psychiatry 157: 571-577

Leff JP (1977) Die Angehörigen und die Verhütung des Rückfalls und Umgangsstil in Familien mit schizophrenen Patienten. In: Katschnig H (Hrsg) Die andere Seite der Schizophrenie. Patienten zu Hause. Urban u. Schwarzenberg, München

Leff JP u. Vaughn C (1980) The interaction of life events and relatives' Expressed Emotion in schizophrenia and depressive neurosis. Brit J Psychiat 136: 146-153

Lesch OM (1985) Chronischer Alkoholismus. Typen und ihr Verlauf - eine Langzeitstudie. Thieme, Stuttgart New York

Lesch OM, Dietzel M, Musalek M, Walter H u. Zeiler K (1988) The course of alcoholism. Long-term prognosis in different types. Forensic Sci Int 36: 121-138

Lienert GA (1978) Verteilungsfreie Methoden in der Biostatistik (Vol. II, S. 1246). Hain, Meisenheim am Glan

Lilli W (1978) Die Hypothesentheorie der sozialen Wahrnehmung. In: Frey D (ed) Kognitive Theorien der Sozialpsychologie. Huber, Bern, S 18-24

Longabaugh R (1988) Longitudinal outcome studies. In: Rose RM u. Barrett J (eds) Alcoholism: origins and outcome. Raven Press Ltd, New York

Lord FM u. Novick MR (1968) Statistical theories of mental test scores. Addison-Wesley, Reading, Mass.

Maisto SA u. Cooper AM (1980) A historical perspective on alcohol and drug treatment outcome research. In: Sobell MC, Sobell LC u. Ward E (eds) Evaluating alcohol and drug abuse treatment effectiveness: Recent advances. Pergamon, New York, S 1-14

May SJ u. Kuller LH (1975) Methodological approaches in the evaluation of alcoholism treatment. Prev Med 4: 464-481

McCrady BS, Paolino TJ Jr., Longabaugh RL u. Rossi J (1979) Effects of joint hospital admission and couples treatment for hospitalized alcoholics: A pilot study. Addict Behav 4: 155-165

McCrady BS, Dean L, Dubreuil E u. Swanson S (1982) The problem drinkers' project: A programmatic application of social learning based treatment. In: Marlatt GA u. Gordon J (eds) Relapse Prevention. Gulford, New York

McCrady BS, Moreau J, Paolino TJ Jr. u. Longabaugh RL (1982) Joint hospitalization and couples therapy for alcoholism: A four-year follow-up. J Stud Alcohol 43: 1244-1250

McCrady BS (1986) The family in the change process. In: Miller WR u. Heather N (eds) Treating addictive behaviors. Processes of change. Plenum, New York London

McCrady B, Noel N, Abrams D, Stout R et al. (1986) Comparative effectiveness of three kinds of spouse involvement in outpatient behavioral alcoholism treatment. J Stud Alcohol 47: 459-467

McCrady BS (1989) Extending relapse prevention models to couples. Addict Behav 14: 69-74

McCrady BS (1989) Outcomes of family-involved alcoholism treatment. Recent Dev Alcohol 7: 165-182

McCrady B u. Irvine S (1989) Self-help groups. In: Hester RK u. Miller WR (eds) Handbook of alcoholism - treatment approaches. Pergamon, New York Oxford Beijing Frankfurt Sao Paulo Sydney Tokyo Toronto

McGregor D (1938) The major determinants of the prediction of social events. The Abnor Soc Psychol 33: 179-204

McLachlan J (1978) Sex differences in recovery rates after one year. Research Note No. 9. The Donwood Institute, Toronto

McLellan AT, Erdlen FR, Erdlen DL u. O'Brien CB (1981) Psychological severity and response to alcoholism rehabilitation. Drug Alcohol Depend 8: 23-25

McLellan AT, Luborsky L, Woody GE, O'Brien CP u. Druley KA (1983) Predicting response to alcohol and drug abuse treatments. Arch Gen Psychiatry 40: 620-625

McNabb J, Der-Karabetian A u. Rhoads J (1989) Family involvement and outcome in treatment of alcoholism. Psychol Rep 65: 1327-1330

McQueen J (1967) Some methods for classification and analysis of multivariate observations. Proceedings of the 5th Berkeley Symposium on Mathematical Statistics and Probability 1: 281-297

Messerer D, Ansari H u. Aydemir Ü (1988) Erkenntnisgewinn randomisierter Studien. Poster 19. Krebskongreß 29.02. - 05.03.1988, Frankfurt

Michel L (1968) Eine empirische Untersuchung zur klinischen Urteilsbildung. Psychologische Beiträge 10: 572-590

Midanik LT (1988) Validity of self-reported alcohol use: A literature review and assessment. Br J Addict 83: 1019-1029

Milkman H, Weiner SE u. Sunderwirth S (1983) Addiction Relapse. Adv Alcohol Subst Abuse 3: 119-134

Miller WR u. Hester RK (1980) Treating the problem drinker: Modern approaches. In: Miller WR (ed) The addictive behaviors: Treatment of alcoholism, drug abuse, smoking and obesity. Pergamon, Oxford

Miller WR (1985) Motivation for treatment: A review with special emphasis on alcoholism. Psychol Bull 98: 84-107

Miller WR u. Hester RK (1986 a) The effectiveness of alcoholism treatment. What research reveals. In: Miller WR u. Heather N (eds) Treating addictive behaviors. Plenum, New York London, p 121-174

Miller WR u. Hester RK (1986 b) Matching problem drinkers with optimal treatments. In: Miller WR u. Heather N (eds) Treating addictive behaviors. Plenum, New York, p 175-204

Miller WR u. Hester RK (1989) Treating alcohol problems: Toward an informed eclecticism. In: Hester RK u. Miller WR (eds) Handbook of alcoholism treatment approaches. Pergamon, New York Oxford Beijing Frankfurt Sao Paulo Sydney Tokyo Toronto

Miller WR u. Joyce MA (1979) Prediction of abstinence, controlled drinking and heavy drinking outcomes following self-control training. J Consult Clin Psychol 47: 773-775

Mintz L, Liberman RP u. Miklowitz DJ (1987) Expressed Emotion: A call for partnership among relatives, patients and professionals. Schizophr Bull 13: 227-235

Moberg DP, Krause WK u. Klein PE (1982) Part-treatment drinking behavior among inpatients from an industrial alcoholism program. Int J Addict 17: 549-567

Monti PM, Abrams DB, Binkoff JA, Zwick WR, Liepman MR, Nirenberg TD u. Rohsenow DJ (1990) Communication skills training, communication skills training with family and cognitive behavioral mood management training for alcoholics. J Stud Alcohol 51: 263-270

Moos RH u. Bliss F (1978) Difficulty of follow-up and outcome of alcoholism treatment. J Stud Alcohol 39: 473-490

Moos RH (1979) Family characteristics and the outcome of treatment of alcoholism. J Stud Alcohol 40: 78-88

Moos RH u. Moos B (1984) The process of recovery from alcoholism. III. comparing functioning in families of alcoholics and matched control families. J Stud Alcohol 45: 111-118

Moos RH, Finney JW u. Cronkite RC (1990) Alcoholism treatment: Context, process and outcome. Oxford University Press, New York Oxford

Myers JK, Weissman MM, Tischler GL, Holzer CE, Leaf PJ, Orvaschel H, Anthony JC, Boyd JH, Burke JD Jr, Kramer M u. Stoltzman R (1984) Six-month prevalence of psychiatric disorders in three communities. Arch Gen Psychiatry 41: 949-967

Nathan P u. Lansky D (1978) Common methodological problems in research on the addictions. J Consult Clin Psychol 46: 713-726

Nuechterlein KH, Snyder KS u. Dawson ME (1986) Expressed Emotion, fixed dose fluphenazine decanoate maintenance, and relapse in recent-onset schizophrenia. Psychopharmacol Bull 22: 633-639

Nystedt L u. Magnusson D (1975) Integration of information in a clinical judgement task. An empirical comparison of six models. Percept Mot Skills 40: 343-356

Oei TPS u. Jackson PR (1982) Social skills and cognitive behavioral approaches to the treatment of problem drinking. J Stud Alcohol 43: 532-547

O'Farrell TJ u. Birchler GR (1985) Marital relationships of alcoholic conflicted and nonconflicted couples. Paper presented at the Annual Convention of the American Psychological Association (August 1985), Los Angeles

O'Farrell TJ, Cutter HSG u. Floyd FJ (1985) Evaluating behavioral marital therapy for male alcoholics: Effects on marital adjustment and communication from before to after treatment. Behavior Therapy 16: 147-167

O'Farrell TJ, Kleinke CR, Thompson DL u. Cutter HSG (1986) Differences between alcoholic couples accepting and rejecting an offer of outpatient marital therapy. Am J Drug Alcohol Abuse 12: 285-294

O'Farrell TJ (1987) Alcoholism: Behavior marital therapie and relapse prevention. Grant application (unpublished)

O'Farrell TJ u. Maisto SA (1987) The utility of self-report and biological measures of alcohol consumption in alcoholism treatment outcome studies. Adv Behav Res Ther 12: 111-134

O'Farrell TJ (1989) Marital and family therapy in alcoholism treatment. J Subst Abuse Treat 6: 23-29

O'Farrell TJ u. Cowles KS (1989) Marital and family therapy. In: Hester RK u. Miller WR (eds) Handbook of alcoholism treatment approaches. Pergamon New York Oxford Beijing Frankfurt Sao Paulo Sydney Tokyo Toronto

O'Farrell TJ, Cutter HSG, Choquette KA, Brown E, Bayog RD u. Worobec T (1989 a) Evaluating behavioral marital therapy for male alcoholics: Results on drinking and marital adjustment at two-years follow-up. Poster presented at the Annual Convention of the Association for the Advancement of Behavior Therapy, Washington DC

O'Farrell TJ, Cutter HSG, Choquette KA, Brown E, McCourt W u. Worobec T (1989 b) Couples group behavioral marital therapy with and without additional relapse prevention sessions for alcoholics and their wives. Paper presented at the Annual Convention of the Association for the Advancement of Behavior Therapy, Washington, DC

Ogborne AC (1978) Patient characteristics as predictors of treatment outcomes for alcohol and drug abusers. In: Israel Y, Glase FB, Kalant H, Popham RE, Schmidt W u. Smart R (eds) Research Advances in Alcohol and Drug Problems. Plenum, New York

Olbrich R (1983) Expressed Emotion (EE) und die Auslösung schizophrener Episoden: Eine Literaturübersicht. Der Nervenarzt 54: 113-121

O'Leary MR, Calsyn DA, Haddock DL u. Freeman CW (1980) Differential alcohol use patterns and personality traits among three Alcoholics Anonymous attendance level groups: Further considerations of the affiliation profile. Drug Alcohol Depend 5: 135-144

O'Leary MR, Fauria T, Calsyn DA u. Fehrenbach PA (1981) Cognitive style, personality traits, and treatment attrition among alcoholics. Int J Addict 16: 1143-1148

Orford J (1984) The prevention and management of alcohol problems in the family setting: A review of work carried out in English-speaking countries. Alcohol Alcohol 19: 109-122

Orford J (1977) The role of excessive drinking in alcoholism-complicated marriages: A study of stability and change over a one-year period. Int J Addict 12: 471-475

Orford J, Guthrie S, Nicholls P, Oppenheimer E, Egert S u. Hensman C (1975) Self-reported coping behavior of wives of alcoholics and in association with drinking outcome. J Stud Alcohol 36: 1254-1267

Orford J, Oppenheimer E, Egert S, Hensman C u. Guthrie S (1976) The cohesiveness of alcoholism complicated marriage and influence on treatment outcome. Br J Psychiatry 128: 318-339

Orlik P (1966) Das Dilemma der Faktorenanalyse, Zeichen einer Aufbaukrise in der modernen Psychologie. Psychologische Beiträge, Sonderheft Münchner Symposium über Faktorenanalyse, S 87-97

Paolino TJ, McCrady BS u. Diamond S (1978) Statistics on alcoholic marriages: An overview. Int J Addict 13: 1285-1293

Paolino TJ u. McCrady BS (1979) The alcoholic marriage: Alternative perspectives. Grune u. Stratton, New York

Parker G (1983) Parental overprotection: A risk factor in psychosocial development. Grune u. Stratton, New York London Paris San Diego San Franciso Sao Paulo Sydney Tokyo Toronto

Pattison EM u. Kaufman E (1982) The alcoholism syndrome: Definitions and models. In: Pattison EM u. Kaufman E (eds) Encyclopedic handbook of alcoholism. Gardner, New York

Pearlman S, Zweben A u. Li S (1989) The comparability of solicited versus clinic subjects in alcohol treatment research. Br J Addict 84: 523-532

Pfeiffer W, Fahrner EM u. Feuerlein W (1987) Katamnestische Untersuchung von ambulant behandelten Alkoholabhängigen. Suchtgefahren 33: 309-320
Polich JM, Armor DJ u. Braiker H (1980) The course of alcoholism: Four years after treatment. The Rand Corporation, Santa Monica, CA
Polich JM, Armor DJ u. Braiker HB (1981) The course of alcoholism: Four years after treatment. Wiley, New York
Popham RE (1970) Alcohol and alcoholism. Papers presented at the International Symposium in Memory of Elvin Morton Jellinek, Toronto
Rae JB (1972) The influence of the wives on the treatment outcome of alcoholics: A follow-up study at two years. Br J Psychiatry 120: 601-613
Rae JB u. Drewery J (1972) Interpersonal patterns in alcoholic marriages. Br J Psychiatry 120: 615-621
Rehm J u. Servay W (1988) Der intuitive Kern von Energieprognosen. In: Härter M (ed) Energieprognostik auf dem Prüfstand TÜV Rheinland, Köln, S 31-48
Rehm J, Witzke W, Fichter M, Elberger T u. Koloska R (1988) Was messen psychiatrische Skalen? Ein empirischer Vergleich. Diagnostika 34: 227-243
Rehm J u. Gadenne V (1990) Intuitive predictions and professional forecasts. Cognitive processes and social consequences. Pergamon, Oxford
Rehm J (1991) Persönliche Mitteilung
Rehm J u. Strack F (im Druck) Kontrolltechniken. In: Herrmann T u. Tack W (Hrsg) Methodische Grundlagen der Psychologie. Enzyklopädie der Psychologie. (B I, Band 1). Hogrefe, Göttingen
Reynolds FD, O'Leary MR u. Walker RD (1982) Family environment as a predictor of alcoholism treatment outcome. Int J Addict 17: 505-512
Ritson B (1968) The prognosis of alcohol addicts treated by a specialized unit. Br J Psychiatry 114: 1019-1029
Robertson I, Heather N, Dzialdowski A, Crawford J u. Winton M (1986) A comparison of minimal versus intensive controlled drinking treatment interventions for problem drinkers. Br J Clin Psychol 25: 185-194
Rosenthal R u. Rubin DB (1978) Interpersonal expectancy effects. Behavioral and Brain Sciences 3: 377-415
Rosenthal R u. Rosnow RL (1984) Essentials of behavioral research. Methods and data analysis. McGraw Hill, New York
Rossi JJ (1970) A holistic program for alcoholism rehabilitation. Med Ecol Clin Res 3: 6-16
Rounsaville BJ, Dolinsky ZS, Babor TF u. Meyer RE (1987) Psychopathology as a predictor of treatment outcome in alcoholics. Arch Gen Psychiatry 44: 505-513
Ruggels WL, Mothershead A, Pyszka R, Loebel M u. Lotrige J (1977) A follow-up study of clients at selected alcoholism treatment centers funded by NIAAA (Suppl. Report). Stanford Research Institute, Menlo Park, California
Sanchez-Craig M, Annis HM, Bornet AR u. MacDonald KR (1984) Random assignment to abstinence and controlled drinking: evaluation of a cognitive-behavioral program for problem drinkers. J Consult Clin Psychol 52: 390-403
Sanchez-Craig M, Leigh G, Spivak K u. Lei H (1989) Superior outcome of females over males after brief treatment for the reduction of heavy drinking. Br J Addict 84: 395-404

Sandmaier M (1980) The invisible alcoholics: Women and alcohol abuse in America. McGraw Hill, New York

Sannibale C (1989) A prospective study of treatment outcome with a group of male problem drinkers. J Stud Alcohol 50: 236-244

Sawyer J (1966) Measurement and prediction, clinical and statistical. Psychol Bull 66: 178-200

Schlüter-Dupont L (1990) Alkoholismus-Therapie: Pathogenetische, psychodynamische, klinische und therapeutische Grundlagen. Schattauer, Stuttgart New York

Schmidt L (1986) Alkoholkrankheit und Alkoholmißbrauch. Definition - Ursachen - Folgen - Behandlung. Kohlhammer, Stuttgart

Schmidt W u. De Lindt JE (1970) Estimating the prevalence of alcoholism from alcohol consumption and mortality data. Q J Stud Alc 31: 957-964

Scholz H (1986) Die Rehabilitation bei chronischem Alkoholismus. Auf der Grundlage eines verlaufsorientierten Therapiekonzepts. Enke, Stuttgart

Schwarz N, Strack F, Müller G u. Chassein B (1988) The range of response alternatives may determine the meaning of the question: Further evidence on informative functions of response alternatives. Social Cognition 6: 107-117

Schwarz N, Strack F u. Hippler HJ (1991) Kognitionspsychologie und Umfrageforschung: Themen und Befunde eines interdisziplinären Forschungsgebietes. Psychologische Rundschau 42

Selzer ML (1971) The Michigan Alcoholism Screening Test: The quest for a new diagnostic instrument. Am J Psychiatry 127: 1653-1658

Shaw GK, Waller S, McDougall S, MacGarvie J u. Dunn G (1990) Alcoholism: A follow-up study of participants in an alcohol treatment programme. Br J Psychiatry 157: 190-196

Skarabis H (1986) Anmerkungen zum Forschungsbericht "Die stationäre Behandlung von Alkoholabhängigen: Merkmale von Patienten und Behandlungseinrichtungen, katamnestische Ergebnisse". Suchtgefahren 32: 332-338

Smith DI (1985) Evaluation of a residential AA program for women. Alcohol Alcohol 20: 315-327

Smith DI (1986) Evaluation of a residential AA program. Int J Addict 21: 33-49

Smith ML u. Glass GV (1977) Meta-analysis of psychotherapy outcome studies. Am Psychol 32: 752-760

Smith ML, Glass GV u. Miller TI (1980) The benfits of psychotherapy. John Hopkins University, Baltimore

Sobell LC (1978) Critique of alcoholism treatment evaluation. In: Marlatt GA u. Nathan PE (eds) Behavioral approaches to alcoholism. Rutgers Center of Alcohol Studies, New Brunswick, p 166-182

Sobell MB u. Sobell LC (1978) Behavioral treatment of alcohol problems. Plenum, New York

Sobell LC, Sobell MB u. Maisto SA (1984) Follow-up attrition in alcohol treatment studies: Is "no news" bad news, good news or no news? Drug Alcohol Depend 13: 1-7

Solms H (1975) Die Ausbreitung des Alkoholkonsums und des Alkoholismus. In: Steinbrecher W u. Solms H (Hrsg) Sucht und Mißbrauch. Thieme, Stuttgart

Spicer J u. Barnett P (1980) Hospital-based chemical dependency treatment: A model for outcome evaluation. Hazelden Educational Services, Center City, MN

SPSS Inc. (1985) SPSS Statistical algorithms. o.O: SPSS Inc.

Stamm D, Hansert E u. Feuerlein W (1984) Detection and exclusion of alcoholism in men on the basis of clinical chemical findings. J clin Chem clin Biochem 22: 79-86

Steinglass P, Weiner S u. Mendelson JH (1971) A systems approach to alcoholism: A model and its clinical application. Arch Gen Psychiatry 24: 401

Steinglass P (1977) Family therapy in alcoholism. In: Kissin B u. Begleiter H (eds) Biology of alcoholism: Treatment and rehabilitation of the chronic alcoholic (Vol 2). Plenum, New York

Steinglass P, Davis D u. Berenson D (1977) Observations of conjointly hospitalized "alcoholic couples" during sobriety and intoxication: Implications for theory and therapy. Fam Process 16: 1-16

Steinglass P (1979) The Home Observation Assessment (HOAM): Real-time observations of families in their homes. Fam Process 18: 337-354

Steinglass P (1979) The alcoholic family in the interaction laboratory. J Nerv Ment Dis 167: 428-436

Steinglass P (1979) An experimental treatment program for alcoholic couples. J Stud Alcohol 40: 159-182

Steinglass P (1980) A life history model of the alcoholic family. Fam Process 19: 211-226

Steinglass P u. Robertson A (1983) The alcoholic family. In: Kissin B u. Begleiter H (eds) The biology of alcoholism, Vol. 6. The pathogenesis of alcoholism: Psychological factors. Plenum, New York, p 243-307

Stelzl I (1982) Fehler und Fallen der Statistik. Huber, Bern

Stieglitz RD, Baumann U, Tobien H u. Zerssen v D (1980) Zur Stichproben- und Zeitvarianz von Testkennwerten bei einer Beschwerdenliste. Z Exp Angew Psychol 4: 631-654

Süß HM (1988) Evaluation von Alkoholismustherapie. Freiburg, Schweiz: Universitätsverlag. Huber, Bern Stuttgart Toronto

Swets JA u. Pickett RM (1982) Evaluation of diagnostic systems. Methods from signal detection theory. Academic Press, New York London

Taylor C, Brown D, Duckitt A, Edwards G, Oppenheimer E u. Sheehan M (1986) Alcoholism and the patterning of outcome: A multivariate analysis. Br J Addict 81: 815-823

Temple MT u. Leino EV (1989) Long-term outcomes of drinking: A 20-year longitudinal study of men. Br J Addict 84: 889-899

Thomas EJ, Santa CA, Bronson D u. Oyserman D (1987) Unilateral family therapy with spouses of alcoholics. Journal of Social Service Research 10: 145-163

Thorpe JJ u. Perret JT (1959) Problem drinking. AMA Archives of Industrial Health 19: 24-32

Trojan A (1980) Epidemiologie des Alkoholkonsums und der Alkoholkrankheit in der Bundesrepublik Deutschland. Suchtgefahren 26: 1-17

Tversky A u. Kahnemann D (1973) Availibility: A heuristic for judging frequency and probability. Cognitive Psychology 5: 207-232

Ullrich de Muynck R u. Ullrich R (1977) Der Unsicherheitsfragebogen. Testmappe U. Pfeiffer, München

Vaillant GE (1983) The natural history of alcoholism. Causes, patterns and paths to recovery. Harvard University Press, Cambridge, MA, and London, England

Vaillant GE, Clark W, Cyrus C, Milofski ES, Kopp J, Wulsin VW u. Mogielnicki NP (1983) Prospective study of alcoholism treatment: Eight-year follow-up. Am J Med 75: 455-463

Vaillant GE (1988) What can long-term follow-up teach us about relapse and prevention of relapse in addiction? Br J Addict 83: 1147-1157

Vaughn CE u. Leff JP (1976 a) The measurement of expressed emotion in the families of psychiatric patients. Br J Soc Psychol 15: 157-165

Vaughn CE u. Leff JP (1976 b) The influence of family and social factors on the course of psychiatric illness: A comparison of schizophrenic and depressed neurotic patients. Br J Psychiatry 129: 125-137

Vaughn CE, Sorensen Snyder K, Jones S, Freeman WB u. Falloon IRH (1984) Family factors in schizophrenic relapse: Replication in California of British research on expressed emotion. Arch Gen Psychiatry 41: 1169-1177

Villiez T v (1986) Sucht und Familie. Springer, Heidelberg New York

Vukovich A (1966) Faktorielle Typenbestimmung. Psychologische Beiträge, Sonderheft Münchner Symposium über Faktorenanalyse

Waldow M u. Klink M (1986) Rehabilitationsverlauf Alkohol- und Medikamentenabhängiger nach stationärer Behandlung. Eine multivariate Globalanalyse katamnestischer Daten. Elwert, Marburg

Watzl H (1986) Die Vorhersage des Behandlungserfolges bei alkoholkranken Frauen - eine empirische Untersuchung. Röttger, München

Watzl H u. Rist F (1987) Befindlichkeit alkoholkranker Frauen während stationärer Behandlung und im Katamnesezeitraum. In: Kleiner D (Hrsg) Langzeitverläufe bei Suchtkrankheiten. Springer, Berlin Heidelberg New York London Paris Tokyo

Watzl H u. Cohen R (1989) Rückfall und Rückfallprophylaxe. Springer, Berlin Heidelberg New York London Paris Tokyo Hong Kong

Welte JW, Hynes G, Sokolow L u. Lyons JP (1981) Effect of length of stay in inpatient alcoholism treatment on outcome. J Stud Alcohol 41: 483-491

Welz R (1988) Epidemiologie und Prävention des Alkoholismus in der Bundesrepublik Deutschland. Internist 29: 323-328

Whitlock FA (1974) Liver corrhosis, alcoholism and alcohol consumption. Quat J Stud Alc 35: 586-605

Wilson JR u. Nagoshi CT (1988) Adult children of alcoholics: Cognitive and psychomotor characteristics. Br J Addict 83: 809-820

Winokur G u. Clayton PJ (1968) Family history studies in comparison to male and female alcoholics. Q J Stud Alcohol 29: 885-891

World Health Organisation (WHO) Mental disorders: Glossary and guide to their classification in accordance with the ninth revision of the International Classification of Desease. WHO Geneva. German edition: Degwitz R, Helmchen H, Kockott G u. Mombour W (1980) Diagnoseschlüssel und Glossar psychiatrischer Krankheiten. Deutsche Ausgabe der internationalen Klassifikation der Krankheiten der WHO, ICD, 9. Revision. Springer, Berlin Heidelberg New York

Zerssen D v (1976) Die Befindlichkeitsskala (Manual). Beltz Test, Weinheim
Zerssen D v (1976) Die Beschwerdenliste. Beltz Test, Weinheim
Zimberg S (1980) Psychotherapy with alcoholics. In: Karasu TB u. Bellak L (eds) Specialized techniques in individual psychotherapy. Brunner/Mazel, New York, S 382-399
Zivich JM (1981) Alcoholic subtypes and treatment effectiveness. Journal Consult Clin Psychol 49: 72-80
Zöbeley K (1988) Untersuchung zum Behandlungsverlauf bei kombinierter stationärer und ambulanter Behandlung von alkohol- und medikamentenabhängigen Patienten in einer Fachklinik. Suchtgefahren 34: 453-463
Zukier H u. Pepitone A (1984) Social roles and strategies in prediction: Some determinants of the use of base-rate information. J Pers Soc Psychol 47: 349-360
Zweben A u. Pearlman S (1983) Evaluating the effectiveness of conjoint treatment of alcohol-complicated marriages: Clinical and methodological issues. J Marital Family Ther 9: 61-72

10 Anhang

Auswahl entwickelter und verwendeter Fragebögen

EXPERTENEINSCHÄTZUNG ZUR PROGNOSE

Datum: _____

Name des Patienten: _____

Vorname: _____

Geburtsdatum: _____

Zuständig für den Patienten
als Bezugstherapeut
0 = nein
1 = ja

<u>Gruppen - oder Coleiter</u>
1 = konfliktzentrierte Gruppe
2 = Soziale Kompetenz Gruppe
3 = Autogenes Training
4 = Sofort Gruppe
5 = Gestaltungsgruppe
6 = Sonstiges

Bekanntheitsgrad des
Patienten
0 = sehr gut
1 = gut
3 = mäßig
4 = schlecht

Zeitpunkt der Einschätzung
1 = Aufnahme
2 = Entlassung

Alle Einschätzungen beziehen
sich auf die letzten 7 Tage

A. **Schweregrad** der Suchterkrankung global im Querschnitt (Abhängigkeit)

    gesund   0   1   2   3   4   sehr schwer abhängig

B. **Persönlichkeitsstörung**

    ungestört   0   1   2   3   4   sehr stark gestört

C. **Krankheitseinsicht/Reflexionsvermögen**

    gut   0   1   2   3   4   nicht vorhanden

D. **Leidensdruck**

    sehr stark   0   1   2   3   4   keinerlei

E. **Krankheitsverleugnung**, der Einschätzung liegt die Diskrepanz zwischen Experten- und Patientenurteil zugrunde

    keine Diskrepanz   0   1   2   3   4   sehr starke Diskrepanz

F. **Rigidität** gewohnter Verhaltensweisen/Veränderungsresistenz

    sehr flexibel   0   1   2   3   4   sehr rigide

G. **Externer Druck**, an jetziger Therapie teilzunehmen (Familie, Partner, Arbeitgeber)

    keinerlei   0   1   2   3   4   sehr starker Druck

H. **Instrinsische Therapiemotivation** beim Patienten

    sehr gut   0   1   2   3   4   sehr schlecht

I. **Globale Einschätzung der Prognose** unter Zugrundelegung der obengenannten Bereiche und aller weiteren verfügbaren Informationen (Alter, Geschlecht, soziale Klasse, Anzahl bisheriger Therapien etc.)

    sehr gut   0   1   2   3   4   sehr schlecht

Name des Angehörigen: _____

Name des Patienten: _____   Datum: _____

EINSTELLUNG ZUM (ZUR) PATIENTEN (IN) (EzP)

Es ist manchmal schwierig, mit Personen zusammenzuleben, die seelische Probleme haben. Häufig haben die Familienangehörigen sehr unterschiedliche Gefühle/Gedanken/Einstellungen dem (der) Patienten (Patientin) gegenüber
Im folgenden möchten wir Sie bitten, einige Aussagen bezüglich Ihrer Gedanken und Gefühle dem Patienten gegenüber zu beantworten.
Rechts neben der Aussage finden Sie vier Antwortmöglichkeiten: nie, sehr selten/selten/oft/sehr oft. Kreuzen Sie bitte an, wie häufig Ihnen die jeweiligen Gedanken/Gefühle in den letzten Wochen gekommen sind.
Überlegen Sie bitte nicht lange, sondern kreuzen Sie die Antwort an, die Ihnen zuerst in den Sinn kommt.

Wie häufig kommen Ihnen die folgenden Gedanken/Gefühle?

	nie/sehr selten	selten	oft	sehr oft	
1. Ich empfinde Freude, wenn ich mit ... zusammen bin.	0	1	2	3	P
2. Mit der Zeit wird es einfacher, ... zu verstehen.	0	1	2	3	P
3. Es könnte ihm/ihr besser gehen, wenn er/sie nur wollte.	0	1	2	3	N
4. Er/sie spielt eine bedeutende Rolle in meinem Leben.	0	1	2	3	P
5. Ich bin enttäuscht von ihm/ihr.	0	1	2	3	N
6. Ich mag ihn/sie sehr gern.	0	1	2	3	P
7. Ich kann von ihm/ihr nicht viel erwarten.	0	1	2	3	N
8. Ich bin stolz auf ihn/sie.	0	1	2	3	P
9. Ich bin es leid, in meinem Leben dauernd auf ihn/sie Rücksicht nehmen zu müssen.	0	1	2	3	N
10. Er/sie regt mich auf.	0	1	2	3	N

		nie/sehr selten	selten	oft	sehr oft	
11.	Es macht mir nichts aus, für ihn/sie etwas zu tun.	0	1	2	3	
12.	Ich muß mit ihm/ihr umgehen wie mit einem kleinen Kind.	0	1	2	3	N
13.	Ich kann ihm/ihr helfen, wieder gesund zu werden.	0	1	2	3	
14.	Er/sie ist undankbar für all das, was ich für ihn/sie tue.	0	1	2	3	N
15.	Ich werde zunehmend unsicher im Umgang mit ihm/ihr.	0	1	2	3	
16.	Ich kann mit ihm/ihr recht gut zurecht kommen.	0	1	2	3	
17.	Es wäre besser, wenn er/sie anderswo wohnen würde.	0	1	2	3	N
18.	Man kann kaum voraussagen, was er/sie als nächstes anstellen wird.	0	1	2	3	N
19.	Er/sie benimmt sich, als ob ich ihm/ihr nichts bedeute.	0	1	2	3	N
20.	Ich kann mich auf die Hilfe von ihm/ihr verlassen.	0	1	2	3	P
21.	Wenn er/sie mich in Ruhe läßt, lasse ich ihn/sie auch in Ruhe.	0	1	2	3	
22.	Es ist mir gleichgültig, was aus ihm/ihr wird.	0	1	2	3	
23.	Ich wünsche, er/sie wäre nie geboren.	0	1	2	3	N
24.	Er/sie macht mich glücklich.	0	1	2	3	

Auswertungsschlüssel: Mit P gekennzeichnete Items gehören zur Skala 1 (Positive Einstellung zum Patienten). Mit N gekennzeichnete Items gehören zur Skala 2 (Negative Einstellung zu Patienten). Nicht gekennzeichnete Items gehören zu keiner dieser beiden Skalen und gingen in die Ergebnisse nicht ein.

MOTIVATIONSFRAGEBOGEN ZUR THERAPIE (MOTT)

Name: _____ Geburtsdatum: _____

Vorname: _____ heutiges Datum: _____

Im folgenden finden Sie einige Aussagen über Ihre Gesundheit und Behandlung. Bitte sehen Sie, inwieweit jede der Feststellungen für Sie zutrifft oder nicht und markieren Sie die entsprechende Spalte mit einem Kreuz. Es gibt weder richtige noch falsche Antworten - die Antwort zu den Aussagen soll Ihre persönliche Meinung oder Erfahrung ausdrücken. Bitte füllen Sie den Bogen sorgfältig aus und lassen Sie keine Aussage aus.

	trifft voll u. ganz zu	trifft weitgehend zu	trifft teilweise zu	trifft kaum zu	trifft gar nicht zu	
1. Ich glaube, die anderen Menschen achten mich wegen meiner Alkoholprobleme weniger.	4	3	2	1	0	
2. Medikamente verdecken die wahren Probleme und verhindern, daß sie richtig gelöst werden.	4	3	2	1	0	
3. Eigentlich nehme ich ungern Medikamente.	4	3	2	1	0	
4. Ich glaube, meine Alkoholkrankheit ist hauptsächlich erblich bedingt.	4	3	2	1	0	
5. Eine sinnvolle Behandlung muß so angelegt sein, daß sie meine Lebensgewohnheiten nicht wesentlich verändert.	4	3	2	1	0	2
6. Es ist unwahrscheinlich, daß ich einen Rückfall ins Trinken erleide.	4	3	2	1	0	
7. Ich brauche sehr die Unterstützung meiner Familie und Freunde, um weiter trocken bleiben zu können.	4	3	2	1	0	
8. Auch mein Therapeut kann meinen Zustand nicht richtig beurteilen.	4	3	2	1	0	
9. Im wesentlichen bin ich körperlich und nicht seelisch krank.	4	3	2	1	0	
10. In meinem Fall war das Alkoholproblem nicht besonders groß.	4	3	2	1	0	2
11. Wenn ich später nicht aufpasse, kann leicht ein Rückfall kommen.	4	3	2	1	0	2

	trifft voll u. ganz zu	trifft weitgehend zu	trifft teilweise zu	trifft kaum zu	trifft gar nicht zu	
12. Wenn ich Beschwerden habe, denke ich als erstes daran, ein Medikament einzunehmen.	4	3	2	1	0	
13. Ich informiere mich sehr genau über Wirkungen und Nebenwirkungen von Medikamenten, die ich einnehme/einnahm.	4	3	2	1	0	
14. Es gibt nichts, was mich wirklich gesund machen könnte.	4	3	2	1	0	3
15. Meine persönlichen Probleme sind die Ursache, daß ich krank geworden bin.	4	3	2	1	0	
16. Einen Rückfall zu bekommen, ist das schlimmste, was mir passieren kann.	4	3	2	1	0	1
17. Es ist einfach eine Folge meiner Lebensumstände und äußerer Einflüsse, daß ich krank geworden bin.	4	3	2	1	0	
18. Ich glaube, wenn ich wollte, würde ich es auch ganz alleine schaffen, trocken zu bleiben.	4	3	2	1	0	2
19. In die jetzige Behandlung bin ich nur auf Drängen anderer gegangen.	4	3	2	1	0	
20. Manche Probleme, die meine Alkoholkrankheit betreffen, würde ich nicht einmal meinem Therapeuten erzählen.	4	3	2	1	0	
21. Ich glaube, daß ich ein Therapieversager bin.	4	3	2	1	0	
22. Den Hauptanteil der Verantwortung für meine Gesundheit und meinen Therapieerfolg trage ich selber.	4	3	2	1	0	
23. Ich bin bereit, wesentliche Unannehmlichkeiten in Kauf zu nehmen, wenn dies für den Behandlungserfolg hilfreich ist.	4	3	2	1	0	
24. Am besten kann ich selbst meinen jetzigen Gesundheitszustand erkennen und beurteilen.	4	3	2	1	0	
25. Ich bin vom Alkohol abhängig.	4	3	2	1	0	2
26. Es ist meinen Familienangehörigen, Freunden und Bekannten gleichgültig, ob ich eine Behandlung mache oder nicht.	4	3	2	1	0	

	trifft voll u. ganz zu	trifft weitgehend zu	trifft teilweise zu	trifft kaum zu	trifft gar nicht zu	
27. Es macht mir gar nicht so viel aus, einen Rückfall zu bekommen.	4	3	2	1	0	1
28. Es ist größtenteils die Schuld meiner Familie, meiner Freunde oder Bekannten, daß ich Probleme mit dem Alkohol habe.	4	3	2	1	0	
29. Für mich kommt nur eine Behandlung in Frage, die mich wenig Zeit und Mühe kostet.	4	3	2	1	0	
30. Im Falle eines künftigen Rückfalls würde ich eine längere Entwöhnungsbehandlung (6 bis 9 Monate) ablehnen.	4	3	2	1	0	
31. Ich vertraue auf das, was der Therapeut empfiehlt, ohne es länger zu hinterfragen.	4	3	2	1	0	1
32. Ich schäme mich, anderen einzugestehen, daß ich Probleme mit dem Alkohol hatte.	4	3	2	1	0	
33. Über Entstehung, Ausprägungsformen und Risiken meiner Alkoholerkrankung bin ich gut informiert.	4	3	2	1	0	1
34. Allein der Therapeut ist verantwortlich dafür, daß die Behandlung erfolgreich ist.	4	3	2	1	0	
35. Zwar fällt es mir schwer, in einer Gruppe von Alkoholkranken Vertrauliches über mich selbst mitzuteilen, doch es gelingt mir.	4	3	2	1	0	
36. Ich habe meine Probleme schon immer alleine gelöst.	4	3	2	1	0	
37. Ich brauche zu meiner Stabilisierung einfach nur Ruhe und Erholung.	4	3	2	1	0	
38. Nur Menschen, die mich gut kennen, können meinen Zustand erkennen und beurteilen.	4	3	2	1	0	
39. Das Risiko von Alkohol-Folgeerkrankungen (Delir, Anfälle, Magengeschwür, Lebererkrankungen) schreckt mich wenig davor ab, zu trinken.	4	3	2	1	0	
40. Ich bin sicher, daß ich das Alkoholproblem mir der Zeit in den Griff bekomme.	4	3	2	1	0	

		trifft voll u. ganz zu	trifft weitge- hend zu	trifft teilwei- se zu	trifft kaum zu	trifft gar nicht zu	
41.	Ich habe den Eindruck, daß meinen Therapeuten meine Probleme überhaupt nicht interessieren.	4	3	2	1	0	
42.	Man sollte so wenig Medikamente wie möglich nehmen.	4	3	2	1	0	
43.	Ich bin ein sehr schwieriger Mensch.	4	3	2	1	0	
44.	Da ich krank bin, sollten die anderen rücksichtsvoller und empfindsamer mit mir umgehen.	4	3	2	1	0	
45.	Meine Alkoholabhängigkeit ist verursacht durch a) eine körperliche Störung.	4	3	2	1	0	3
45.	b) eine gestörte Kindheit.	4	3	2	1	0	
45.	c) Überarbeitung, Überlastung, Streß.	4	3	2	1	0	
45.	d) andere Umwelteinflüsse.	4	3	2	1	0	
45.	e) meine Konstitution, körperliche Verfassung.	4	3	2	1	0	3
45.	f) gestörte Funktionsabläufe in meinem Körper.	4	3	2	1	0	3
45.	g) Vererbung.	4	3	2	1	0	
46.	Mein Ziel ist es, völlig mit dem Trinken aufzuhören (totale Abstinenz) - Orford.	4	3	2	1	0	1
47.	Ich bin körperlich abhängig vom Alkohol.	4	3	2	1	0	
48.	Ich bin seelisch abhängig vom Alkohol.	4	3	2	1	0	
49.	Später werde ich Alkohol in Maßen und kontrolliert trinken.	4	3	2	1	0	1

Auswertungsschlüssel:
Skala 1 ("Compliance und Zuversicht"):
Die folgenden (mit 1 gekennzeichneten) Items laden auf diesem Faktor: 16, 27*, 31, 33, 46, 49*.
Skala 2 (Krankheitseinsicht):
Die folgenden (mit 2 gekennzeichneten) Items laden auf diesem Faktor: 5*, 10*, 11, 18*, 25, 47, 48.
Skala 3 (fatalistisches Krankheitsmodell):
Die folgenden (mit 3 gekennzeichneten) Items laden auf diesem Faktor: 14, 45a, 45e, 45f.
Die übrigen Items laden auf keiner der Skalen.
* = umgekehrt gepolt.

SKALA ZUR EINSCHÄTZUNG DES THERAPEUTISCHEN KLIMAS (SEKT)

Anleitung:
Der nachfolgende Fragebogen enthält Aussagen zur Charakterisierung eines Behandlungsprogrammes. Wir möchten Sie bitten, diese Aussagen unter folgender Fragestellung zu beantworten: Inwieweit treffen die folgenden Aussagen auf Ihre Klinik und Ihr Behandlungsprogramm zu, an dem Sie gerade teilgenommen haben?

	trifft nicht zu zu	trifft eher nicht zu	trifft eher zu	trifft voll zu	
1. Die Patienten nehmen engagiert und aktiv am gesamten Therapieprogramm teil.	0	1	2	3	1
2. Offene und spontane Äußerungen von Gefühlen der Patienten werden gefördert.	0	1	2	3	2
3. Es wird Verantwortung auf die Patienten übertragen und ihre Selbständigkeit gefördert.	0	1	2	3	2
4. Die Bearbeitung von Problemen des täglichen Lebens wird gefördert (z. B. Planung des Tagesablaufs, zukünftige Arbeitsplatzanforderungen).	0	1	2	3	2
5. Die Patienten werden auf die Zeit nach der Therapie vorbereitet (vorsorgliche Durcharbeitung von Problemen nach der Therapie).	0	1	2	3	2
6. Die Therapeuten haben Vorbildfunktion.	0	1	2	3	3
7. Erwünschte Verhaltensweisen der Patienten werden anerkannt und verstärkt.	0	1	2	3	2
8. Familienangehörige der Patienten werden in die Therapie einbezogen.	0	1	2	3	2
9. Die Patienten haben ein genaues Verständnis der Therapieziele und Therapiemethoden.	0	1	2	3	3
10. Der Therapieablauf ist klar und durchsichtig.	0	1	2	3	3
11. Das Verhalten der Patienten wird durch Mitarbeiter der Einrichtung kontrolliert (z. B. Einhaltung der Hausordnung).	0	1	2	3	2

	trifft nicht zu zu	trifft eher nicht zu	trifft eher zu	trifft voll zu	
12. Der Behandlungsablauf wird genau geplant und organisiert.	0	1	2	3	3
13. Die Mitarbeiter verstehen sich untereinander und arbeiten gut zusammen.	0	1	2	3	1
14. Im therapeutischen Team besteht Gleichberechtigung unabhängig von der Art der Ausbildung und der Funktion.	0	1	2	3	1
15. Die Weitergabe von Informationen über einen Patienten innerhalb des therapeutischen Teams funktioniert.	0	1	2	3	3
16. Die Patienten verstehen - auf der Verstandes- *und* der Gefühlsebene - die Motive und den Ablauf ihres Trinkverhaltens.	0	1	2	3	3
17. Die Patienten verstehen - auf der Verstandes- *und* der Gefühlsebene - die Motive und den Ablauf ihrer anderen problematischen Verhaltensweisen.	0	1	2	3	3
18. Die Patienten werden mit ihren Konflikten und Problemen konfrontiert.	0	1	2	3	2

Auswertung:

Skala 1 (Teamkooperation und Charisma des Therapeutenteams):
Die folgenden Items laden auf diesem Faktor: 1, 13, 24

Skala 2 (Veränderung durch Lernen und Üben):
Die folgenden Items laden auf diesem Faktor: 2, 3, 4, 5, 7, 8, 11, 18

Skala 3 (Veränderung durch Kognitionen und Einsicht):
Die folgenden Items laden auf diesem Faktor: 6, 9, 10, 12, 15, 16, 17

Sachverzeichnis

Abstinenz 132 ff., 148, 181, 200
Alcohol-Maintenance Modell 47
Alkoholabhängigkeit
  - Definition 1 ff.
  - Epidemiologie 4 ff.
  - Prävalenz 4 ff.
  - bei Frauen 4 ff., 33
Alkoholkonsum 5 ff.
Alkoholmißbrauch
  - Definition 1 ff.
  - Epidemiologie 4 ff.
  - Prävalenz 4 ff.
  - bei Frauen 4 ff., 33
Alterseffekte 138
Ambiguität 177
Angehörigenbetreuung 80 ff.
Angehörigengruppe 78
Anonyme Alkoholiker (AA) 62 ff.
Antabus^R 51
Autogenes Training 78

Befindlichkeitsskala 87, 124 ff.
Beruflicher Abstieg 152
Beschwerdenliste (BL) 86, 120 ff., 147
Beta-Fehler 167
Beteiligungsraten 109 ff., 125
Bevölkerungsstudien,
  repräsentative 6 ff., 8, 30
Blaues Kreuz Deutschland (BKD) 62
Blutproben 146

Camberwell Family Interview
  (CFI) 89, 93, 94 ff., 161, 163 ff., 169
Clusteranalyse 89, 161, 192 ff.
Comprehensive Community Approach 167
Comprehensive Community Reinforcement
  Approach 51
Coping 43
Cox-Regressions-Modell 173, 175, 229
Critical Comments 89, 93, 94 ff., 170, 229

Deckeneffekt 149
Delinquenz 75
Delir 75, 141-143
Depression 174
Diagnoseschlüssel
  - Internationaler (ICD 9) 1 ff., 71
  - Amerikanischer (DSM III/DSM III-R) 1 ff.
Diagnostic and Statistical Manual of
  Mental Disorders DSM III/DSM III-R 1 ff.
Diskriminanzanalyse 218
Disulfiram 51

Ehescheidung 75
Ehetherapie 50 ff.
Einstellung zum Patienten
  (EzP) 88, 93, 98 ff., 161 ff., 228
Emotionale Labilität 115
Emotional Overinvolvement 170
Epidemiologic Catchment Area Study 8
Epidemiologie 4 ff.
Erwartungseffekte 203
Expertenbeurteilung 89, 93

Expressed Emotion (EE) 160, 161, 163 ff., 174

Faktorenanalyse 89, 96 ff., 98 ff.
Familiendesintegration 45 ff.
Familieninteraktion 43 ff., 174
Familienklima 160 ff., 228
Familientherapie 50, 81
Family Functioning 174
Feindseligkeit 89, 93, 94 ff., 170, 174
Freiburger Persönlichkeitsinventar (FPI) 87, 93, 114 ff., 146

Guttemplerorden 62

Halluzinose 75
Hauptkomponentenanalyse 96 ff.
Home Observation Assessment Method (HOAM) 48
Homöostase 46, 157
Hopkins-Symptom-Checklist (SCL 90-R) 84, 128 ff., 147

Inanspruchnahme 212 ff.
Informationsvermittlung 78
Interaktionsverhalten 46 ff.
Inter-Rater-Reliabilität 182

Kommunikation 156, 159, 178
Kontrollierendes Verhalten 94
Kontrollverlust 2 ff., 75
Krampfanfälle 75
Krankheitseinsicht 185 ff.
Krankheitsverleugnung 185 ff.
Kreuzbund 62

Lerntheorie, soziale 44

Marital Adjustment 54
Michigan Alcoholism Screening Test (MAST) 51
Mißtrauen 94
Modelle
- log-linear 137
- logit-null 137, 138
Motivation 90, 93, 101 ff., 185 ff., 206
Multiple Family Groups 47
Multiple Regressionsanalyse 185 ff.
Münchner Alkoholismus Test (MALT) 38, 85, 207
Münchner VDR-Studie 20 ff., 150

Natural History of Alcoholism 26 ff.

Oberbayerische Verlaufsuntersuchung (Upper Bavarian Study UBS) 6 ff.

Paartherapie 50 ff.
Partnerinteraktion 228
Partnerschaft 49 ff.
Partnerschaftsfragebogen (PFB) 88, 93, 153 ff., 166
Patient Rejection Scale 228
Persönlichkeit 43, 87, 114 ff., 215
Persönlichkeitsstörung 185 ff.
Polyneuropathie 75
Prädiktion 32 ff.
Prädiktoren 169 ff., 205, 216, 217
Prognose 193 ff., 221
Prognoseurteil 182, 216
Psychotherapie 77, 78
- konfliktzentrierte 77
- Verhaltenstherapie 78

Rand-Report 18 ff.
Reflexivität der Prognosen 180

Rigidität   185 ff.
Risikofaktoren   177
Rosenthal Effekt   178
Rückfall   140 ff., 149
Rückfallrisiko   57 ff.

Schuldgefühle   94
Selbsthilfe   61 ff., 78, 83, 210 ff.
Selbstsicherheitstraining   157
Self-Efficacy (Bandura)   58, 59
Soziale Kompetenz   206
Soziale Kontakte   152
Soziale Unterstützung   215
Sport- und Bewegungstherapie   78
Stichprobe   73
Stichprobenheterogenität   168
Stichprobenschwund   13
Streitverhalten   158
Streßtheorie, soziologische   43, 44
Suizidversuch   75
Survivor Funktion   173
Systemtheorie   43, 46 ff.

Therapieeffekte   155
Therapieeffizienz   109 ff.
Therapieerfolg   210
Therapieevaluation   69 ff.
   - Methodik   10 ff.

Therapeutenmerkmale   209
Therapeutisches Klima   91, 93, 105 ff.
Training sozialer Fertigkeiten
   53, 60, 78, 79
Trinkmenge   4 ff., 76
Trinkstatus   208, 219 ff.
Trinkverhalten   131 ff.

Überfürsorglichkeit   89, 93 ff.
Umfeld, soziales   40 ff., 144, 151, 167 ff., 173
Unsicherheitsfragebogen
   (U-Fb)   90, 93, 118 ff., 147
Urteilsbildung   203 ff.
Urteilsbildung, klinische   177 ff.
Urteilsforschung, psychologische   181, 200
Urteilsmuster   180

VDR-Studie   150
Verlauf   149, 151, 204
Verlaufsprädiktion   177 ff.
Verlaufsprädiktoren   169 ff.
Verlaufstypen nach Lesch   31 ff.
Verlaufsuntersuchungen   14 ff., 109 ff.
   - Langzeitverlauf   26 ff.
Vorhersagemodelle   215 ff.

Wahrnehmung, soziale   178

MIX
Papier aus verantwortungsvollen Quellen
Paper from responsible sources
FSC® C105338

If you have any concerns about our products,
you can contact us on
ProductSafety@springernature.com

In case Publisher is established outside the EU,
the EU authorized representative is:
**Springer Nature Customer Service Center GmbH
Europaplatz 3, 69115 Heidelberg, Germany**

Printed by Libri Plureos GmbH
in Hamburg, Germany